医用呼吸机系统基础与临床

著　　雷　远［瑞士］

主　译　张　舸

副主译（以汉语拼音为序）

江　波　王尔山　周晓林

中国科学技术出版社

·北　京·

图书在版编目（CIP）数据

医用呼吸机系统基础与临床 /（瑞士）雷远著；张舸主译. -- 北京：中国科学技术出版社，2025. 7.

ISBN 978-7-5236-1400-6

Ⅰ. R459.6

中国国家版本馆 CIP 数据核字第 20254N724G 号

著	Yuan Lei
策划编辑	卢紫晔　崔小荣
责任编辑	孙海婷
封面设计	红杉林文化
正文设计	中文天地
责任校对	张晓莉
责任印制	李晓霖

出　版	中国科学技术出版社
发　行	中国科学技术出版社有限公司
地　址	北京市海淀区中关村南大街 16 号
邮　编	100081
发行电话	010-62173865
传　真	010-62173081
网　址	http://www.cspbooks.com.cn

开　本	710mm × 1000mm　1/16
字　数	278 千字
印　张	18.75
版　次	2025 年 7 月第 1 版
印　次	2025 年 7 月第 1 次印刷
印　刷	北京顶佳世纪印刷有限公司
书　号	ISBN 978-7-5236-1400-6
定　价	139.00 元

（凡购买本社图书，如有缺页、倒页、脱页者，本社销售中心负责调换）

序言一

20 世纪 40 年代，正压呼吸机问世——它仅提供非同步的容量控制通气。随着呼吸机的技术不断发展，形成了今天复杂的呼吸机系统。这些系统可以提供患者触发机制和多种通气模式。

与此同时，我们观察到机械通气智能化的明显趋势，这些概念和算法为机械通气提供决策支持甚至促进其自动化发展。其中，涉及整合生理数据，这些数据直接来自呼吸机的监测功能，或者间接来自其他临床监测技术。

然而，这些复杂的控制系统虽然利用了当今微处理器技术的许多优势，但并未消除重症监护团队为每位患者优化机械通气的责任。为了履行这一职责并为患者提供最佳机械通气，医护人员不仅必须充分了解机械通气、生理学和呼吸力学，还必须充分了解设备的工作原理、基本变量和控制参数。

遗憾的是，在临床环境中，我们发现年轻一代的医护人员越来越不了解呼吸机的基本工作原理及如何应用呼吸机。与此同时，人们越来越多地认识到呼吸机可能对患者造成危害（尽管人们往往倾向于一概而论），甚至过度简化应用于患者的最佳呼吸机策略和概念。我们依赖越来越多的基于复杂算法的通气模式，进一步加剧了这一趋势。

因此，作为医护人员，我们需懂得如何“驾驶”呼吸机，并能正确快速地排除故障，避免将患者置于危险之中。

充分了解技术设备，包括其运行原理和安全备份系统，是掌握机械知识的关键。

本书作者雷远认识到了这一点，他和我一样，回顾了重症监护呼吸机技术发展约 45 年历程。这些年来，无论是从产品经理还是从临床医生的角度，我们都见过许多不同品牌的 ICU 呼吸机，我们也都阅读了它们的使用手册。这些手册应该提供如何使用这些设备的所有必要信息，但它们主要解释了通气模式的细节，并提供了一些可能出现的警报信息，以及一些故障排除的建议。这些信息往往无法真正帮助人们了解呼吸机如何与患者互动，以及如何使用呼吸机提供的数据来确保其正常运行和了解呼吸机基本设置。

简而言之，医务人员学习机会很少，难以帮助他们了解呼吸机设备，包括其工作原理和技术限制，了解如何使用设备提供的呼吸力学信息，来适当地设置呼吸机的基本参数。

作者在这一领域拥有丰富的经验，从与呼吸机用户的直接接触中汲取了许多经验和教训，并认识到设计者和制造者必须在教育和培训用户的过程中承担一定的责任。作者的目标是让我们这些临床用户对呼吸机系统的正常运行和正确使用有更深入的了解，这也是我们成功应用特定呼吸机的关键因素。

通过撰写本书，作者不仅实现了自己的梦想，还为临床呼吸机使用者提供了一个全面的学习工具，让我们更好地了解机械呼吸机的基本原理。否则，一旦使用不当，机械呼吸机就变成一种高度危险的医疗设备。

瑞士日内瓦大学医院

重症监护医学教授、新生儿与儿科教授

医学博士

Peter Rimensberger

序言二

在前言中，作者建议按顺序阅读本书，我要建议读者从前言开始，阅读这位年轻的医生在 20 世纪 80 年代面对中国引入重症监护和现代机械通气设备的挑战的故事。

尽管当时重症监护技术在欧洲已经非常成熟，但我们在理解和应用现代机械通气设备方面遇到的问题与作者在中国遇到的问题并无太大区别。当时，我们告别了仅提供容量控制通气，通过水封阀或弹簧阀产生 PEEP（呼气末正压），并通过机械压力计和肺活量计进行监测的简单耐用的机械通气设备。我们开始使用新的通气设备，它提供多种通气模式（每种模式都有多个控制，但我们并不清楚这些模式的适应证和益处）。

此外，我们对机械通气的监测也从单纯的呼吸机技术控制转变为对呼吸衰竭患者的身体状况评估。呼吸机新技术还包括广泛的报警功能。新呼吸机的警报声此起彼伏，有时还伴有铃声和哨声，让临床医生和患者感到不安，尤其在夜间！虽然遇到这些问题，但可用于指导我们使用机械呼吸机的信息来源非常有限。

从那时起，机械通气领域的教育变得非常复杂。虽然机械通气的科学已经取得了长足的进步，一些重要的理论也得到了巩固，但是“驾驶”机械呼吸机不仅需要了解科学文献中的原理，还需要我们对正在使用的机器有深入的了解。这就带来了一个重大难题：车辆的设计必须符合已获批准的标准，而机械呼吸机则不同，它们的设计往往各不相同。阅读和研究用户手册可以克服“驾驶”机械呼吸机的困难，因为用户手册通常是准确和有用信息的重要来源。不幸的是，这个简单的解决方案没有考虑临床医生的一种常见职业病：讨厌阅读用户手册！此外，用户手册通常由工程师编写，其语言和风格也不太适合医务人员。

本书源于对所有机械呼吸机理解和运用困难的认识，是为了满足教育需求而构思的，简洁和完整是激发作者创作灵感的突出关键词。本书涉及技术内容，但并非像工程师撰写的用户手册那样，而是由医生为临床同行的需要而撰写。本书旨在提供正确使用机械呼吸机的实用信息，且不以特定机器为重点，旨在帮助读者在实操呼吸机中获得最佳学习效果。

非常有趣的是，这本书基于一个原始概念——呼吸机系统。它不仅是“机械呼吸机”，而且是由所有自然和人工要素组成的机械通气监测患者的功能性呼吸系统。

因此，呼吸机系统包括患者的气道、肺、胸壁和呼吸肌，作为促进和影响气体交换生理结果的重要组成部分。呼吸机系统还包括人工部件，即高科技呼吸机及简单但重要的附件，如外部回路（可能泄漏）和气管插管（可能堵塞）。呼吸机系统概念所提供的分析视角在机械通气失效时进行故障快速排除非常有用。这种概念可以有益地转化为其他类型的器官人工支持，如体外膜肺氧合。

我相信，本书将成为有关机械通气医学文献中的经典之作。强大的临床理论背景与对机械通气设备的深入了解相结合，我相信明白其重要性的临床工作者都会高度评价这本书。

意大利帕维亚圣马特奥综合医院
IRCCS 基金会麻醉与重症监护部，
第二部医学博士
Giorgio A.Iotti

前言

在 20 世纪 80 年代后期，作为上海一家教学医院外科的年轻住院医师，我亲历了重症监护室（ICU）和机械通气被引入中国的过程。当时的医务人员认为重症监护室和呼吸机是“万能灵丹”，尽管几乎没人拥有相关知识来支持这个信念。“我们必须有自己的重症监护室！”我们医院的院长宣布。于是，新的外科 ICU 在两间宽敞的空调房内成立了。病房配备了 3 台西门子 SERVO 900C 呼吸机、几台患者监护仪和其他基本设备。第一批 ICU 工作人员是一群年轻的医生和护士，我是其中一员。

我们所面临的一大挑战是，我们都不懂机械通气或呼吸机及其操作方法，我被指派去学习这些知识。我认真研读了呼吸机的操作手册，这在当时是我了解呼吸机唯一的信息来源。很快我就发现，该手册是由技术人员为医务人员撰写的，而我所接受的医学教育在这一特殊领域几乎毫无用处。噩梦就这样开始了，我昼夜不停地接到通知，去解决机械通气方面的各种问题。一种典型情况是，我发现通气患者有明显问题，呼吸机持续报警，而我却不知道出了什么问题。我不得不通过反复试错来学习，这是一条艰辛的道路。

大约 10 年后我成为一家呼吸机制造商的产品经理。在这个岗位上，我有机会全面了解机械通气和相关设备，深入参与呼吸机的研发、市场推广和客户培训。通过这段经历，我发现了以下几点：

a. 目前医学院或护理学校中，对机械通气的教育既不充分也不系统，有意义的学习往往始于毕业后的临床实践。

b. 机械通气所需的设备是一个呼吸机系统，由 6 个基本部分组成，而呼吸机只是其中一部分。

c. 所有正压呼吸机系统都具有相同或高度相似的工作原理和系统，并且都需要相同的工作条件。它们在技术细节方面可能会有一些差异。有趣的是，它们的差异往往被夸大，而共性却无人提及。

d. 机械通气的临床结果更多取决于使用者的专门知识，而不是所使用的设备。

e. 机械通气的专业知识包括临床应用和设备两个方面，在相关的教育中有关设备的知识通常被忽略。

f. 如今人们可以找到大量关于临床应用的信息，但关于设备的信息却很少。

g. 临床医生通常认为自己只负责机械通气的临床应用，技术人员负责其设备。

机械通气可以被简述为呼吸机系统的临床应用。负责这项治疗的临床医生需要同时了解该治疗的应用和相关设备，这是因为：首先，具备设备知识才能正确组装和维持一个呼吸机系统的正常运转；其次，具备设备知识才能理解呼吸机的功能和特点的真正含义；最后，机械通气的问题可能源于设备、患者或医者，具备设备知识才能找出问题根源并加以解决。

认识到这一需求后，我写了这本书，目的是向参与机械通气治疗的临床医生清楚、系统地解释正压呼吸机系统的一般工作原理、构成、工作条件和主要功能，而不受呼吸机品牌和型号的影响。这本书是基于我的知识、经验和所收集的信息编撰而成。

本书分为 13 部分内容。第 1—3 内容为理解呼吸机系统奠定了基础；内容 4—6 主要讨论呼吸机系统的“解剖学”；内容 7—10 详细介绍了呼吸机系统如何进行机械通气；内容 11—12 描述了呼吸机的监测和报警功能；内容 13 介绍如何排除呼吸机系统的常见问题，以及如何报告不良事件。

我尝试通过简单的语言和大量插图使内容易于理解，建议读者按顺序阅读。读者并不需要具备机械通气方面的经验或技术，读完整本书后，应该会对正压呼吸机系统有一个清晰而透彻的了解（不论呼吸机的品牌和型号）。相信这些知识能为进一步研究更高级的呼吸机特征和功能铺平道路。

撰写这本书是一个巨大的挑战，因为我是完全利用业余时间写作的。在过去的 5 年中，写作占据了我一半以上的周末和节假日，而且困难重重，在很多情况下，几乎找不到任何参考资料。书中的一些概念观点是我独创的，例如呼吸机系统的概念。

我要感谢 Sandy Miller 的鼓励，他与我进行建设性讨论和编辑工作。我还要感谢我的妻子 Zhiping、孩子 Mathias 和 Andrea，感谢他们的理解和耐心。没有他们的支持，这本书就无法面世。

雷　远

呼吸机常用术语缩写

A/C 辅助 / 控制（通气模式）

AARC 美国呼吸治疗协会

AC 交流电

AH 绝对湿度

ALI 急性肺损伤

APRV 气道压力释放通气

ARDS 急性呼吸窘迫综合征

ASV 自适应支持通气

ATC 气管插管自动补偿

ATP 三磷酸腺苷

BCT 呼吸周期时间

BiPAP 双水平气道正压

CMV 持续指令通气

COPD 慢性阻塞性肺疾病

CPAP 持续气道正压

DISS 直径指数安全系统

EPAP 呼气末正压

ETS 呼气触发灵敏度

ETT 气管插管

EVA 乙烯 – 醋酸乙烯共聚物

F_iO_2 吸入氧浓度

FRC 功能残气量

GUI 图像用户界面

Hb 血红蛋白

HFOV 高频振荡通气

HFPV 高频冲击通气

HFV 高频通气

HIS 医院信息管理系统

HME 热湿交换器

I:E 吸气:呼气

ICU 重症监护室

IMV 间歇强制通气

INPV 间歇负压通气

IPAP 吸入性气道正压

IPPV 间歇性正压通气

IRV 反比通气

LCD 液晶显示

LED 发光二极管

MAP 平均气道压力

MVexp 呼气分钟通气量

NAVA 神经调节通气模式

NIST 非可交换螺纹

NIV 非侵入性通气

$PaCO_2$ 动脉血二氧化碳分压

P_{alv} 肺泡压

P_{ao} 气道开口压

PaO_2 动脉血氧分压

PAO_2 肺泡气氧分压

PAV 比例支持通气

PAW 气道压力

$P_{control}$ 压力控制

PDMS 患者数据管理系统

PEEP 呼气末正压

$PetCO_2$ 呼气末二氧化碳分压

P_{insp} 吸气压力

PIP 吸气峰压

PLV 压力限制通气

Pmean 平均气道压力

PO_2 氧分压

Ppeak 峰值气道压力

P_{ramp} 压力上升速率

SSRD 突发严重呼吸窘迫

$P_{support}$ 压力支持

PSV 压力支持通气模式

PVC 聚氯乙烯

PvO_2 静脉血中氧分压

RC 时间常数

RDS 呼吸窘迫综合征

RH 相对湿度

SAAS 严重急性呼吸综合征

SIMV 同步间歇指令通气

SpO_2 血氧饱和度

SSRD 急性呼吸系统突发严重情况

T_e 呼气时间

TF 技术故障 / 失灵

T_i 吸气时间

TRC 气管插管阻力补偿

TT 气管切开导管

VAPS 容量保证的压力支持

V_T 潮气量

VTE 呼气潮气量

VTI 吸气潮气量

WOB 呼吸负荷

ZEEP 零呼气末正压

目录

1 介绍

1.1 什么是机械通气

机械通气可通过三种工作原理实现，即 IPPV（intermittent positive pressure ventilation，间歇正压通气）、INPV（intermittent negative pressure ventilation，间歇负压通气）、HFV（high-frequency ventilation，高频机械通气）。其中，IPPV 目前最流行，也是大多数商品呼吸机的基础工作原理。除非另有说明，本书中的“机械通气”是指使用 IPPV 原理的机械通气。

机械通气是治疗各种临床原因引起的严重呼吸衰竭或呼吸功能缺陷的一种呼吸治疗方法。如果操作得当，这种疗法可以暂时人为地支持或替代严重受损的肺功能，维持患者正常或接近正常的通气和氧合，为临床医生赢得时间，来治疗原发疾病和改善患者一般临床状况。如果操作得当，机械通气是一种强大而有效的救命工具；如果操作不当，机械通气会对通气患者造成同样强度的伤害。

要进行这种治疗，必须有一套专门的医疗设备（见表 1.1）。这种设备是一套呼吸机系统，它通常有 6 个基本部件:（a）压缩气体（氧气和空气）供应;（b）电力供应;（c）呼吸机;（d）呼吸回路;（e）人工气道;（f）患者的呼吸系统。因此，呼吸机只是呼吸机系统的一部分。我们将在“4　呼吸机系统概念”中更深入地讨论呼吸机系统的概念。

机械通气的风险很高，不仅因为呼吸对生存至关重要，还因为使用 IPPV 时，通气患者必须通过密闭的呼吸机系统呼吸。如果由于临床或技术原因，治疗时出现问题，患者的安全可能会立即受到威胁。

机械通气极为复杂，因为它要求临床医生除了具备一般临床医学的知识和技能，还需要具备两种专门知识。这种治疗的临床效果在很大程度上取决于专门知识。因此，好的临床医生并不意味着能自然胜任机械通气的工作。

机械通气是一项劳动密集型工作，除了临床医生的常规工作，机械通气还需要进行特殊的治疗工作。这包括制定和更新治疗策略、装配和维护呼吸机系统、检查和调整呼吸机设置、应对报警和排除故障、管理气道、管理雾化和加湿。此外，还要处理文件资料。

机械通气容易出错，由于机械通气是一项复杂的劳动密集型工作，容易出现人为错误。错误发生率远高于我们愿意相信的水平，有些错误会造成很严重的后果。

表 1.1　机械通气的主要特征

a. 一种维持生命的呼吸治疗。
b. 需要一套呼吸机系统。
c. 功能强大，效果显著。
d. 高风险。
e. 相当复杂。
f. 劳动密集。
g. 容易出错。
h. 由不同临床医生分班照管。
i. 费用高昂。
j. 在全世界广泛应用。

患者接受机械通气的时长一般为几小时到几天，甚至可以更长。因此，这个治疗是由不同班次的几位临床医生共同完成的，他们可能是老手，也可能是新手。对待同一患者，机械通气的质量取决于当班医生的专门知识水平及他们之间的沟通。

机械通气治疗非常昂贵，在很大程度上，它决定了患者待在 ICU 的时长。一项大规模的调查发现，在美国，机械通气的增量费用平均为每位患者每天 1522 美元。理论上，如果每一个通气患者的治疗时间能缩短 1 小时，就能节省大量成本。

世界各地都加快了机械通气的应用，发展中国家尤其如此。

1.2 机械通气需要哪些知识

许多医院知道机械通气是一种有效的生命支持和维持治疗，因此急于对患者进行机械通气。这些医院的院长可能认为，只要投资购买一流的呼吸机，并配备强大的医护人员和基础设施，就能保证治疗成功。事实上，结果可能非常令人失望，甚至是灾难性的结果。

哪里出错了呢？有很多原因可以导致不好的后果，最主要的原因是临床医生缺乏足以进行这种治疗的知识。

那么，机械通气治疗需要什么样的知识呢？

为了取得机械通气的最佳治疗效果，临床医生必须具备两类专业知识：临床知识和专门的治疗知识（见图 1.1）。

显然，任何参与机械通气的临床医生都必须在临床医学的相关领域，如重症监护医学、麻醉学、肺科、重症监护护理和急诊医学等方面具备足够的资质。不太显著的是临床医生对机械通气治疗专门知识的需求。如果对其了解甚少，机械通气可能会成为临床医生的噩梦，没有这方面的专门知识，优秀的临床医生也无法理解问题所在，以及如何解决问题。即使是最有决心的医生也无

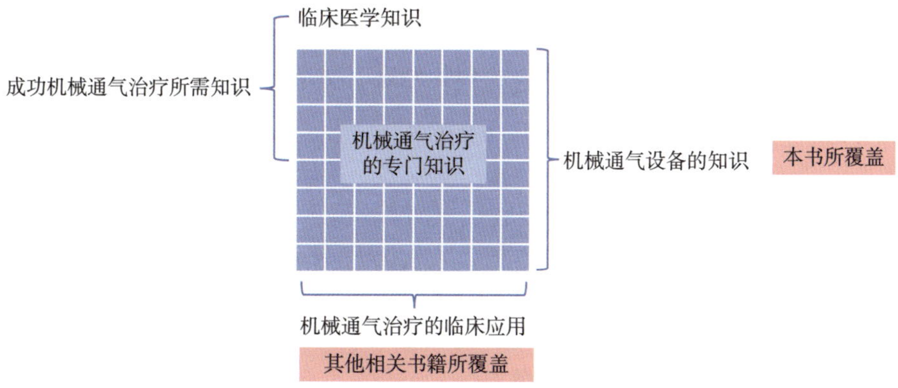

图 1.1　成功进行机械通气所需的知识

法帮助陷入困境的患者。盲目的尝试常使情况更加糟糕。在序言中所述，笔者本人就经历过这种情况。

很少有人认识到，机械通气的专门知识有两个维度。第一个涉及机械通气的临床应用，第二个涉及所需的治疗设备。

1.2.1 第一个知识维度：机械通气治疗的临床应用

第一个层面的治疗专门知识属于呼吸治疗和临床医学领域。它的重点是如何正确、有效和安全地进行这种治疗。它回答了以下问题：

- 该患者是否需要机械通气？
- 患者应接受有创或无创通气？
- 该患者现在必须插管吗？
- 目前哪种通气模式最适合于该患者？
- 对于该患者，什么是最佳控制设置［如呼吸频率、T_v（tidal volume，潮气量）、吸气压力、PEEP 和 F_iO_2］？
- 如何优化患者与呼吸机的相互作用？
- 是否需要镇静剂？
- 如何减少呼吸机引起的肺损伤？
- 如何让患者脱离呼吸机？

机械通气已被应用了半个多世纪，是一种比较成熟的呼吸治疗手段，然而随着它不断发展，关于如何最好地操作也存在争议。如今，人们能在公共领域中找到关于机械通气的大量信息，包括专著、文章、研讨会、培训课程、讲座和大会，当然这些信息的质量有高有低。

1.2.2 第二个知识维度：机械通气治疗的设备

机械通气的专门知识的第二个维度是机械通气所需的设备，即呼吸机系统。它回答了以下的问题：

- 机械通气需要哪些治疗设备？

- 呼吸机系统有哪些基本部分？
- 呼吸机系统是如何组装的？
- 间歇性气道正压是如何产生的？
- 呼吸机系统正常运行所需的哪些条件？
- 呼吸机如何控制吸入气体的输送？
- 容量模式、压力模式和自适应模式有什么不同？
- 呼吸机有多个控制，它们是什么意思，如何工作？
- 呼吸机有多个监测参数，它们是什么意思？
- 呼吸机有多个报警机制，它们是什么意思，如何工作？
- 在机械通气过程中，如何预防和排除的设备故障？
- 如何正确地对吸入气体进行加温和加湿？

与第一个维度不同，治疗专门知识的第二个维度在机械通气教育中几乎被忽视。教材可能会涉及一点，但非常肤浅和零乱，以至于无法窥其全貌。

因此，呼吸机使用者可能都有一些“不明说”的观念。例如：

- 机械通气所需的设备当然是呼吸机，其他东西，如呼吸回路、人工气道、加湿装置、气体供应和电力供应等都是次要的。
- 在所有可能的使用条件下，呼吸机应该工作正常。
- 如果机械通气出现问题，一定是呼吸机出现了故障。
- 技术人员负责设备。临床医生只管应用。

您同意这些观念吗？为什么同意，或者为什么不同意？

1.3 为什么临床医生需要了解设备

临床医生需要了解设备，有 4 个重要原因。

1.3.1 设备的功能是治疗的基础

机械通气的临床应用完全依赖治疗设备的功能状态。如果设备发生故障，机械通气理论和策略就会失去意义。

1.3.2 临床医生需要组装设备

通常，呼吸机系统组装是临床医生的任务。它应包括：

a. 获取所需部件。

b. 将这些部件正确、牢固地组装成一个完整的呼吸机系统。

c. 确保所有需要的条件得到满足（见表 1.2）。

d. 通过操作前检查和校准，确认组装系统的关键功能。

e. 在机械通气过程中维护系统。

显然，这些任务需要设备知识，否则设备准备不当的概率很高。事实上，未能满足 1 个或多个所需条件是机械通气发生问题的常见来源。

表 1.2 机械通气的先决条件

a. 所需的所有部件均存在、功能正常且兼容。
b. 各部件组装正确、可靠。
c. 电力供应持续且适当。
d. 压缩空气和氧气供应持续且适当。
e. 整个系统无漏气、无堵塞。
f. 肺容量能够随气道压力变化而变化。
g. 操作者根据患者临床情况的变化调整呼吸机的设置。

1.3.3 临床医生需要懂呼吸机的设置

在设计上，呼吸机系统是一种非智能的机器，它只会机械地、“不折不扣”地执行操作人员的指令，即呼吸机的设置。设置合适，结果就佳，设置不合适，结果就差。

呼吸机操作人员需要设备知识，以了解呼吸机设置的意义和功能，譬如通气模式、控制参数、报警限值等。如果缺乏这些知识，就会大大增加出错的概率。呼吸机设置不当是造成机械通气问题的重要原因。

1.3.4 临床医生需要排除设备故障

在机械通气的过程中会出现许多问题。我们可以将其根源大致分为三类：患者或临床原因、设备原因和操作原因（见图 1.2）。尽管导致问题的原因迥异，但其临床后果通常是非特异性呼吸窘迫。

各类问题要对因解决，即通过去除临床原因解决临床问题，通过去除技术原因解决技术问题，通过优化设置来解决操作问题。

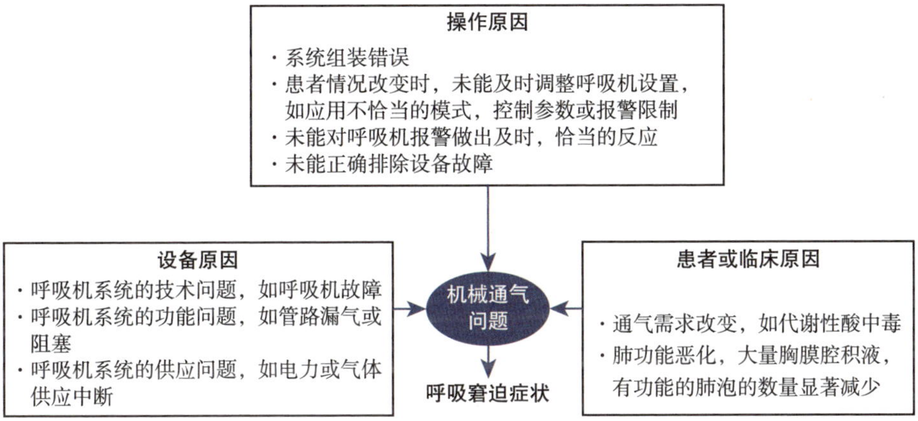

图 1.2 机械通气问题的三类原因

我们需要设备知识来快速正确地识别和排除问题的真正原因。例如，如果呼吸窘迫是由呼气阀阻塞引起的一个设备功能问题，那么试图改变呼吸机设置或将患者镇静是不合适的。

1.4 关于这本书

这不是一本关于机械通气临床应用的书，而是一本关于机械通气设备的书。它系统而全面地解释了呼吸机系统的一般工作原理、构成和主要功能。书中对设备的描述适用于所有正压呼吸机系统。

该书共 13 部分内容。内容 1 和内容 2 介绍了呼吸机系统及其气体力学的基本概念。内容 3—5 描述了呼吸机系统的概念和构成。内容 6 解释了加湿和回路联管雾化两个专题。内容 7—10 涵盖了通气功能的各个方面。内容 11 和内容 12 涵盖呼吸机监测和报警等内容。最后一部分内容涵盖了排除故障的所有重要问题。

本书的目标读者包括：

- 参与机械通气治疗的医务人员。他们可以是重症监护医学、麻醉科、呼吸内科、肺科、急诊科和长期护理站的呼吸治疗师、医生和护士。
- 医院技术人员。
- 医学和护理专业高年级学生。
- 机械通气治疗及设备相关科研人员。
- 呼吸机生产和销售企业的工作人员。

为了便于阅读和理解，本书配有大量插图。阅读本书，对具有机械通气方面的技术背景和经验的读者是有利的，但并不是必需的。

笔者真诚希望所有的读者都能获得切实有用的设备知识，让机械通气变得更简单、更美好。

参考文献

Dasta J F, McLaughlin T P, Mody S H, Piech C T. Daily cost of an intensive care unit day: the contribution of mechanical ventilation. Critical Care Medicine 2005 (33): 1266–1271.

2 基本概念

2.1 介绍

气体力学是物理学的一个分支，要了解呼吸机系统的工作原理、组成和功能，需要懂得气体力学的一些基本概念。这些概念是所有简单或复杂的呼吸机系统的共同基础。

2.2 压力（P）和压差（ΔP）

压力（P）：压力是对抗阻力的力或均匀施加于单位面积表面上的力。大气压和气道峰压是两个典型例子。

压差（ΔP）：两个相连区域的压力差。

我们假设有 A 和 B 两个区域，它们相互连接，气体可以自由移动（见图 2.1）。气体流动有两个基本条件。首先，A、B 两区之间必须存在压差，驱动气体从高压区向低压区流动。其次，两区之间的连接必须开放。

呼吸机系统内有一条规定的气体通道。在该通道的不同部位的压力不同，形成局部压差。要使呼吸机系统正常工作，局部压力必须维持在其既定范围之内，因为这些压差是气体流动的最终驱动力。

图 2.2 显示了哈美顿（Hamilton）医疗公司的 GALILEO 呼吸机系统中的气体通道和正常压力范围。

可以理解的是，如果气体通道的任何部分有一个孔隙，通道内的正压就会驱使气体外泄。

机械通气中的常用压力相关术语包括吸气压力、峰压、平台压、平均气道压和 PEEP。

气体压力以各种测量单位表达。高压的常用单位是 psi（磅力 / 平方英寸），低压的常用单位是 mbar（毫巴）、cmH_2O（厘米水柱）、kPa（千帕斯卡）和 hPa（百帕斯卡）。这些压力单位可以来回换算，如表 2.1 所示。

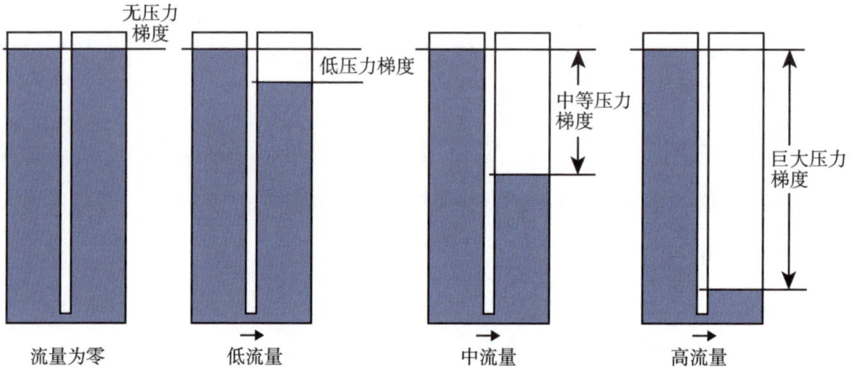

图 2.1　压力梯度驱动气体从高压区向低压区移动

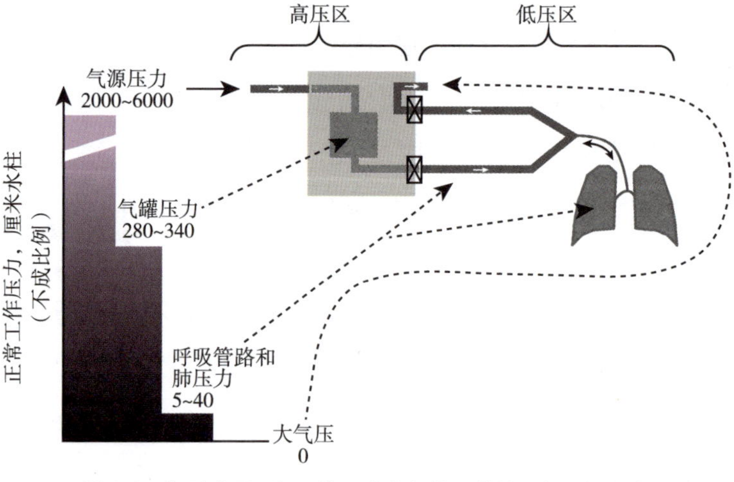

图 2.2　伽利略呼吸机系统，注意气体通道的压力逐级下降

表 2.1 常用压力单位的换算

1 bar = 1000 mbar
1 psi = 68.9 mbar 1 mbar = 0.0145 psi and 1 bar = 14.5 psi
1 cmH_2O = 0.98 mbar 1 mbar = 1.02 cmH_2O^*
1 kPa = 10 hPa = 10 mbar
1 hPa = 1 mbar

* 为方便起见，将 1 mbar 四舍五入为 1 cmH_2O。

2.3 容量（V）

容量：它指在给定压力下一定量的气体所占的体积。

机械通气中常用的容量相关术语包括 V_T、分钟通气量和漏气量。表示气体容量的单位通常是 mL（毫升）或 L（升）。1L = 1000mL。

气体是可压缩的。当施加的压力越高，则给定量气体的体积越小，反之亦然。因此，在大气压下的体积很大的医用气体（例如氧气）可以在高压下被压缩于一个小气瓶中。

在机械通气过程中，呼吸机系统的气体通道内的压力会有规律地改变。在被动患者中，管路、气道和肺泡的压力通常在 0 ~ 40cmH_2O 之间波动。这种压力改变会引起相应的气体压缩。定压机械呼吸，呼吸机不直接控制（吸气）容量，少许气体压缩不是问题。然而，定容机械呼吸，呼吸机控制（吸气）容量，气体压缩是导致“容量损失”现象的主要原因，这将在“5 呼吸机系统构成”中描述。

2.4 时间（t）

时间（t）：一个过程或事件的持续时间。

时间很重要，因为机械通气本质上是气道压力随时间的规律性改变。

有许多机械通气的词汇与时间有关，包括触发、切换、吸气时间、呼气时间、I∶E ratio（吸气:呼气比）、呼吸频率、百分吸气时间（% T_i）和时间常数。

时间以 min（分钟），s（秒）或 ms（毫秒）表示。1h=60min；1min=60s；1s=1000ms。

2.5 流量

流量（$\dot{V}$或$\dot{V}$）：指单位时间内移动的气体容量。流量 = 气体容量 / 时间

当两个相连的区域之间存在压差时，气体就会从一个区域流向另一个区域（见图 2.3）。流量表示单位时间内的气流水平，气流的结果是容量改变。

气流有两个基本特性：方向和流量。气流方向取决于压差，而流量取决于压力差和阻力。如果压差为零或阻力为无穷大，气体流动停止。

在机械通气中，我们用正负值来表示气道气流的方向。正值指气体流向患者，即吸气气流。负值指气体离开患者，即呼气气流。

流量通常以 L/min（升 / 分钟）或 mL/s（毫升 / 秒）表示。1L/min 相当于 16.7mL/s。

流量低时，气体倾向于平滑流动，这种气流方式称为层流。流量高时，气体倾向于非均匀流动，由此产生的气流方式称为湍流。

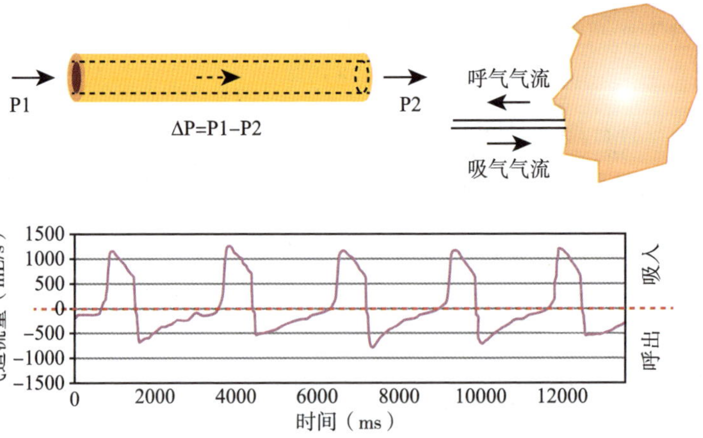

图 2.3　气流指气体运动，它由压力差驱动，受阻力限制。气道气流的方向以正负值表示

2.6 阻力（R）

阻力（R）：指倾向于对抗或阻碍气流的力。

阻力取决于流量。每当气体流经管道时，就会产生一定的阻力。通常以 mbar/L/min（毫巴 / 升 / 分钟）或 cmH_2O/L/min（厘米水柱 / 升 / 分钟）表示。

以下因素决定了阻力的大小：

- 流量。流量越高，阻力越大，反之亦然。如果流量降至零，阻力消失。
- 管道的物理性质，如长度、内径、内表面和曲率。
- 气体的物理性质，如密度和黏度。Heliox 是氦氧混合气。呼吸机系统的最常见气体供应是压缩空气和氧气。有时人们会用氦氧混合气取代空气。氦氧混合气的密度低于空气。在相同流量下，氦氧混合气产生的阻力小于空气，这可能对气道阻力过高的患者有临床益处。这一事实是 Heliox 疗法的基础。

压差、流量和阻力之间的关系可以用欧姆定律来表述。流量等于压差除以阻力：

$$Flow = \Delta P / R$$

因此，当压差增加和 / 或阻力减小时，流量就会增加，反之亦然。

为了更好地理解这个概念，让我们看一些在临床实践中经常看到的例子：

- 气管插管降低了气道的有效横截面，导致气道阻力上升。要达到相同的气道流量，就需要更大的压差。这对主动呼吸的通气患者尤为重要。
- 气道的部分阻塞会导致气流阻力增加，典型实例包括 ETT（endotracheal tube，气管插管）扭结、患者回路管道弯曲或受压和空气过滤器堵塞。
- 任意改变管路的长度或内径都会引起相应的阻力变化。
- 哮喘和支气管痉挛是众所周知的气道阻力过高的临床实例。

2.7 顺应性（C）

顺应性（C）：是一个参数，用于描述气球样结构的压力 – 容量关系。

气球和人的肺有以下共同点：它们都是有弹性的、中空的、气密的结构，它们的容量随内部压力的变化而变化。顺应性是用来描述这种结构的压力 – 容量关系的参数。一个简单的物理模型可以帮助我们理解（见图 2.4）。

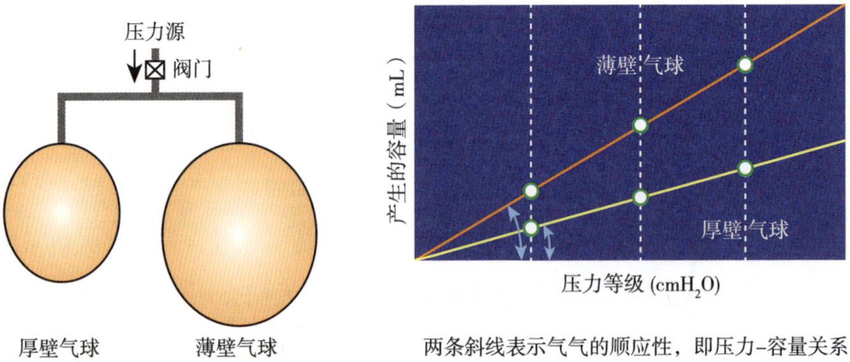

图 2.4　顺应性描述了气球样结构中的压力 – 容量关系

假设我们有两个用同样弹性材料制成的气球。一个气球的壁比另一个稍厚，我们用一个装有阀门的 T 形管将两个气球连接一个高压气源，这样两个气球的内压始终相同。

现在我们逐渐打开阀门，使气体流入两个气球，并增加它们的内部压力，两个气球都开始膨胀。毫不惊奇，薄壁气球会比厚壁气球“增长”得更快。

如果我们同时测量气球内压和体积，然后在二维图表上标上读数，就会得到两条斜率不同的压力 – 容量曲线，角度代表两个气球的顺应性。

在本质上，顺应性是一种静态属性，应在流量为零的条件下进行测量。

顺应性通常以 mL / cmH_2O（毫升 / 厘米水柱）表示。

成年人呼吸系统的正常顺应性为 150 ~ 200 mL/cmH_2O，新生儿为 6 ~ 8 mL/cmH_2O。这意味着，如果肺泡压增加 1 cmH_2O，成人的肺容量增加 150 ~ 200 mL 或新生儿的肺容量增加 6 ~ 8 mL。呼吸系统顺应性是肺顺应性和胸壁顺应性的总和。

顺应性过高和过低都不正常。“软肺”指肺顺应性异常高。较小的压差造成相当大的肺容量变化。典型的临床例子是慢性阻塞性肺疾病（COPD）和肺气肿患者。“硬肺”指肺顺应性异常低，较大的压差造成较小的肺容量变化。典型的临床实例是 ARDS（acute respiratory distress syndrome，急性呼吸窘迫综合征）、ALI（acute lung injury，急性肺损伤）和 RDS（respiratory distress syndrome，新生儿呼吸窘迫综合征）。

2.8 时间常数（RC）

时间常数（RC）：完成肺充气或放气过程所需的时间的估计。

流量被定义为随时间的容量改变，完成肺充气或放气需要的时间。如果规定时间短于要求时间，则过程不完整。

在定压呼吸时，如果设置的 T_i（吸气时间）短于所需时间，会导致 V_T 显著减少。延长 T_i 就能增加 V_T，令人惊讶。

如果设置的 T_e（呼气时间）短于所需时间，部分本应呼出的气体被滞留在肺中，这导致呼气末肺泡压高于正常。这种异常现象称为自动 PEEP 或内源性 PEEP。

不同的患者，完成容量改变所需的时间长度亦不相同，取决于其临床状况。您可能会想，有没有什么方法可以客观地估计出某个患者完成容量变化所需的时间呢？有！这就是时间常数（见图 2.5）。

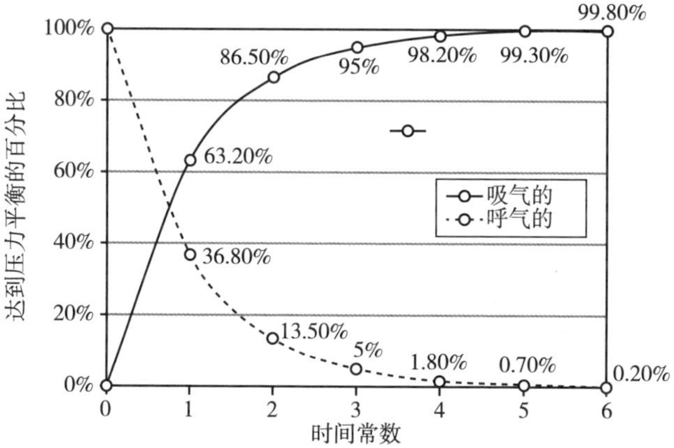

图 2.5 用一个被动模型的顺应性和阻力可以算出其时间常数，进而估计完成一个气流过程（如呼气）所需的时间

时间常数是呼吸系统监测的顺应性（C）和阻力（R）的乘积：

$$时间常数（RC）= 气道阻力（R）\times 肺顺应性（C）$$

因此，当阻力和（或）顺应性增加时，时间常数延长，反之缩短。在一个被动肺模型中，在吸气或呼气过程中容量的改变都是指数性的，在开始时变化最快，然后逐渐变慢。

时间常数以 s 表示。在理论上：

◆ 1 个时间常数（1×RC）后，容量变化完成 63%。

◆ 2 个时间常数（2×RC）后，容量变化完成 86.5%。

◆ 3 个时间常数（3×RC）后，容量变化完成 95%。

◆ 4 个时间常数（4×RC）后，容量变化完成 98%。

◆ 5 个时间常数（5×RC）后，容量变化完成 99%。

一般认为，吸气时间应不少于 3 个吸气时间常数，而呼气时间应不少于 3 个呼气时间常数，才算充分。例如，如果估计呼气 RC 为 1s，T_e 至少应该是 3s。

时间常数具有临床意义，因为它能帮助我们估量患者所需的最短吸气时间和呼气时间。

在大多数临床病例中，T_i 和 T_e 可以有足够的空间来完成肺部充气和放气。在以高气道阻力和高顺应性为特征的 COPD 患者中，所需的时间常数通常非常长。为了确保患者肺部完全充气和放气，我们可能需要低频率和大 V_T 以满足很长的呼气时间，设置 T_i 和 T_e 的可接受范围非常有限。

3 自然肺通气和机械肺通气

3.1 简介

本部分介绍呼吸和肺通气的过程，重点介绍与机械通气直接相关的议题，尤其是其气动过程，只是简略介绍了呼吸解剖学和生理学常识，欲了解其更多，请参阅相关的文字或书籍。

3.2 呼吸概述

3.2.1 呼吸系统的解剖结构

呼吸攸关生死。负责气体交换过程的呼吸系统有六个关键部分：气道、肺、胸壁、呼吸肌、呼吸神经和呼吸中枢。这些部分可大致分为两组，即气体交换的解剖基础和气体交换的驱动力与调节（见图 3.1）。

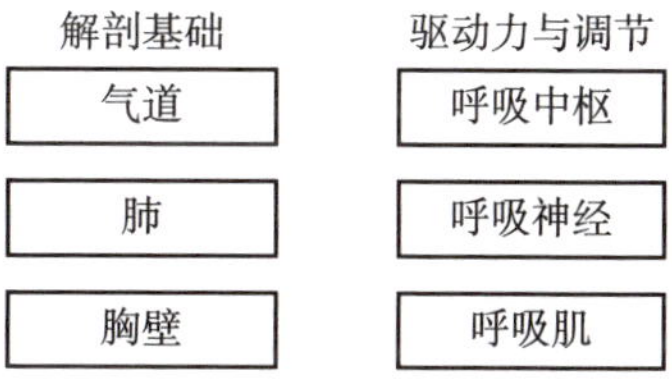

图 3.1　呼吸系统的六个关键部分

气道

气道又称肺气道或呼吸道，指呼吸系统中气体流动的部位，始于鼻和口，终于肺泡（见图 3.2）。正如其名称所示，气道是大气和肺泡之间气体的通道，它并不参与肺泡和血液之间的气体交换。

气道由上气道和下气道构成。通常，我们认为上气道包括鼻子、鼻腔、口腔、咽和喉；下气道包括从气管到细支气管的所有部分。

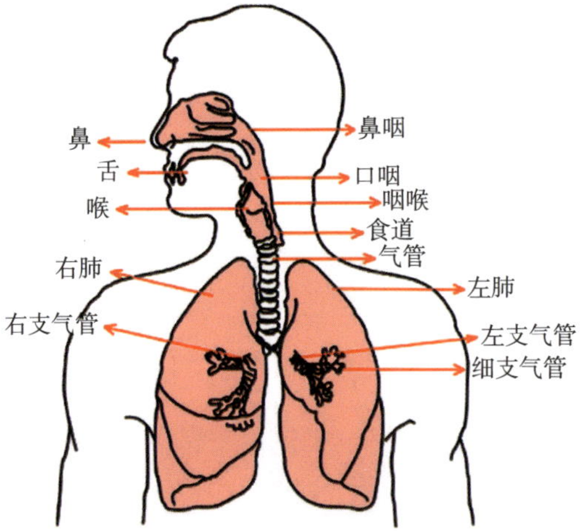

图 3.2　气道和肺

气道对双向气流产生阻力，气道阻力是肺力学中最重要的特性之一。几种呼吸疾病，如哮喘、上呼吸道阻塞和支气管痉挛，都是由气道阻力过高引起的。

正常情况下，气道内有一定量的气体。该气量必定是 V_T 的一部分，却又不参与肺内的气体交换，故被称为无效腔或解剖无效腔。我们需要关注这个无效腔，特别是当 V_T 很小的时候。

肺

人类有两侧肺，位于胸腔内。肺是海绵状器官。气管分成两主支气管，各负责一侧肺。每根主支气管就像树一样，不断分叉成越来越细小的支气管，最小的分支被称为细支气管，其末端都有一簇微小的气囊，叫肺泡。

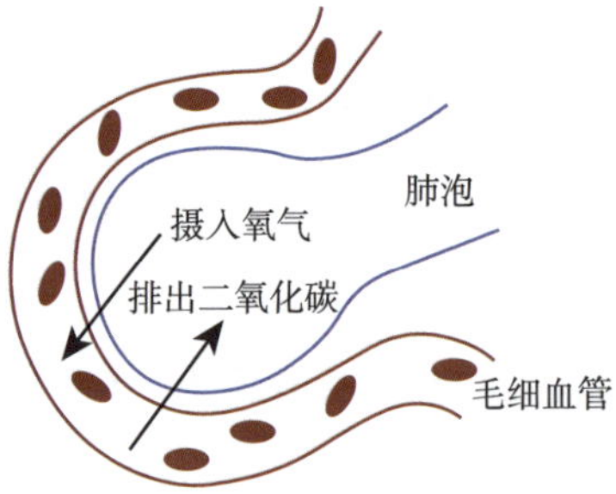

图 3.3　发生于肺泡壁的气体交换

每个肺泡都有一个微小的血管网，称为毛细血管。肺泡和毛细血管之间的壁极薄，为气体交换提供了一个潮湿而巨大的表面。薄壁两侧的氧气和二氧化碳的压差促使气体扩散（见图 3.3）。吸入的氧气从肺泡扩散到毛细血管中，而血液中的二氧化碳则扩散到肺泡中，再通过肺通气被排出体外。

由于所有活细胞和组织都需要持续不断的能量供应，所以呼吸也必须是连续的。对于单个细胞和整个身体而言，一旦呼吸停止一段时间，死亡将不可避免。

肺和胸壁是有弹性的。在平静呼吸时，吸气是一个主动的过程，即呼吸肌，特别是膈肌收缩，增加了肺的总容量。呼气通常是一个被动的过程，即吸气肌放松，胸壁和肺的被加载的弹性回缩力使肺回到静止位置。这类似于 1 根被拉长的橡皮筋，一旦去除拉力，就会回缩。肺和胸壁的弹性是肺顺应性的基础，而顺应性是呼吸力学的另一个关键属性。若有气胸，由于这种弹性，受影响的肺会部分或完全塌陷。

肺泡气体交换的有效性取决于：（a）扩散膜的总面积和厚度；（b）肺泡通气量；（c）肺毛细血管循环。我们将在 3.2.2 中进一步讨论这些议题。

胸廓

胸或胸廓是人体躯干的一部分，位于颈部和腹部之间（见图 3.4）。胸壁由骨骼和肌肉构成的。骨骼（主要是肋骨、胸骨和椎骨）为胸内结构形成了一个“保护笼”。胸壁的主要肌肉是肋间外肌和肋间内肌。肋间外肌的收缩将肋骨拉在一起并抬高胸廓，导致胸腔增大，而肋间内肌收缩导致胸腔减小。

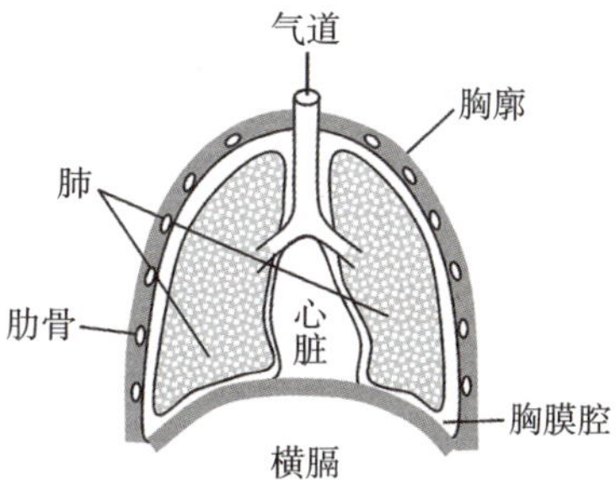

图 3.4　胸壁和内部器官的解剖结构

胸腔内有 3 个分部，两侧分部容纳着肺。两肺之间是纵隔，它容纳着心脏、大血管、气管和食道及其他结构。

肺表面和胸腔内壁实际上并不直接相连，相反肺实际上漂浮在胸腔内，周围有一层薄薄的胸膜液，这个潜在的空间被称为胸膜腔。胸膜腔内通常有少量浆液，肺部呼吸时起润滑作用。尽管正常胸膜腔只是一个潜在空间，但在非正常的情况下，它可以容纳大量气体（气胸）或液体（胸腔积液）。倘若如此，受影响的肺部就会部分或完全塌陷，使其无法发挥功能。

胸部包含多个重要的柔软器官，包括心脏、肺部和大血管，旨在扩张肺部的 PEEP 会压迫邻近器官，在一定程度上干扰血流动力。

如前文所述，肺顺应性是肺系统的一个关键属性。它是对肺和胸壁弹性的测量。呼吸系统顺应性有时被用来表示肺和胸壁的总顺应性。

胸腔和腹腔被柔软的横膈膜分开，这使得压力很容易在胸腔和腹腔之间传递。因此，一方面，高 PEEP 可导致高腹压；另一方面，高腹压亦会降低呼吸系统顺应性。

呼吸肌

呼吸肌的收缩和放松使胸腔容量增大或减小，导致肺泡压发生相应变化。当肺泡压力低于环境压力时，空气被吸入肺部。当肺泡压力高于环境压力时，气体被排出肺部。

吸气期间

参与吸气的主要肌肉是膈肌和肋间外肌。胸腔以两种方式扩大：（a）横膈膜收缩增加了胸腔的垂直尺寸；（b）肋间外肌收缩增加了胸腔宽度。在进行深呼吸时，辅助呼吸肌也参与吸气。典型的辅助肌肉是胸锁乳突肌和斜角肌。

呼气期间

在平静呼吸时，呼气是一个被动过程。当吸气肌放松时，肺和胸壁的弹性回缩力使肺容量回到静止位置，产生肺泡正压。由此产生的压差将肺内一定量的气体推出。主动呼气时，腹肌及内侧和最内侧的肋间肌帮助排出气体。

呼吸肌的交替收缩和放松是肺通气的最终动力。如果肌肉活动因疾病、疲劳、全身麻醉或外伤而减弱或受到抑制，肺通气就会恶化。在这种情况下，就由机械通气指证。

辅助呼吸肌的活动是呼吸窘迫或“空气饥饿”的强烈信号。

呼吸神经

膈肌由左、右膈神经支配，人的膈神经来自颈部脊髓（C_3—C_5）。呼吸肋间肌和腹肌的神经支配分别来自胸、腰部脊髓 T_1—T_{11} 和 T_7—L_2。

根据这一事实，瑞典呼吸机制造商 Maquet 开发了一种名为 NAVA(neurally adjusted ventilatory assist，神经调节辅助通气）的技术功能。它使用一个置于食道下端的特殊传感器来探测膈神经冲动，再用测得的信号指导呼吸机运作。

C_4 或更高位的脊髓损伤会切断大脑到膈神经的神经冲动，使膈肌瘫痪，因此伤者需要依赖呼吸机。C_5 以下的脊髓损伤不涉及膈神经，因此尽管伤者的下肢可能瘫痪，但呼吸不受影响。

呼吸中枢

呼吸中枢指的是大脑延髓和脑桥中的一组神经细胞，它们:（a）接收关于血液和脑脊液中氧气、二氧化碳和 pH 值的感觉信号;（b）决定是否及如何改变呼吸方式;（c）向呼吸肌发出信号，以执行呼吸方式的改变。

呼吸中枢的功能对正常呼吸至关重要。在大多数通气患者中，呼吸中枢是完好的，即自主呼吸的患者对血液中氧气、二氧化碳和 pH 值的变化有正常的呼吸反应。一些较新的呼吸机功能需要正常的呼吸中枢，如 PAV（proportional assist ventilation，成比例辅助通气）模式、TRC（tube resistance compensation，插管阻力补偿）或 ATC（automatic tube compensation，自动导管补偿）和 NAVA。然而，神经系统或神经外科的患者，呼吸中枢的功能有可能不正常。

3.2.2 呼吸生理

关于呼吸的两个基本问题

为什么需要呼吸？所有的活细胞都需要能量供应来维持生存和执行其生理功能。细胞中的能量是通过新陈代谢的生化过程产生的（见图 3.5）。这个过程消耗氧气和葡萄糖，并产生水、二氧化碳和 ATP

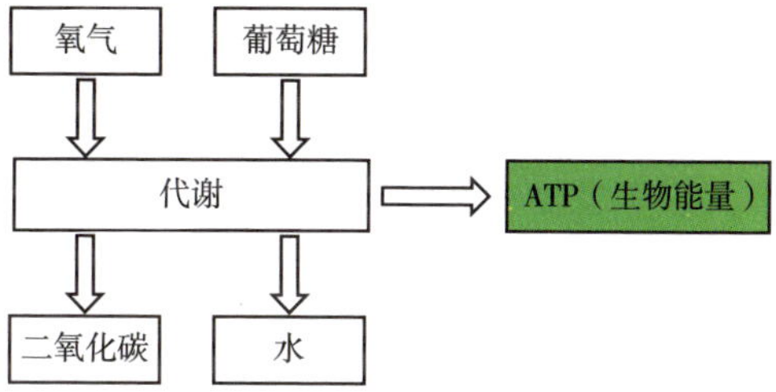

图 3.5 代谢过程图

（adenosine triphosphate，三磷酸腺苷），ATP 是体内能量的主要“货币”。

人体新陈代谢过程是连续的，会不断消耗氧气，产生二氧化碳。为了使局部的氧气和二氧化碳浓度保持在适当的范围内，细胞必须不断获得新鲜氧气并清除废弃的二氧化碳，这就是呼吸的任务。

什么是呼吸？简言之，呼吸就是运输过程，将大气中的氧气运到人体组织的细胞内，并将细胞中的二氧化碳排到大气。一般来说，呼吸有三大部分：肺部的气体交换、血液循环、组织和细胞水平的气体交换（见图 3.6）。

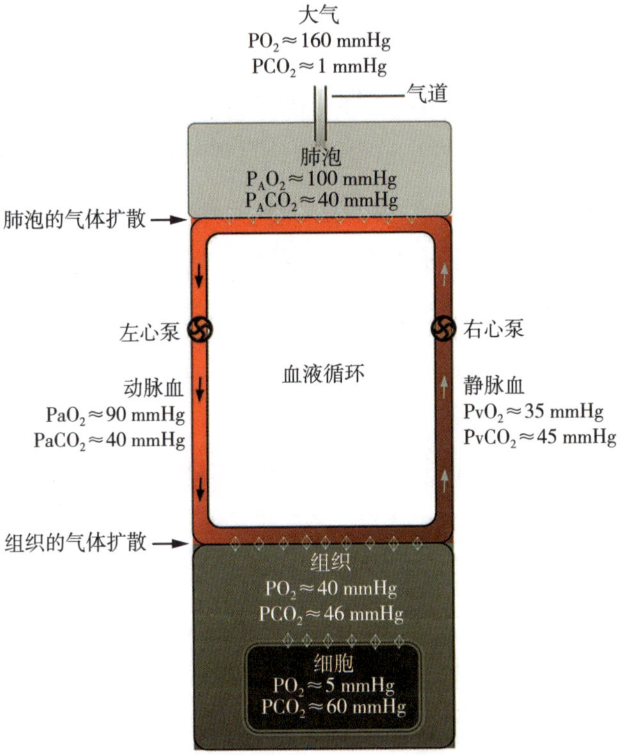

图 3.6　整个呼吸过程示意图

氧气和二氧化碳经血液循环运输。如果组织的血液供应急剧减少甚至停止，局部氧气浓度下降，二氧化碳浓度将迅速上升。如果血液供应不能迅速恢复，组织就会死亡，一个典型的例子就是心肌梗死。

气体运输

氧气和二氧化碳的运输方式有三种:(a)气体扩散;(b)肺通气;(c)血液循环。

气体扩散:气体扩散是一个自然过程,气体分子透过一个扩散膜,从高浓度区向邻近的低浓度区移动。这种气体扩散主要发生在3个区域:(a)肺泡壁;(b)毛细血管壁;(c)组织和细胞膜。

气体扩散的速度取决于:(a)气体分子的浓度差;(b)扩散膜的特性,包括其总面积和厚度;(c)气体的溶解度和分子量。二氧化碳的扩散速度是氧气的20倍。

氧气和二氧化碳的血液运输:氧气在血液中以两种方式运输,红细胞携带97%的氧气分子与血红蛋白进行化学结合,其余的3%溶解在血浆中。

血红蛋白(Hb)是一种球蛋白,是血液中氧气运输的主要载体。在肺泡毛细血管处氧浓度较高,氧气很容易与血红蛋白结合。在周围组织中,毛细血管的氧浓度较低,血红蛋白释放氧气。氧离曲线展现了氧气浓度与血红蛋白与氧分子结合/释放之间的关系。

二氧化碳在血液中以三种方式运输,大部分二氧化碳分子以碳酸氢根离子(HCO_3^-)的形式运输,约10%与血红蛋白和血浆蛋白结合,其余5%溶于血浆中。

肺通气:肺通气是呼吸的重要组成部分,负责肺泡和大气之间的气体交换。它涉及定期以大气中的新鲜气体替换肺内的陈旧气体。

一个简单的物理模型可以帮助我们更好地理解肺通气(见图3.7)。一个合适的模型是经过改动的壁炉风箱,它有“可扩张的胸壁”“气道”和“总肺容量”。在2个风箱手柄之间加了一个模拟“弹性回缩力”的弹簧。另一个改动是该模型没有单向阀,所以空气完全通过“喷嘴”进出。

呼吸系统总有两种相反的力,一种负责肺的扩张,另一种负责肺的回缩。两种力量的平衡决定了肺的容量。如果扩张力大于回缩力,肺就会膨胀,反之,肺就会回缩。如果两者相等,则肺容量保持不变。在呼气末,肺容量稳定在静止位置，此时的肺容量被称为 FRC（functional residual capacity，功能残气量）（见图 3.8）。功能残气量对肺泡气体交换很重要。

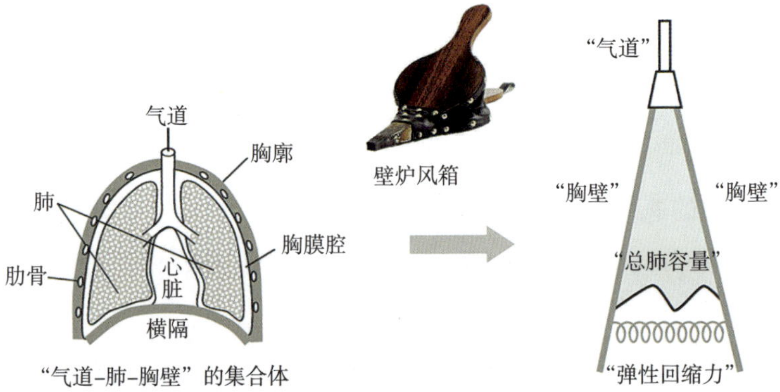

图 3.7　一个改装的壁炉风箱可以模拟"气道—肺—胸壁"的集合体

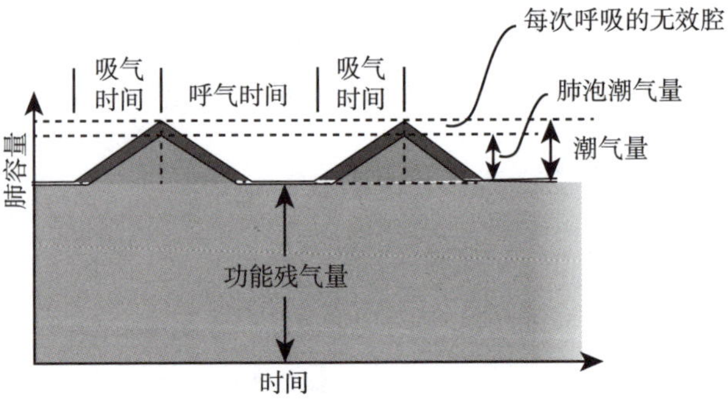

图 3.8　功能残气量（FRC），V_T 和无效腔

在自然吸气时，呼吸肌（主要是膈肌）的收缩使胸腔容量增大，产生暂时的肺泡负压（P_{alv}）。空气被吸入肺部，并与那里的气体混合。吸入的气体量称为吸入 V_T。在吸气过程中，会加载弹性回缩力（相当于拉长弹簧）。

在呼气时，呼吸肌放松，弹性回缩力将胸部和肺部拉回静止位置，产生暂时的肺泡正压，一定量的肺内气体被推出。排出的气体量称为呼出 V_T。一个呼吸必定包括一吸一呼两个动作。吸入潮气量和呼出潮气量大致相等。

每次呼吸的 V_T 都包含两部分，即肺泡潮气量和（解剖）无效腔量。肺泡潮气量参与肺泡内的气体交换，而无效腔的气体不参与气体交换。无效腔气体量总是被先吸入并先呼出。

无效腔量是无法避免的。在设置和理解 V_T 或分钟通气量时不要忘记无效腔量。在机械通气时，由于人工气道的存在，无效腔量通常会增加。有效的肺泡通气量取决于 V_T 与总无效腔量的差值。如果 V_T 非常接近或等于无效腔量，则肺泡通气量（几乎）为零，即二氧化碳的清除（几乎）为零，这种糟糕的情况被称为无效腔通气。

请注意，每次呼吸后，只有一部分肺泡气体被替换。

除了用单次呼吸来定义通气量，我们还可以用 1 分钟的时间来定义通气量（见图 3.9）。当我们谈论分钟通气量或分钟容量时，我们需要定义一些常见的呼吸术语。

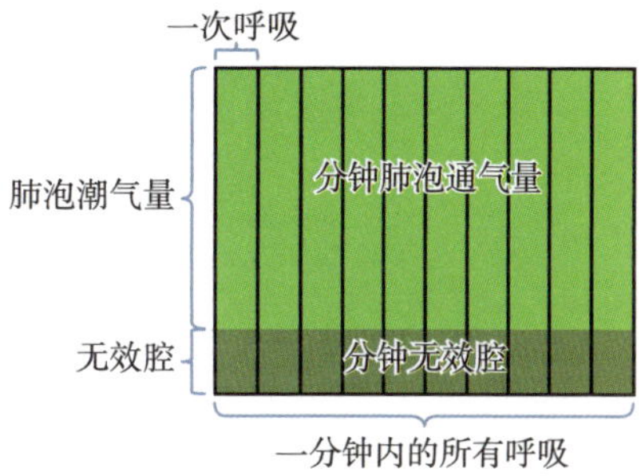

图 3.9 分钟通气量、V_T、频率和无效腔之间的关系

- 呼吸频率：每分钟的呼吸次数。
- 分钟容量：每分钟发生的所有呼吸的 V_T（吸气或呼气）的总和。
- 肺泡通气：每分钟所有呼吸的肺泡 V_T（吸气或呼气）的总和。

该关系可以用一个简单的等式表示：

$$肺泡分钟容量 = 呼吸频率 \times（潮气容量-无效腔）$$

呼吸调节

一方面，即使在正常情况下，人的能量需求也有很大的差异。想一想，与体育锻炼时相比，人在睡眠时需要多少能量。在生化方面，这些活动在代谢率、氧气消耗和二氧化碳产生方面都有很大的不同。能量需求根本没有一个所谓的正常值。

另一方面，即使在能量需求发生改变时，PaO_2（动脉氧分压）和 $PaCO_2$

（二氧化碳分压）及 pH 值被维持在相对狭窄的正常范围内，这在生理上非常重要。这是通过一种控制机制来实现的，这种机制能自动而精确地调节呼吸方式（即呼吸频率和深度），适应目前的 PaO_2、$PaCO_2$ 和 pH 值的水平，在有限的范围内，我们可以随意改变自己的呼吸方式。

该控制机制应用一个由三部分组成的序列：

- 中枢和外周化学感受器实时监测血液和脑脊液中氧气、二氧化碳和 pH 值。
- 髓质和脑桥的控制器（呼吸中枢）接收来自感受器的信号，决定如何反应，然后向效应器发送指令。
- 效应器（呼吸肌）执行指令。

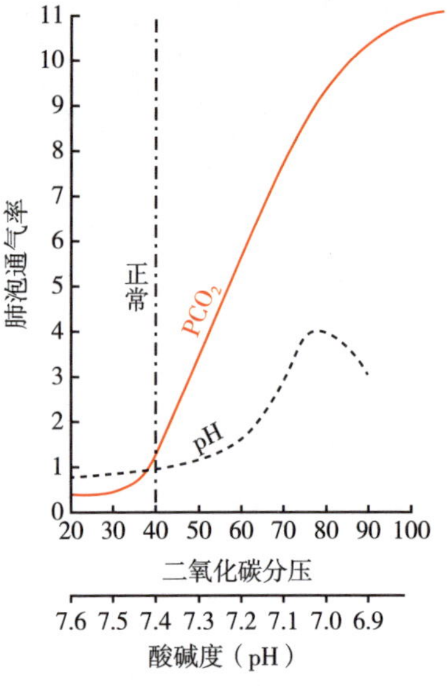

图 3.10　动脉 $PaCO_2$ 上升和动脉 pH 下降对肺泡通气率的影响

该机制对 PaO_2、$PaCO_2$ 和 pH 值的变化作出反应。其中，$PaCO_2$ 是首要刺激因子。如图 3.10 所示，动脉血 $PaCO_2$ 上升会导致肺泡通气量急剧增加，反之亦然。通过这种调节，即使当氧气消耗量和 / 或二氧化碳产生量急剧改变时，3 种刺激因子通常都能保持在其正常范围内。

大多数通气的患者的呼吸控制机制保持完整。该机制在呼吸窘迫综合征、患者—呼吸机不同步和撤机中发挥着关键作用。而一些神经内科和神经外科患者的呼吸控制机制可能出现异常。

3.2.3　呼吸衰竭

呼吸是一种当能量需求波动时，依然能维持正常 PaO_2 和 $PaCO_2$ 的机制。

呼吸衰竭是指呼吸系统无法将 PaO_2 或 $PaCO_2$ 维持在正常范围内（即 PaO_2 = 80 ~ 100 mmHg，$PaCO_2$ =35 ~ 45 mmHg）的综合征（见表 3.1）。各种临床原因

造成的气道、肺、胸廓、呼吸中枢、呼吸神经和呼吸肌肉的严重功能障碍均可导致呼吸衰竭。

表 3.1 定义正常和异常动脉血酸碱度（pH），氧分压（PaO_2）和二氧化碳分压（$PaCO_2$）

低于正常	正常范围	高于正常
pH <7.35 酸中毒	pH 7.35 ~ 7.45	pH> 7.45 碱中毒
PaO_2 <80 mmHg 低氧血症	PaO2 80 ~ 100 mmHg	PaO2 > 100 mmHg 高氧血症
$PaCO_2$ <35 mmHg 低碳酸血症	PaCO2 35 ~ 45 mmHg	PaCO2 > 45 mmHg 高碳酸血症

在此有必要介绍两个关键术语。低氧血症指 PaO_2 低于 80mmHg，而高碳酸血症指 $PaCO_2$ 高于 45mmHg。

呼吸衰竭大致可分为两个类型：Ⅰ型和Ⅱ型。

Ⅰ型呼吸衰竭又称低氧性呼吸衰竭或肺衰竭，其主要特征是 PaO_2 低于正常（<60mmHg），但 $PaCO_2$ 近乎正常。Ⅰ型呼吸衰竭通常是经肺部血液氧合不充分的结果，其原因是：（a）通气 / 灌注不匹配；（b）动静脉分流；（c）气体扩散障碍。

Ⅱ型呼吸衰竭又称高碳酸性呼吸衰竭或泵衰竭，其主要特征是 $PaCO_2$ 高于正常（>50mmHg）和 PaO_2 低于正常（<60mmHg）。Ⅱ型呼吸衰竭通常是肺通气不足的结果，其原因是：（a）气道阻力过大；（b）中枢呼吸驱动减弱；（c）呼吸肌疲劳或衰竭；（d）肺和胸廓状态异常。

呼吸衰竭的临床症状包括呼吸急促、心动过速、发绀、出汗、肋间收缩、发出哼声、鼻翼扇动等。脉搏血氧仪和血气分析有助于诊断呼吸衰竭。请注意，这些临床症状都是非特异性的。

为方便理解，我们可以将呼吸衰竭的病理生理过程分为几个步骤（见图 3.11）。

a. 基础疾病导致呼吸功能的效率降低和效果减弱。

b. PaO_2 趋于降低和 / 或 $PaCO_2$ 趋于升高。

c. 患者加强呼吸努力，意图维持正常 PaO_2 和 / 或 $PaCO_2$。

d. 加强呼吸活动，进一步增加对能量的需求。

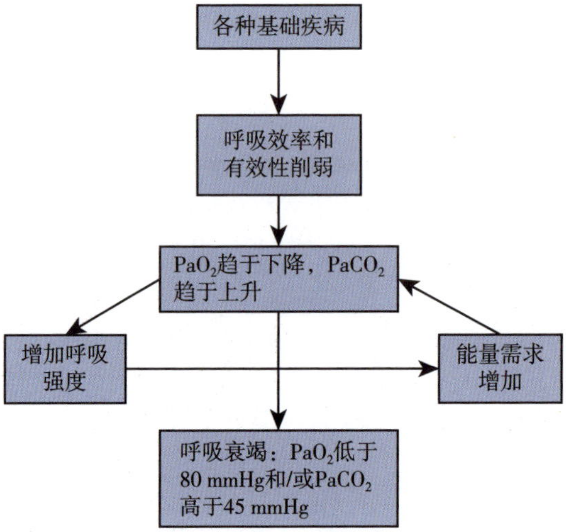

图 3.11　呼吸衰竭呈螺旋式下降

通过增强呼吸努力，患者如果能维持正常的 PaO_2 和 $PaCO_2$，则补偿是成功的，否则呼吸衰竭就不可避免。

根据基础疾病的不同，这两类呼吸衰竭都可以迅速发生（急性），症状也迅速发生，如近乎溺水、哮喘发作、呼吸停止、药物过量、上气道阻塞或胸肺损伤。呼吸衰竭也可以是进行性的（慢性），如肺气肿、慢性支气管炎或神经肌肉疾病。为了临床治疗的目的，区分呼吸衰竭Ⅰ型和Ⅱ型很重要，如表 3.2 所示。

呼吸衰竭的治疗通常包括以下内容：（a）氧疗；（b）使用呼吸机系统或 CPAP（continuous positive airway pressure，连续气道正压）系统进行通气支持；（c）治疗原发病；（d）其他支持措施，如输液和营养。急性呼吸衰竭通常在 ICU 治疗，而慢性呼吸衰竭通常在家中或长期护理机构中治疗。

表 3.2 呼吸衰竭区分

分类	I 型呼吸衰竭	II 型呼吸衰竭
其他名称	◆低氧性呼吸衰竭 ◆肺衰竭	◆高碳酸性呼吸衰竭 ◆泵衰竭
主要特征	低血氧和正常二氧化碳分压	高碳酸血症和低血氧
典型原因	◆肺泡通气 / 灌注不匹配 ◆动静脉分流 ◆肺泡气体扩散障碍	◆气道阻力过大 ◆呼吸中枢驱动下降 ◆肺和胸壁状态异常

3.3 机械通气

3.3.1 什么是机械通气？

呼吸系统有六个关键部分，即肺、胸壁、气道、呼吸中枢、呼吸神经、呼吸肌。任何部分的严重疾病或损伤都会引起严重呼吸衰竭，如今机械通气是其主要治疗手段。

如果应用得当，机械通气可以有效地辅助、支持或替代受损的自然肺通气，以人工方式满足对生死攸关的呼吸的需求，为临床医生赢得宝贵的时间来治疗基础疾病，并改善患者的一般状况。

在大多数情况下，机械通气治疗是暂时性的，可持续数小时、数天或数周。一旦患者能够充分地自主呼吸，就应尽快停止机械通气，唯一的例外是肺功能受到永久损伤的患者，他们可能终生依赖呼吸机。

机械通气的作用是否有极限？

这是一个关键但很少被问到的问题。答案是肯定的，机械通气完全取决于患者受伤肺的“剩余”功能。当患者的肺功能低于一定的阈值时，机械通气也无能为力。在这种情况下，应该使用 ECMO（extracorporeal membrane oxygenation，体外膜氧合器）。

3.3.2 三种工作原理

正如我们在“1 介绍”中所指出的，机械通气可以通过三种原理之一来实现：IPPV、INPV 和 HFV。让我们来仔细了解一下这些操作原则。

间歇正压通气（IPPV）

在 IPPV 原理下，患者的呼吸系统被整合到呼吸机系统。一个正压被间歇地施加在患者气道。在吸气时，气道压短暂高于肺泡压时，新鲜气体被推入肺部。在呼气时，气道压低于肺泡压，气体被排出肺外，即呼气过程。吸气和呼气都经操作者设置调节。图 3.12 是 IPPV 中典型的压力波形。

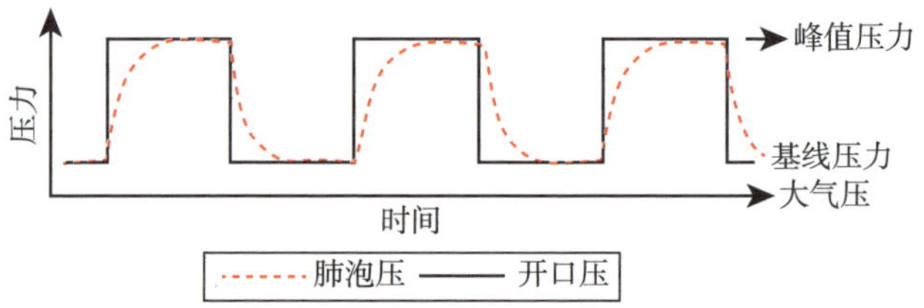

图 3.12　IPPV 的压力波形

IPPV 是大多数现代呼吸机的共同原理，无论是有创还是无创。图 3.13 为 IPPV 呼吸机的常见机型。

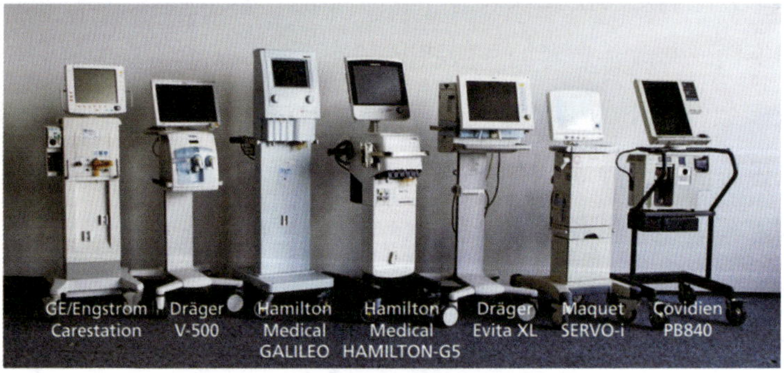

图 3.13　IPPV 原理的常用 ICU 呼吸机

间歇负压通气（INPV）

利用 INPV 原理，被通气的患者的口鼻在空气中，当肺泡压相对于大气压发生变化时，气体就会进入或排出肺部。在吸气时，一个负压被施加于胸壁表面，使肺泡压短暂下降，新鲜空气被吸入肺。在呼气时，施加的负压被去除。

弹性回缩力产生一个短暂的肺泡正压，将陈旧气体挤出肺。驱动压的变化与 IPPV 的方式正相反。图 3.14 是 INPV 中典型的压力波形。

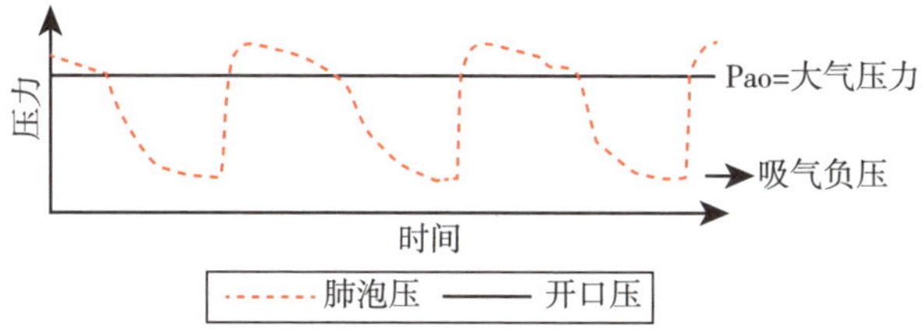

图 3.14 INPV 中的压力波形

INPV 呼吸机有两种常见类型（见图 3.15）。第一种类型是著名的“铁肺”，即患者的身体（除头部外）被置于一个密封的硬壁容器中。容器内的压力间歇性转负压，导致吸气和呼气。在 20 世纪二三十年代，不同的铁肺呼吸机被开发出来。在 20 世纪四五十年代，小儿麻痹症暴发期间，“铁肺”被广泛使用。第二种类型是胸甲呼吸机，其坚硬的壳或胸甲只罩住胸部。局部施加间歇负压以改变胸腔容量。

如今，INPV 呼吸机主要用于无创呼吸辅助。

高频通气（HFV）

IPPV 和 INPV 都被认为是“常规的”，因为其 V_T 和呼吸频率与生理上的

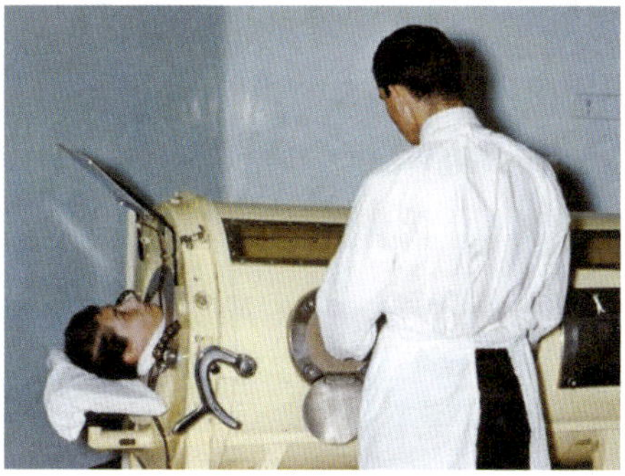

（a）铁肺

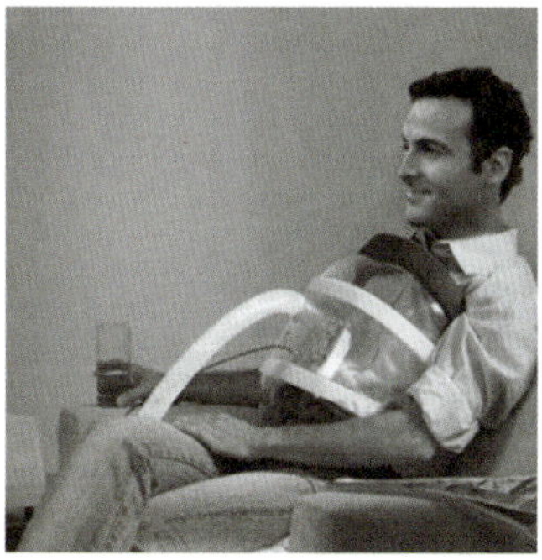

（b）胸甲呼吸机

图 3.15

（图片来源：美国疾病控制和预防中心的公共卫生图像库）

相似。

机械通气的第三个原理是 HFV。它应用的呼吸频率（150 b/min 或更高）远高于我们看到的其他类型呼吸机（见图 3.16），其 V_T 远小于生理范围，通常小于无效腔。

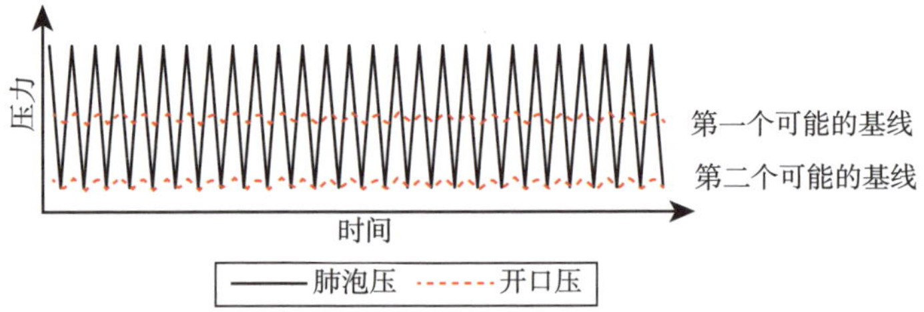

图 3.16　高频通气期间，高频率的正压或正负压施加于气道开口

就气体运输和交换机制而言，HFV 与 IPPV 和 INPV 截然不同。人们尚未完全明了 HFV 的机制。

基于所使用的技术、呼吸频率、压力波动范围和基线压力的不同，HFV 已演进为 5 种形式：（a）HFPPV（high frequency positive pressure ventilation，高频正压通气）；（b）HFJV（high frequency jet ventilation，高频喷射通气）；（c）HFFI（high frequency flow interruption，高频流量中断）；（d）HFPV（high frequency percussive ventilation，高频冲击通气）；（e）HFOV（high frequency oscillation ventilation，高频振荡通气）。HFJV 和 HFOV 是常用的形式。

在临床上，HFV 通常应用于新生儿患者，有时也用于治疗 ARDS 患者，尤其是需要很高气道正压的患者。HFV 可与传统的 IPPV 及表面活性剂治疗联合使用。图 3.17 是一种典型

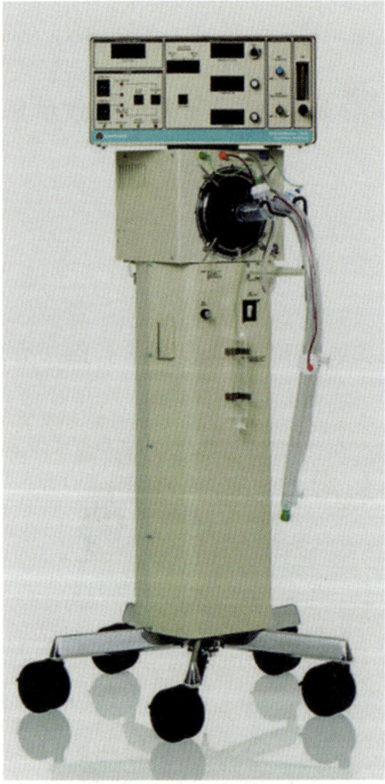

图 3.17　Care Fusion 的 3000A 高频振荡呼吸机
（3100A 呼吸机的图像 ©2014，图片来源：Care Fusion 公司）

的高频呼吸机。

在上述 3 种机械通气原理中，IPPV 目前占主导地位。除非另有说明，本书中的“机械呼吸机”均指基于 IPPV 原理的呼吸机。

3.3.3 IPPV 的气动过程

总之，机械通气的目的是通过使用人工手段间歇性地改变肺容量来恢复或维持足够的肺通气。机械通气需要一个呼吸机系统，这将在内容 4 和内容 5 中深入介绍。

在气动方面，呼吸机系统可视为有两个由气道连接的压力区（见图 3.18）。设备一侧的压力称为 P_{ao}（airway opening pressure，气道开口压），肺部一侧的压力称为 P_{alv}（alvedar pressure，肺泡压力 ）。在机械通气过程中，P_{ao} 和 P_{alv} 都会有规律地波动。在机械通气的患者是被动的，P_{ao} 变化是主动的，而 P_{alv} 则随之变化。如果机械通气的患者有自主呼吸，P_{ao} 和 P_{alv} 都可以主动改变。

值得一提的是，患者的肺是一个死胡同。在吸气过程中，随着气体逐渐进入肺，P_{alv} 升高。在定压模式的呼吸中，如果 P_{ao} 和 P_{alv} 相等（在任何水平），则吸气流量将降至零。

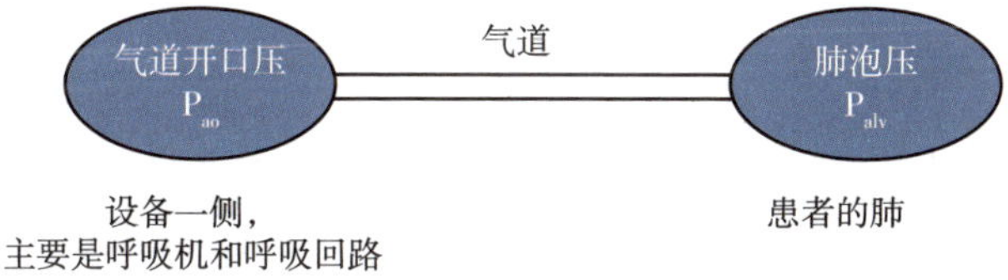

图 3.18　呼吸机系统有两个压力区，由气道连接

在正常机械通气时，任何时间的 P_{ao}、P_{alv} 和肺容量都取决于以下力量（见图 3.19）：

- 维持肺开放的内在力量，包括胸壁、胸膜腔负压和表面活性剂。
- 使肺回缩的内在力量，主要是肺和胸壁的弹性回缩力。
- 使肺扩张的外力，包括吸气肌收缩和施加肺泡正压。
- 肺和胸廓被扩张时所产生的额外回缩力，要将肺和胸壁拉回其静止位置。这就像拉长一根橡皮筋，一旦去掉拉力，回缩力就会使橡皮筋缩回。

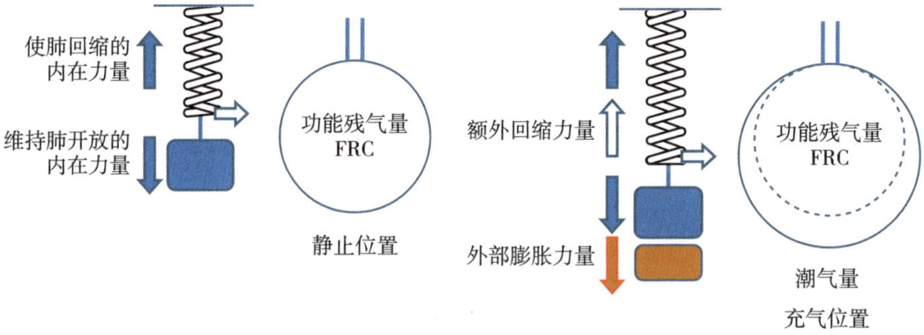

图 3.19 使肺膨胀和收缩的力

处于静止位置的肺

在充分呼气结束时，肺一般处于其静止位置。此时，使肺扩张的力量和回缩的力量相等，气道流量为零。注意，在静止位置，肺并不完全空瘪，而是仍然容纳一定量的气体，即 FRC。FRC 具有重要的生理意义。一些肺部疾病可导致 FRC 异常增加（如 COPD）或异常减少（如 ARDS）。

处于充气位置的肺

肺的充气位置代表了另一种气道流量为零的静止状态，此时肺扩张的力量和肺回缩的力量亦相等。机械通气时，肺在两种情况下处于充气位置：（a）在定压模式中充分吸气结束时；（b）在定容模式中吸气后添加了一个吸气暂停时间（inspiratory pause）。

吸气

吸气指肺容量增加的过程。它通常始于静止位置，却不一定止于充气位置。吸气过程中定压呼吸和定容呼吸是不同的。

在定压呼吸中，P_{ao} 迅速上升并保持在一个预设的水平（见图 3.20）。吸气开始时气道开口压和肺泡压之间的差值最大，导致最高的吸气流量。当越来越多的气体随时间进入肺，肺泡压（P_{alv}）上升。压差减小会使吸气流量相应下降。如果吸气时间足够长，就会达到肺的充气位置。

可以为定容呼吸设置不同的吸气气流类型，其中恒流最为常用。利用施加的 P_{ao}，以预设的恒定流量，将气体推入肺。P_{ao} 必须稳定增加以保持所需的压差。在吸气结束时肺不会达到其充气位置，除非添加了一个吸气暂停时间。

呼气

呼气指肺容量减少的过程。外加的肺泡正压突然降到基线。额外的回缩力使肺回缩，压力差（$P_{alv} > P_{ao}$）将气体推出。P_{alv} 和由其产生的呼气流量随时间下降。如果呼气时间足够长，肺就会恢复到静止位置。定压呼吸和定容呼吸的呼气过程相同。

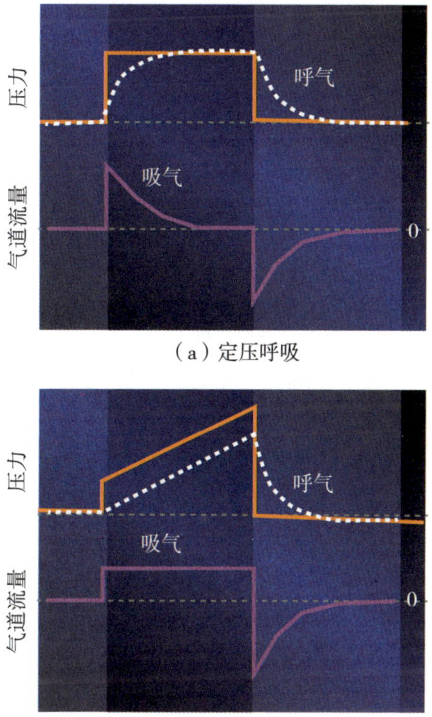

（a）定压呼吸

（b）定容呼吸

图 3.20　在被动通气患者，在定压呼吸（a）和定容呼吸;（b）时的气道开口压（橙色实线）、肺泡压（白色虚线）和气道流量（粉色实线）的典型波形

自主呼吸的患者

到目前为止，我们已经讨论了 4 种驱动力、肺静息位置和充气位置、吸气和呼气过程。它们都有一个共同的条件：患者是被动的。而在现实中，很多通气患者是主动呼吸的，但情况比这更加复杂。我们知道有两种外力可使肺充气，即施用正 P_{ao} 和吸气肌收缩引起的负 P_{alv}。类似的情况也可能存在于呼气时，因为呼气肌收缩会产生额外的正 P_{alv}。这样我们就得到 6 种力（见表 3.3）。

表 3.3　机械通气涉及的六种物理力量

情况	让肺充气 / 膨胀的力	让肺放气 / 回缩的力
静止状态的肺（含 FRC）	保持肺开放的内在力量	使肺回缩的内在回缩力

续表

情况	让肺充气 / 膨胀的力	让肺放气 / 回缩的力
导致肺容量的潮式变化	施加 P_{ao} 压使肺扩张	额外的回缩力使肺回到静止位置。
如果有患者主动呼吸	吸气肌收缩以扩张胸廓，降低 P_{alv}	呼气肌收缩以缩小胸廓，增加 P_{alv}

在理想状态，患者的呼吸努力与间歇正 P_{ao} 进行吸气和呼气同步。否则就会出现一种恼人的现象，被称为患者“呼吸机不同步”或“人机对抗”。

3.3.4 自然通气和机械通气（IPPV）的比较

相似之处

无论是自然通气还是机械通气，肺通气的最终目的都是交替增加和减少肺容量。

自然通气和机械通气都通过自然肺系统实现，但机械通气患者肺系统的功能下降。这两种肺通气方式的吸气和呼气的气流方向相同。

自然呼气和机械呼气是相似的。在这两种情况下，弹性回缩力产生正的 P_{alv}，以及压差（$P_{alv}>P_{ao}$）促使气体从肺排出。

不同之处

自然通气时，人肺和大气之间直接进行气体交换。机械通气时，患者的气道和肺部被整合到一个呼吸机系统中。患者完全通过连接的呼吸机进行呼吸，与大气空气隔绝。

在自然吸气时，吸气肌的收缩产生负的 P_{alv}。压差（$P_{alv} < P_{ao}$）将空气吸入肺部。机械吸气时，吸气肌收缩产生正 P_{ao}，压差（$P_{ao} > P_{alv}$）将气体压入肺部。

正常情况下，FRC 与肺开放 / 肺回缩的内在力量的平衡有关。在机械通气时，经常使用适度的 PEEP（3 ~ 5 cmH_2O）。它可以被认为是肺扩张内在力量的加码，从而导致 FRC 增加。

人在自然通气时，呼吸中枢会自动精确地调节呼吸频率和呼吸强度，以满足当前的生理需求。但在机械通气时，必须由操作者设置机械呼吸频率和强度。呼吸机的设置经常需要重新调整，以满足患者不断变化的代谢需求和肺部状况。主动呼吸的患者有可能拒绝接受强加的通气，包括呼吸频率、V_T 和吸气压力，导致人机对抗。

4 呼吸机系统概念

4.1 简介

在内容 3 中，我们了解到人工肺通气（IPPV）是通过周期性改变 P_{ao} 基线和峰值定义了其压力变化范围。

接下来，我们将讨论：

- P_{ao} 的变化是如何产生的。
- 呼吸机系统的概念。
- 呼吸机系统正常工作所需的条件。

4.2 气道开口压（P_{ao}）的变化是如何产生的?

为了回答这个问题，让我们以给气球充气为例（见图 4.1）。

彩色气球常被用于装饰聚会或仪式。我们都有吹气球的经验。如果我们需要给许多气球充气，通常使用一个简单的设备，包括：

- 高压气瓶。
- 一只控制连接管气流的手（A）。
- 一根连接管（蓝色）。
- 一个待充气的气球。

在气瓶和气球之间显然存在巨大的压差。如果我们连接二者，并松开手 A，气体进入气球，使气球膨胀。

现在，让我们改动这个气球充气设备，增加 3 个部件，并按图 4.1 所示组装起来。我们增加了：

- 一个 Y 型管。
- 一根侧管（粉色），一端连接到 Y 型管，另一端开放。
- 另一只控制侧管气流的手（B）。

这些改动完成后，您是否看出我们已经组装了一台最简单的 IPPV 呼吸机的工作模型？

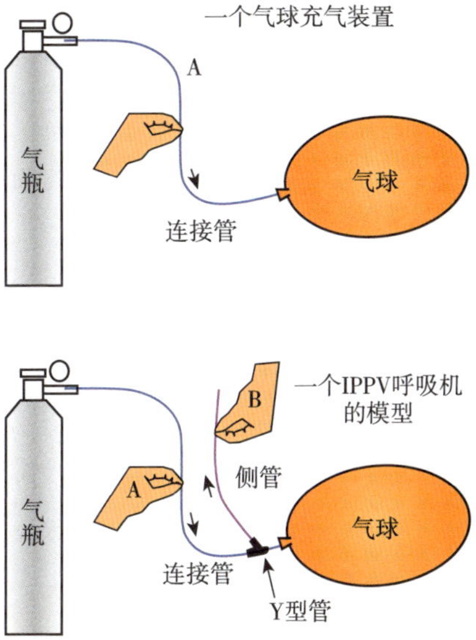

图 4.1　IPPV 的基础是通过手 A 和手 B 轮流开关两条管子，产生所需的 P_{ao} 的周期性改变

4.2.1　气球充气

如果手 A 松开连接管，同时手 B 关闭侧管，则管内压力远高于气球压力。压差驱动气体流向气球，使其膨胀。

4.2.2　气球放气

如果用手 A 关闭连接管，同时手 B 松开侧管，由于气球的弹性回缩力，管内压力低于气球压力。压差驱动气体流出气球，使其回缩。

在真正的呼吸机系统中，吸气阀取代了手 A，呼气阀取代了手 B（见图 4.2）。管内压力相当于 P_{ao}，而气球压力相当于 P_{alv}。

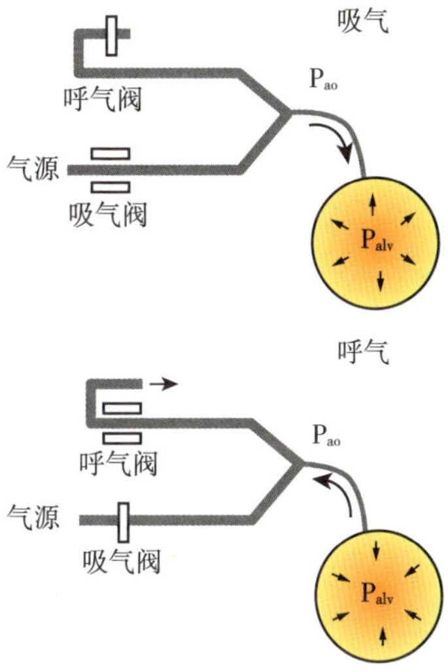

图 4.2　简化呼吸机系统，能产生 P_{ao} 的周期变化

4.2.3　吸气

吸气时，吸气阀打开，呼气阀关闭。P_{ao} 变得高于 P_{alv}。产生的压差驱使气体流向肺，

肺容量增加。

4.2.4 呼气

呼气时，吸气阀关闭，呼气阀打开。P_{ao} 变得低于 P_{alv}。相反的压差驱使气体流出肺，肺容量下降。

这里有两个技术细节值得一提。在呼气后期，呼吸机系统略微打开吸气阀，产生恒定的基础气流，这是流量触发所需要的。它还调节呼气阀以产生 PEEP。换句话说，呼气时呼气阀并未完全关闭。

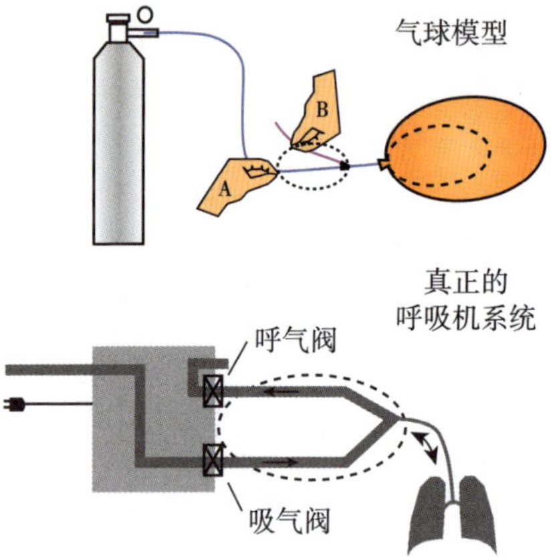

图 4.3 气球模型和真正的呼吸机系统的结构非常相似

如果“充气”和“呼气”交替发生，这个气球就如同肺，被“机械通气”。这，就是 P_{ao} 的变化的产生方式。

这个简单的气球模型与真正的 IPPV 系统高度相似（见图 4.3）。气瓶对应着高压气体供应。手 A 对应着吸气阀，而手 B 对应着呼气阀。Y 型管和双手之间的蓝色连接管和粉色侧管对应着呼吸回路。Y 型管和气球之间的蓝色连接管对应着气道。最后，气球对应着通气患者的肺。

4.3 呼吸机系统概念

也许，你已经注意到我们的用词是呼吸机系统而不是呼吸机。

机械通气的治疗工具是什么？

气球模型已经提供了正确答案的线索：机械通气所需的治疗工具是呼吸机系统，通常由 6 个基本部分组成（见图 4.4）：

- 高压气源（氧气和空气）。
- 电源。
- 呼吸机。

- 呼吸回路。
- 气道。
- 患者的肺或一个模拟肺。

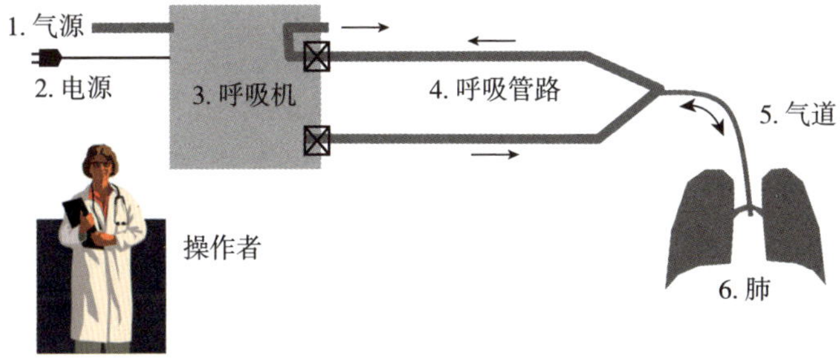

图 4.4 一套完整的呼吸机系统及其操作者

故此，呼吸机不是工具，而是工具的一部分。在呼吸机系统中，所有 6 个必需部件都同等重要，无论是价值 40000 美元的呼吸机还是价值 10 美元的呼吸回路，如果缺了任何一部分，这个系统都无法工作。我们将在内容 5 中讨论各个部分。

呼吸机系统之于呼吸机类似于汽车与其发动机的关系。一辆汽车必须有发动机，但发动机不是汽车。单单一台呼吸机并不能提供机械通气，除非它被组合到一个呼吸机系统中。

呼吸机系统概念对我们理解机械通气设备至关重要，它是本书的关键概念之一。

4.4 呼吸机系统所需的工作条件

现代的呼吸机既复杂又昂贵。

许多临床医生认为，一种“好的”、昂贵的呼吸机能无条件地正常工作。一旦机械通气治疗出了问题，他们常常指责呼吸机出了技术故障。在许多情况下，这种指责是错误的。

我们已经了解，机械通气的治疗工具是一个完整的呼吸机系统。我们现在必须补充说，只有当所有必要条件都满足时，该工具才会正常工作。换言之，呼吸机系统的正常运行是有条件的。这些条件共有以下 8 条：

- 所有必需的部件都存在而且功能正常。
- 整个系统组装正确、牢固。
- 压缩空气和氧气的不间断供应，其压力和流量适当。
- 电力不间断供应，其电压和频率适当。
- 整个系统没有气体泄漏。
- 整个系统没有气流阻塞。
- 患者肺的容量能够正常地随着气道压力的变化而变化。
- 在机械通气期间，如果患者病情发生变化，操作者有足够的专业知识来定义和调整呼吸机的模式、控制和报警限制。

即使呼吸机工作良好，机械通气仍然可能失败，除非上述所有必要条件都被完全满足。

在机械通气系统故障排除时，以上 8 个必要条件可用作最高指导方针。我们将在内容 13 中回答这些条件。

呼吸机的设计者和生产者假设了以上所有这些条件都被完全满足，而且操作者已被充分培训。遗憾的是，这种假设并不总是事实。

5 呼吸机系统构成

5.1 简介

我们在内容 4 中了解到，呼吸机系统是基于 IPPV 原理的机械通气的治疗工具。该系统由 6 个基本部分组成，呼吸机只是其中之一。只有当所有必要条件都完全满足时，该系统才能正常运行。接下来将以讨论呼吸机系统构成开始，接着逐一深入描述了每个组成部分。

加湿装置、联管雾化装置和气体过滤器不属于呼吸机系统的必备部分，它们被添加到呼吸机系统以满足特定的临床需求。然而这些设备很重要，因为它们重塑了呼吸机系统的构成，并给系统带来了额外的挑战。我们会在内容 6 中专门讨论这些设备。

5.2 呼吸机系统内的气体通道

如图 5.1 所示，通气系统的核心是一个气体通道，它始于供气软管，终于呼出气的排气口。根据设计，在整个气体通道中，气体单向移动。气道是个例外——那里气体移动是双向的。

气体通道必须密闭而无阻塞。如果气体通道有孔隙，内部正压就会导致气体泄漏。漏气程度取决于内外压差，以及孔隙大小。管路断开会产生最大漏气。大量漏气会导致系统完全失效。例如，无创通气失败的最常见原因就是面罩处大量漏气。

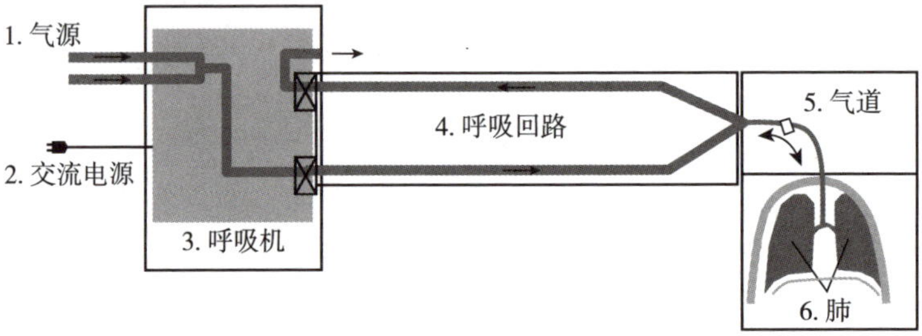

图 5.1 呼吸机系统内的气体通道

阻塞指一种非正常状态：通道有异常高的阻力，阻碍了正常的气体移动，如果阻力无限大，气体就停止移动。例如，HME（heat and moisture exchanger，气道湿热交换器）可以被来自气管的过量分泌物或血液突然堵塞——这是真正的紧急情况。

我们已经知道，如果两个相邻区域之间存在压力差，就会驱动气体移动。呼吸机系统的气体通道有一系列无形的压力“瀑布”。举个例子，让我们看看哈美顿公司的 GALILEO 呼吸机（见图 5.2）。

- 供气压力为 2000 ~ 6000 cmH_2O。
- 机内气罐压力为 280 ~ 340 cmH_2O（注意，并非所有 IPPV 呼吸机都有气罐）。

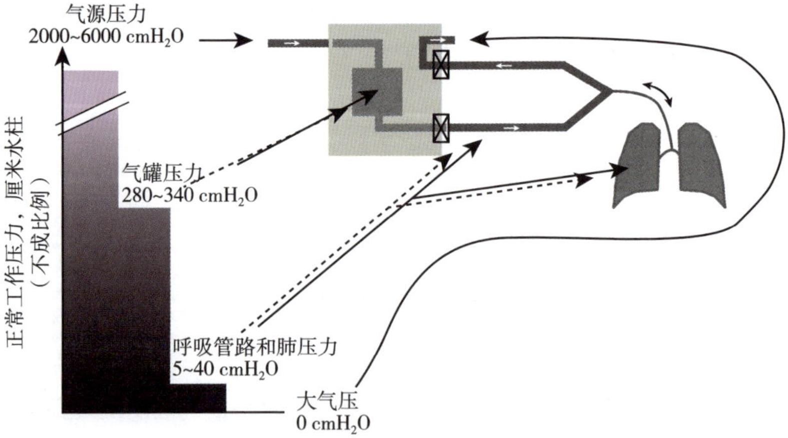

图 5.2 GALILEO 呼吸机系统内部的压力瀑布。图中假设一个插管、被动通气的患者，其 PEEP 为 5 cmH_2O

- 在大多数临床病例中，管路压力，相当于气道开口压力，在 5 ~ 40 cmH_2O。
- 肺或肺泡压力（P_{alv}）也在 5 ~ 40 cmH_2O。
- 环境压力为 0。

5.3 仔细观察各个部分

现在让我们看看一个功能性的呼吸机系统所需的各个部分。

5.3.1 压缩气体的供应

双气源

呼吸机系统需要两种压缩气体供应，即空气和氧气。供气不仅是输送给患者通气的新鲜气体的来源，也是气体在气体通道内移动的最终推动力。

压缩氧气供应：

F_iO_2 又被称为吸入气中氧气的分数。大多数呼吸机允许操作者在 21% ~ 100% 范围内随意设置或改变吸入气氧浓度。

在机械通气过程中，如果一种气体供应发生故障，呼吸机通常会用另一种气体供应继续通气，并发出相应警报。在这种情况下，通气患者接受的是纯空气或纯氧气。应尽快恢复供气。如果两种供气同时停顿，机械通气必然终止。

典型的氧气源是通过墙壁管路网络输送的医院中央供氧或者氧气瓶。一种医院用的特殊制氧机是一种新型氧气源，目前仍处于试用阶段。

压缩空气供应：

通常压缩空气来自独立的空气压缩机、压缩空气瓶或通过墙壁管路网络输送的中央供气。有些呼吸机使用机内涡轮机作为内部空气供应，故不需要外部空气供应。

对气体供应的要求

呼吸机系统的压缩空气和氧气应符合以下一般性要求：

- 气体压力必须符合呼吸机的应用规格。例如，哈美顿呼吸机要求空气和氧气的压力范围为 2 ~ 6bar（或 29 ~ 87psi）。供气压力不足会导致呼吸机系统故障或失效。供气压力过高则可能损坏呼吸机。

- 最大流量能力是呼吸机的一个重要气动学性能，它的定义是呼吸机提供的瞬间或连续最大气体流量。但是，这种能力受限于供气源最大流量输送。显然，呼吸机的输出流量不可能超出气源所能提供的流量。
- 气体供应必须是连续的，并稳定在规定的范围内。在决定压缩气体的供应方式时，可靠性是一个要考虑的重要因素。

供气软管，接口和集水器

连接气源和呼吸机需要两根供气软管，一根用于压缩空气，另一根用于压缩氧气。

供气软管是一种特殊管子，其两端有连接件或气体接口。不同气体的接口有不同的直径和螺纹，以防止可能的误接。例如，接口不匹配，根本不可能将氧气软管连接呼吸机的空气进气口，反之亦然。然而，气体接口有不同的国际标准，以 NIST（Non－interchangeable screw thread，不可互换的螺丝螺纹）和 DISS（diameter indexed safety system，直径指数安全系统）最为流行。医院也可能使用其他的气体接口系统。请参阅《用于医用气体的低压软管组件》以获得更多信息。

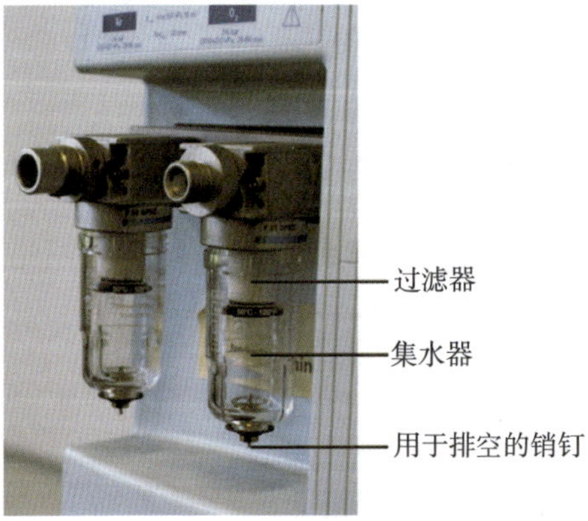

图 5.3　GALILEO 呼吸机的进气接口，带集水器和气体过滤器

供给的空气和氧气应该是清洁、干燥、医用级的，但在现实中，气体可能达不到这些要求。因此，呼吸机的气体入口，特别是空气入口，通常有一个带过滤器的集水器（见图 5.3）。供应的气体通过集水器和过滤器后，才进入呼吸机，这样可以除去供应气体可能携带的水分和微粒。

在呼吸机运行时，要定期检查进气口的集水器。在集水器半满之前，应按下底部的销钉或拧开螺旋式结构，排空积水。为了保持其功效，请务必按照呼吸机制造商建议的时间间隔，由合格的技术人员更换进气口过滤器。

5.3.2 电力供应

现代呼吸机的所有关键功能几乎都由电力驱动，包括阀门、微处理器、传感器、报警器和显示器。电力于呼吸机就相当于血液于人体。如果供电停止，呼吸机系统立即瘫痪。

大多数呼吸机有两种电源，交流电为主电源，内置电池为次电源（见图 5.4）；每当呼吸机连接交流电时，电池会进行充电。如果交流电源意外中断，运行中的呼吸机应立即自动切换到电池供电，机械通气继续进行。呼吸机通常还会发出警报，提醒操作者注意这种异常情况。如果交流电源恢复，呼吸机将切换回交流电源并为电池充电。

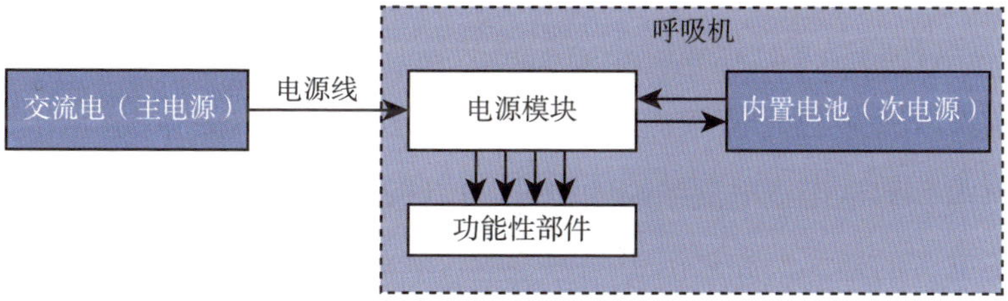

图 5.4 呼吸机供电的简化图

然而，内部电池只是一种临时的电源，容量有限。如果呼吸机转用电池，尽快恢复交流电源至关重要，因为如果电池电量耗尽，机械通气就会终止。呼吸机操作手册中列出了电池的供电时间。记住，如果电池老化或只充了部分电，则电池供电时间会明显缩短。

交流电压和频率

在全球范围内，从标称电压和频率来看，常见的交流电源有四种类型。

- 220 ~ 240 V/50 Hz
- 220 ~ 240 V/60 Hz
- 100 ~ 127 V/60 Hz

◆ 100 ~ 127 V/50 Hz

呼吸机要求交流电源具有特定的电压和频率。这些要求都列在设备标签上。交流电源的标称电压指其输出电压应该是多少，而实际电压是其输出电压的多少。两者之间几乎总是存在差异。如果实际交流电压在标称电压的 ±10% 以内，电驱动的医疗设备通常能正常运行（见表 5.1）。

表 5.1　交流电压范围，标称和容许范围

标称电压	220 ~ 240 V	100 ~ 127 V
实际容许范围	198 ~ 264 V	90 ~ 139.7 V

但实际上，当地交流电源的实际电压会有很大的波动，有可能造成呼吸机的故障或损坏。例如，如果当地标称的交流电压为 230 V，呼吸机通常可以承受 198 ~ 264 V 的电压波动，但在用电高峰时，实际交流电压可能会降至 180 V。在这种情况下，呼吸机还能不能正常工作就不好说了。

当实际交流电压远高于额定电压时，就会出现相反的情况，表现为电涌或瞬态过电，即电压或电流的瞬间突升。这些都可能损坏呼吸机。例如，在基础设施不完善的地区，如果因为意外停电，医院的备用发电机启动时，就可能会发生电涌。

电源线

电源线连接呼吸机和交流电源。一根电源线由三部分构成：一根长度不一的绝缘电缆，其一端为连接插座的插头，另一端为连接呼吸机的仪器适配器。

电源线的插头必须与当地的插座相匹配，且接触良好。确保使用中的插座是有电的。一般情况下，应使用三极插头，使连接的呼吸机接地良好。

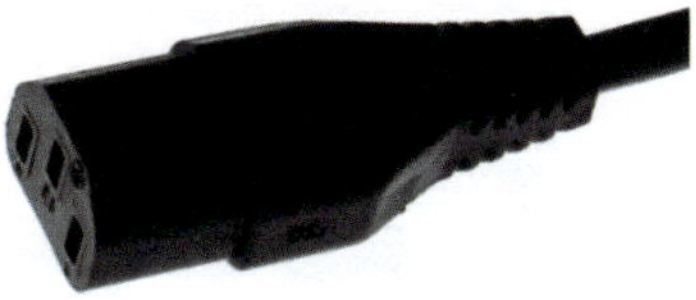

图 5.5　标准的仪器适配器

电源线的另一端是一个标准的仪器适配器。在大多数医疗设备中，它是符合国际电工委员会（IEC）3 针线路插座，如图 5.5 所示。

交流电源的常见问题

与交流电源有关的常见问题包括：

- 不小心碰脱电源线插头（如定期打扫房间时）。
- 意外停电。
- 使用无电插座。
- 连接不良或电源线破损。
- 本地交流电压大幅波动。
- 交流电的电涌。
- 要求的与实际的交流电电压或频率不匹配。
- 电源线插头与墙上插座不匹配。
- 电源线适配器与呼吸机插座不匹配。

为了避免因交流电源产生的相关问题，呼吸机设计中包含了多种预防功能，包括机内电池、设备侧的电源线紧固机制及供电报警。建议临床工作者定期检查插座，作为一项预防措施。

5.3.3 呼吸机

呼吸机是呼吸机系统的关键组成部分，其重要性不言而喻。

呼吸机的物理部分

现代呼吸机一般有三个基本部分：主机、用户界面和移动支架。主机包含所有机械和电气部件。用户界面可以包括显示屏、触摸屏、旋钮和按键，方便操作者操作。移动支架（或手推小车）提供了呼吸机的方便高度和移动便利。在一台呼吸机上，这三个部分可以是分离的，主机也可以与用户界面或支架融合为一体。

呼吸机功能的归类

我们已经知道，可以用一个简单的气球模型来演示真实的呼吸机系统如何运作。随着时间的推移，很多非通气的功能已经被开发出来，包括监测、报警和设备界面。现代呼吸机需要很多复杂的操作才能提供其全部功能。一台现代 ICU 呼吸机非常复杂，其说明书往往有数百页。呼吸机使用者在操作呼吸机之前，本应通读其使用说明。令人遗憾的是，操作者往往不能做到。

为了获得一个呼吸机有什么和能做什么的清晰概述，我们将呼吸机的特点和功能进行分组归类。

- 通气：这是呼吸机的主要功能。这一组包括所有直接参与机械通气的功能和特点，其中包括目标患者群体、通气模式、控制参数、窒息通气和其他通气功能。
- 监测：呼吸机监测包括连续感知呼吸机系统状态的所有功能。监测结果可以用数字和图形显示。临床工作者利用这些信息来检查和了解机械通气的状态。这些监测信号也可作为报警系统输入，并可用于一些自动调节机制。常见的感知信号包括气动学（压力、流量和容量）、气道二氧化碳、F_iO_2 和 SpO_2。如果我们把通气功能看成是“做”；那么监测功能就是“看”和“知”。监测功能应该完全独立于通气功能。内容 11 专门介绍呼吸机监测。
- 报警和安全机制：呼吸机以声音和视觉报警信号提醒临床工作者，监测到预先定义的异常情况，需要特别关注或进行纠正。呼吸机报警基于监测输入和由制造商或操作者设定的报警标准。如果设计和使用得当，警报功能是通气患者安全的重要保障。否则，报警功能本身可变成主要麻烦制造者。除了呼吸机警报，呼吸机还可以有自动安全机制。这些机制包括窒息通气、超压释放阀和被称为“环境状态”的应急模式，在紧急情况下，患者能够通过呼吸机进行无辅助呼吸。内容 12 专门介绍呼吸机的报警和安全机制。
- GUI（graphical user interface，用户界面或图形用户界面）：呼吸机操作者通过 GUI 与呼吸机进行互动。这使得用户可以按自己的心意操控呼吸机的运行。GUI 一般包括一个操作面板，上面有 LCD（liquid crystal display，液晶显示器）、旋钮、开关和按键等元素。触摸屏是一种越来越流行的输入方式。呼吸机 GUI 的重要性越来越被人们所认可。设计不良的 GUI 会使操作者困惑，其后果可能是灾难性的。

◆ 配置：一旦开启呼吸机后，它会以一套默认的设置开始工作，包括患者群体、语言、模式和控制参数。默认设置最初由制造商定义（出厂默认）。有些呼吸机允许操作者改变部分默认设置（用户默认）。所谓“配置”是指用户改变默认设置的过程。配置完成后，呼吸机一直会以目前默认方式运行。

◆ 电源：关于电源的讨论，见内容 5.3.2。

◆ 通信界面或连接：通信界面指一组特殊功能，通过它呼吸机能够将数据（主要是监测数据和警报）外传到其他医疗设备，譬如患者监测仪、患者数据管理系统（patient data management system，PDMS）或医院信息系统（hospital information system，HIS）。传输的呼吸机数据可以被连续显示或作为医疗记录保存。护士呼叫或远程报警系统是通信界面的一种简单形式。

作为一个范例，图 5.6 显示了 GALILEO 呼吸机的功能归类。请注意，不同功能类别可以有所重叠。

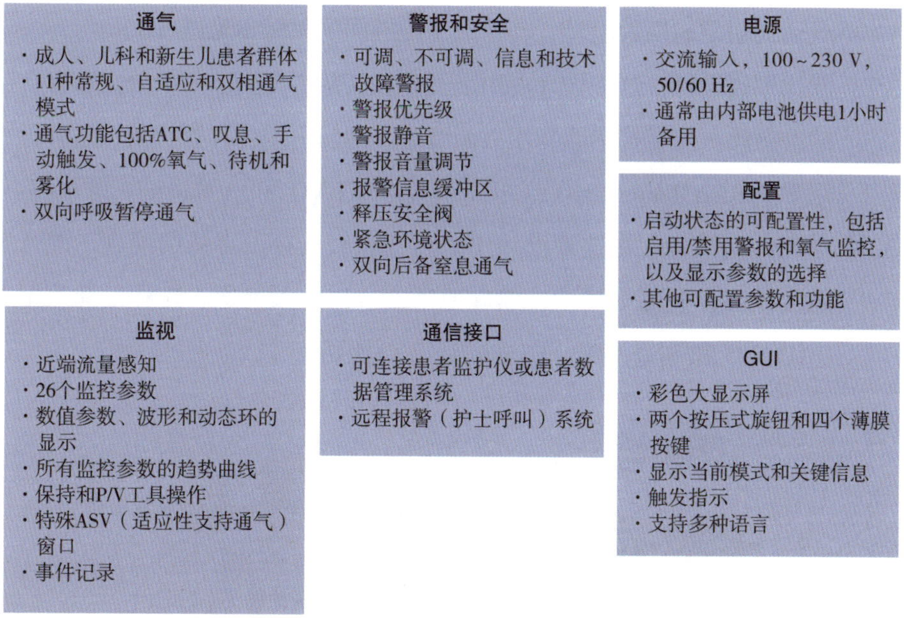

图 5.6 GALILEO 呼吸机的特征 / 功能归类

呼吸机气动学设计

IPPV 呼吸机通常有一条吸气通道和一条呼气通道（见图 5.7）。吸气通道包括吸气阀，呼气通道包括呼气阀。每个通道都精确地控制着通过气体的流量。两条通道和谐配合，共同完成机械通气的工作。

吸气通道的功能如下：

- 根据 F_iO_2 设置，精确混合空气和氧气以产生吸入气体。
- 调控吸入气体递送的流量、压力和时间。
- 帮助产生基础流量，促成流量触发。

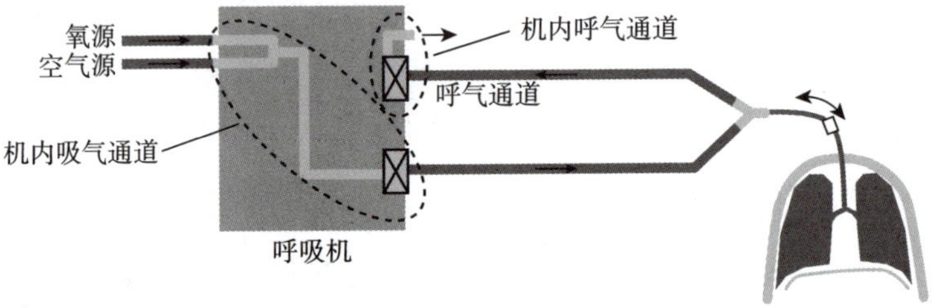

图 5.7　呼吸机的吸气和呼气通道

吸气通道通常有两种设计，其特点是比例阀的数量（见图 5.8）。

- 双比例阀设计：这种设计应用空气和氧气两个分支。每个分支都有自己的电磁阀、流量传感器和压力调节器。阀门由微处理器控制。这种设计用于 Puritan Bennett 840（Covidien）和 SERVO 300（Maquet）呼吸机。
- 单比例阀设计：在这种设计中，空气和氧气在混合器中混合。混合后的气体储存在储气罐中，然后通过一个比例阀递送。这种设计适用于 GALILEO 和 Bird 8600（CareFusion）呼吸机。

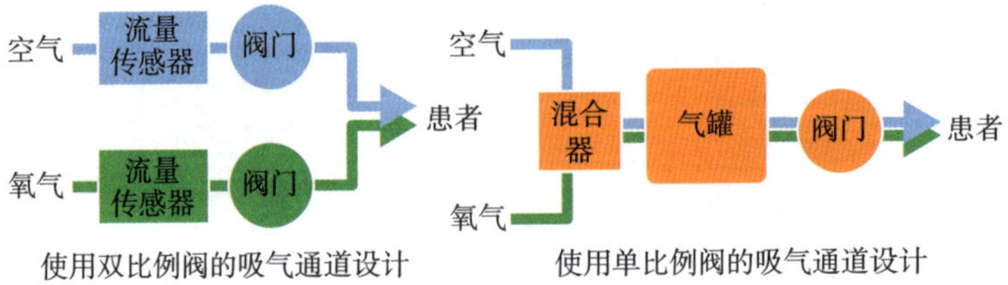

图 5.8　两种典型的吸气通道设计

呼气通道控制着呼吸机系统的气体排出。它的功能如下：

- 调节呼气的流量和时间。
- 产生并维持所需的 PEEP。
- 帮助产生基础流量，促成流量触发。

呼气阀对呼气气流施加受控制的阻力。在呼气开始时该阻力必须达到真正的最小，以后逐渐增加以产生 PEEP。

根据设计，呼气阀可以内置也可以外置（见图 5.9）。现代 ICU 呼吸机都有一个内置呼气阀，以便更精确地控制阀门。当使用外置呼气阀时，呼气支可能很短，或者仅仅就是一个 PEEP 阀。

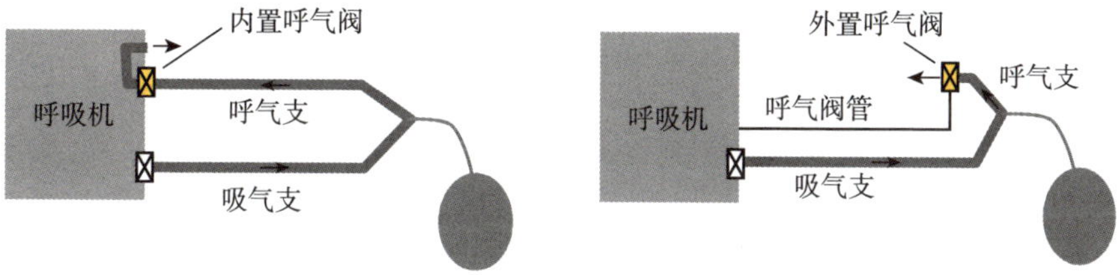

图 5.9　两种典型的呼气通道设计

控制模块

控制模块决定并协调呼吸机各部分的活动。在现代微处理器控制的呼吸机中，特殊的软件程序充当了“大脑”。计算机技术与呼吸机设计的结合使如今呼吸机的功能显著增加。

5.3.4　呼吸管路

呼吸管路，又称呼吸回路或患者管路，是呼吸机系统的另一个重要组成部分。它的主要功能是提供了一个连接呼吸机和人工气道的柔性气密通道。主动加湿器、联管雾化器和气体过滤器也可被安装在呼吸管路上。

不要低估呼吸管路的重要性，因为它是许多通气问题的源头，包括环路断开、漏气、阻塞和管路积水。

基本结构及其变化

呼吸管路和人工气道合在一起的形状就像一个大音叉（见图 5.10）。本节聚焦呼吸管路，不包括人工气道。

呼吸管路有三个部分：吸气支、呼气支和 Y 管。

吸气支和呼气支都是柔性管子，连接 Y 管与呼吸机的吸气口或呼气口。

正常情况下，压差驱动着气体在呼吸管路和气道中自由移动。在吸气支和呼气支中，气体流动是单向的。

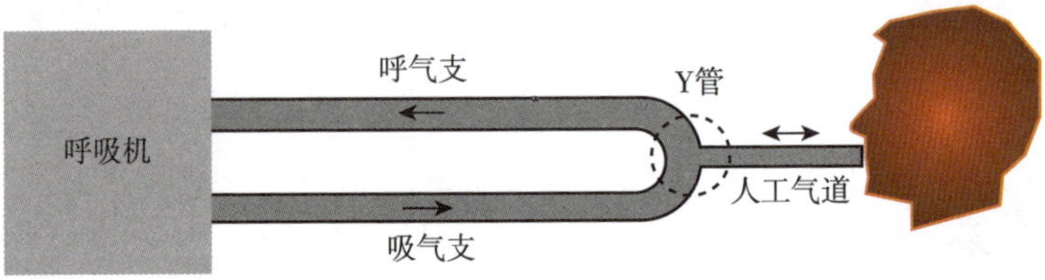

图 5.10　呼吸管路和人工气道合在一起，形如音叉

在吸气支和呼气支中可以安装各种医疗设备和配件。在吸气支中，可以插入一个主动加湿器、一个联管雾化器和一个吸气过滤器。在呼气支中，可以插入一个集水杯和呼气过滤器。这些额外的物品使呼吸管路的结构变得复杂。我们将在内容 6 中讨论人工加湿和联管雾化。

呼吸管路的结构不同，主要取决于使用的加湿装置。下面介绍了 4 种主要的管路结构。

A 型管路：吸气和呼气两支均未被加热。在 A 型管路中，当吸入气体通过加湿器的水罐时，会被加热和加湿（见图 5.11）。该水罐被加热并保持在设定温度。在 Y 管处有一个温度计，指示气道气温。A 型管路需要两个集水杯，一个位于吸气支，另一个位于呼气支，以排出管路中的冷凝水。一个典型的例子是用于 Fisher & Paykel（斐雪派克）MR410 加湿器的呼吸管路。A 型回路包括一个带水罐的主动加湿器加热器、两个集水杯、五根软管、一根 Y 管和一个气道温度计。

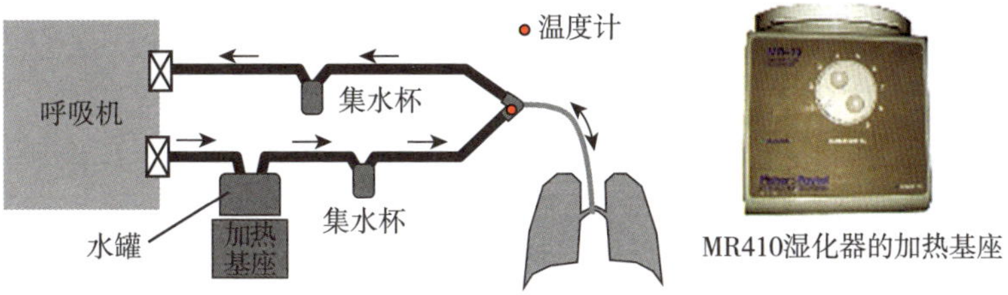

图 5.11 A 型呼吸管路，管路无加热

A 型管路是为重复使用设计的。加湿器本身比较简单。水罐被连续加热，加热独立于气道气温监测。使用这种管路劳动强度大，容易出错。这种回路已经被更先进的管路所取代。

B 型管路：仅吸气支被加热。它代表了呼吸管路发展的第二个里程碑（见图 5.12）。B 型管路的工作原理与 A 型相同，但它改进了两个重要的设计。第一项改进是加热水罐出口与 Y 管之间的软管。在理论上，这消除了局部冷凝水的产生，因此可以去除吸气支的集水杯。第二项改进是水罐加热，其根据两个温度传感器的反馈进行伺服调节。一个温度传感器位于水罐出口，另一个位于 Y 管。B 型回路的一个典型例子是用于与斐雪派克 MR730 加湿器的呼吸管路。B 型管路包括一个带水罐的加湿加热器、一个集水杯、四根软管（其中一根被加热）、一根 Y 管和一个双温度传感器。操作者可以调节加湿加热器的温度设置。

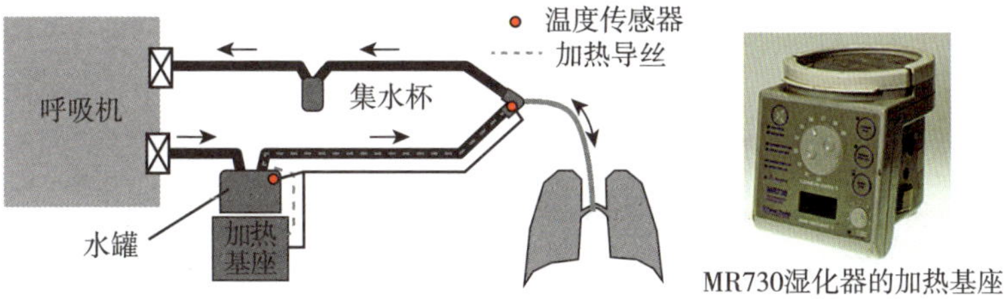

图 5.12 B 型呼吸管路，单支加热

B 型管路可以是重复使用的，也可以是一次性使用的。它曾经在呼吸管路市场上占主导地位，但它已逐渐被 C 型管路所取代。

C 型管路：吸气和呼气两支均被加热。这是呼吸管路发展的第三个里程碑（见图 5.13）。C 型管路有两个主要的改进。第一项改进是加湿加热器的自动加热调节，故此操作者不再需要手动设置，不过，这一改进并未得到所有临床工作者的理解。第二项改进是选择性加热呼气支，这样就不需要第二个集水杯。这种呼吸管路常被称为双加热管路。C 型管路的一个典型例子是适用于斐雪派克 MR850 加湿器的呼吸管路。C 型管路包括一个带水罐的加湿加热器、三根软管、一根 Y 管和一个双温度传感器。

C 型管路为一次性使用的。这种呼吸管路还不错。在少数情况下，自动加热调节装置可能不尽如人意，临床工作者对此也无能为力。这种加湿加热器的全套组合可能价格比较昂贵。

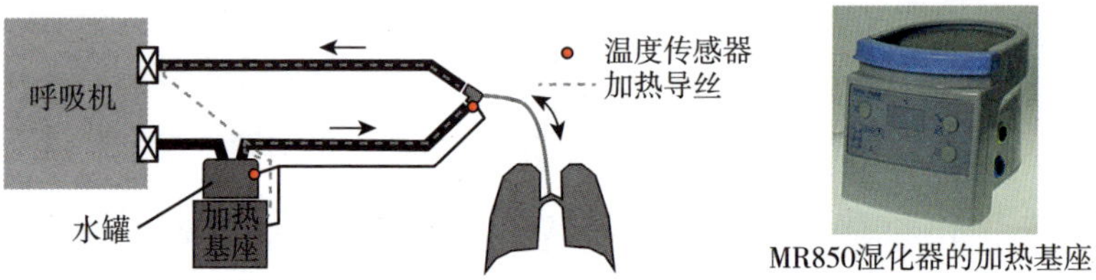

图 5.13　C 型呼吸管路，双支加热

D 型管路：热湿交换器（又称“人工鼻”）。D 型管路具有最基本的呼吸管路结构，但在人工气道处安装了一个热湿交换器（见图 5.14）。它只有两根长管和一根 Y 管，主动加湿所需的所有部件都被略去。这种管路主要适用于短期机械通气治疗。

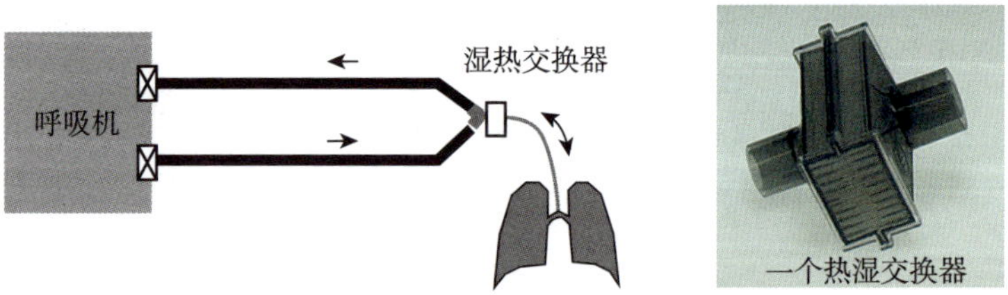

图 5.14　D 型呼吸管路，带有湿热交换器

关于呼吸管路的更多内容

患者年龄组与呼吸管路：

上述的呼吸管路基本结构适用于所有年龄组。然而，如表 5.2 所示，成年

人、儿童和婴儿/新生儿的软管内径有所不同。该内径直接影响呼吸管路的阻力和顺应性。

表 5.2 患者年龄组与相应的呼吸管路内径

患者年龄组	成人	儿童	婴儿/新生儿
管路内径	约 22 毫米	约 15 毫米	约 10 毫米

当临床工作人员为某个患者选择呼吸管路，或组装可重复使用的呼吸管路时，必须关注软管的直径。可重复使用的呼吸管路被用过后，需要经过处理（清洁和消毒或灭菌）后方能用于下一个患者。

可重复使用与一次性使用的呼吸管路：

呼吸管路分为用于许多患者（可重复使用）和单个患者（一次性使用或用后即弃）两种。两者之间的主要区别是管路的材质。

可重复使用的呼吸管路通常由硅橡胶和聚砜树脂制成，聚砜是一种医用塑料，它能抵抗高温高压灭菌及化学消毒或灭菌中使用的化学物质（见图 5.15）。

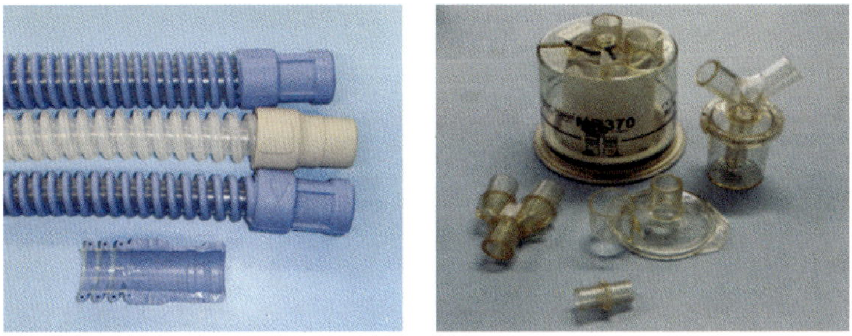

可重复使用的硅胶管　　可重复使用的聚砜树脂

图 5.15 可重复使用呼吸管路的组件

一次性使用呼吸管路通常由医用塑料制成，包括聚氯乙烯（PVC）、聚乙烯（PE）、聚丙烯（PP）、聚碳酸酯（PC）或乙烯－醋酸乙烯共聚物（EVA）（见图 5.16）。它们是预先组装的，封存于包装内，随用随取。

一般而言，可重复使用的呼吸管路比较适合中长期机械通气，而一次性呼吸管路则适合短期使用。使用可重复使用的呼吸管路比较复杂，因为用过的组件需要再处理和组装。而一次性呼吸管路虽然操作简单，但是最后的总成本可能更高，而且不利于环保。

为了最大限度地降低成本，一次性呼吸管路有时会被重复使用。这不应被提倡，因为重复用一次性呼吸管路并未经过检测，其性能可能不如预期。与任何滥用医疗设备的情况一样，医院都要承担任何不幸的后果和法律责任。

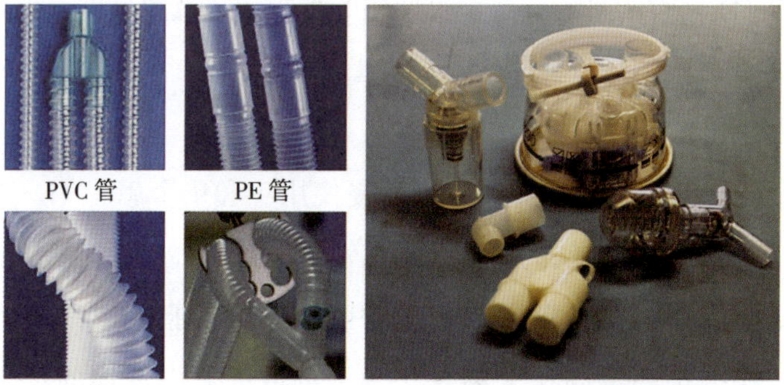

图 5.16　一次性使用呼吸管路的组件

（EVA：乙烯 - 醋酸乙烯酯；PE：聚乙烯；PP：聚丙烯；PVC：聚氯乙烯。）

单支呼吸管路：

呼吸管路主要是双支结构，配用于大多数呼吸机系统。然而，也有一种特殊呼吸管路，它只有一根软管连接呼吸机和患者。这就是所谓的单支管路。单支管路可以是真性单支或假性单支。

真性单支管路真的只有一根吸气支（见图 5.17）。在单管的患者端装有一个呼气阀，患者通过该阀呼气。真正的单支管路只能用于专门设计的无创通气呼吸机。典型的例子是菲利普 - 伟康公司的 BiPAP Vision 和 V60 呼吸机的单支呼吸管路。

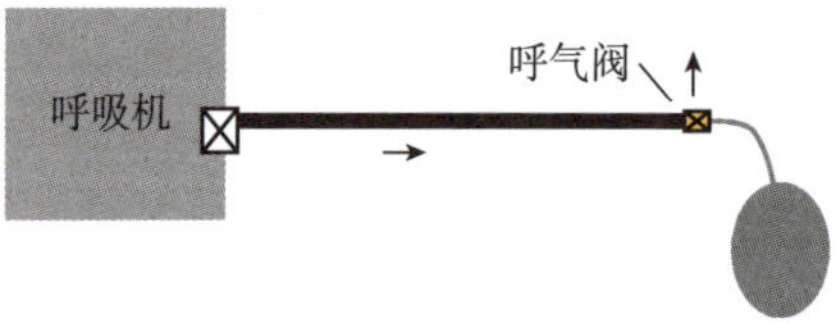

图 5.17　真性单支呼吸管路

假性单支呼吸管路更为常见（见图

5.18）。这种管路有两个独立的腔道；一个用于吸气，另一个用于呼气。假性单支管路其实保留了经典双支管路的基本结构。假性单支管路有两种变体：即同轴管和 θ 管。

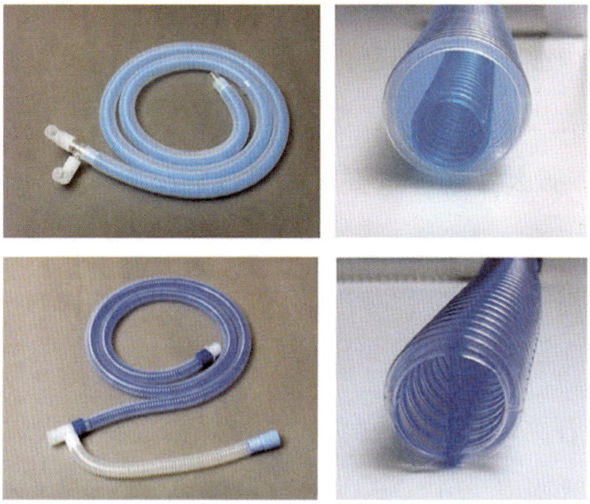

图 5.18　两种假性单支呼吸管路设计

我们需要注意的是，由于有效截面减小，假性单支呼吸管路具有较高的气流阻力。换言之，需要施加较高的呼吸做功，尤其是通气患者需要较高的流量时。

呼吸管路的顺应性和顺应性补偿

所有的机械呼吸都是定容控制或定压控制的。这里指的是呼吸机控制递送吸入气体的方式。在内容 7 中，我们将深入的讨论这一点。在定容呼吸中，呼吸机向呼吸管路精确地递送预定的气体量。

假设我们将 V_T 设置为 500mL，呼吸机精确地将这么多气体送入管路。令人惊讶的是，如果我们同时测量气道处的气体容量，测到的 V_T 只有 450mL 左右。患者接受的气体将是 450mL，而不是设定的 500mL。经过验证，我们发现监测是准确的。我们把这种现象称为管路容量损失。

但这 50mL 气体哪去了呢？在机械通气过程中，呼吸机系统中的气压会发生周期性变化。在内容 2 中，我们了解到气体是可压缩的。压力变化会引起气体容量的相应变化。此外，正压可以使呼吸管路的弹性软管轻微膨胀。气体压缩和软管膨胀共同导致了管路容量损失。

这种容量损失与所施加的正压直接相关。我们用“管路顺应性”这个术语来描述这种压力和容量的关系。每套呼吸管路都有自己的顺应性。

和肺顺应性一样，管路顺应性的单位是 mL/cmH_2O。如果我们假设一套成人呼吸管路的顺应性是 2mL/cmH_2O，吸气压力（平台压力和 PEEP 之间的差值）是 25mL/cmH_2O，那么管路容量损失就是 50mL。一般来说，吸气压力越高，容量损失就越大。

注意，回路容量损失只是定容呼吸的问题，不是定压呼吸的问题。只有在气道处测量 V_T 时，管路容量损失才能被识别。

如果呼吸机具有管路顺应性补偿功能，可以自动补偿损失的容量。其原理很简单：呼吸机向呼吸管路中输送的气体量略高于设定的 V_T，患者就能得到设置的 V_T。从所讨论的例子来看，为了使患者获得预期的 500mLV_T，呼吸机实际上向管路输送了 550mL。

5.3.5 人工气道

解剖学上的气道或自然气道，又称呼吸道，是大气和肺泡之间的气体通道。它可分为上呼吸道和下呼吸道。上呼吸道包括鼻、鼻腔、口腔、咽和喉。下呼吸道包括从气管、主支气管和支气管树到所有的细支气管。

纯粹从机械角度来看，上呼吸道的结构可以比作字母 X，口鼻是两条上支，而气管和食道是两条下支。会厌就像个阀门，控制气体、液体或食物该走哪条通道。

这种 X 结构是一些与气管插管和机械通气密切相关的临床现象的解剖学基础。由于这种类似 X 的结构，我们可以通过鼻子或口腔放置 ETT。但该管可能误入食道，气道正压可能会引起胃扩张，胃内容物可能会误入气管，引起胃误吸。

如图 5.19 所示，口气管或鼻气管插管绕过了上咽喉和声带。因此，患者无法说话，如果ETT或TT（tracheotomy tube，气管切开管）的气囊充气不当，可能会发生误吸。

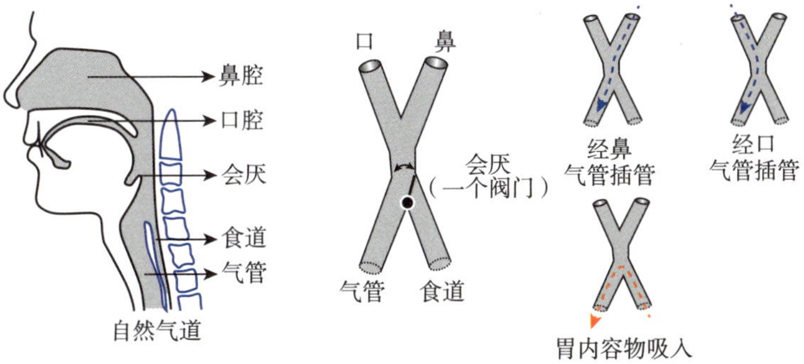

图 5.19　气道解剖和会厌功能

5.3.6　有创人工气道

机械通气有两种主要形式：有创和无创。有创通气需要插管，而无创通气则不需要。

人工气道连接呼吸管路与自然气道（见图 5.20）。它包括从 Y 管到气管的所有部件，可以包括 ETT 或 TT、直角接管（flex tube）、近端流量传感器、HME（heat and moisture exchanger，热湿交换器）和二氧化碳监测适配器。

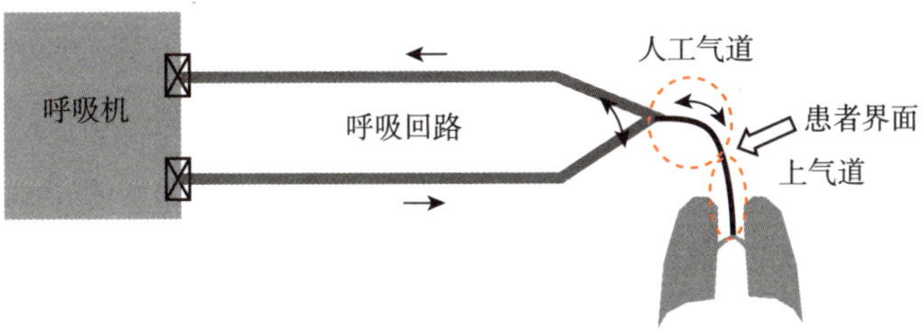

图 5.20　人工气道和患者界面

ETT 和 TT

插管（或 ETT）是将一根特制的塑料软管放置入危重患者或麻醉患者的气管中。它能保持气道通畅，促成有创机械通气。

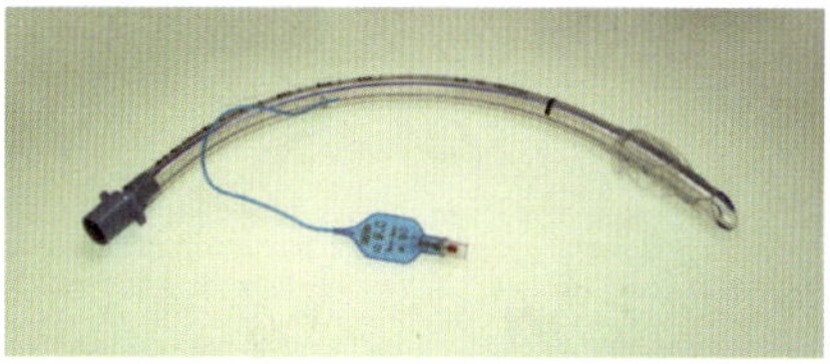

ETT

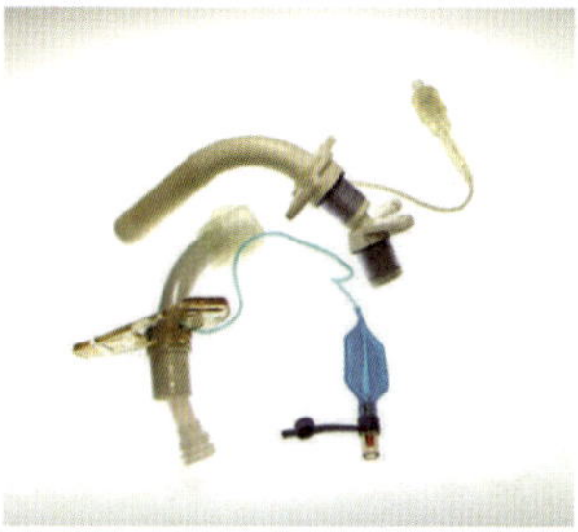

TT

图 5.21　ETT 和 TT

有两种常见的插管技术：通过鼻或口插入 ETT，或通过气管切开术将 TT 置入气管。ETT 通常是紧急情况或短期使用，而 TT 则是中长期使用，如图 5.21 所示。

大多数成人和儿童 ETT 和 TT 在患者端都有个气囊。置管后应给球囊充气。充气后的气囊封闭气道，以防吸入胃内容物。为了达到这些目标，气囊必须保持适当的压力。新生儿 ETT 通常没有气囊，因为环状软骨是气道最窄的部分，通常可为机械通气提供足够的密封条件。

虽然插管是一种有效的急诊手术，但可能会出现不良并发症，包括失语、极度不适、失去鼻子温暖湿化吸入空气的作用、插管误入食道或支气管、支气管或喉痉挛、食道、气管或支气管穿孔、插管阻塞、误吸胃内容物。因此，插管时要十分小心，临床上应尽量缩短 ETT 的时间。

人工气道的可选部件

除了 ETT 或 TT，人工气道还可以（但不一定）包括直角接管、近端流量传感器、HME、主流二氧化碳仪的探头和用于密闭式气管抽吸系统的适配器。这些可选部件如表 5.3 所示。

表 5.3　人工气道的可选部件

部件	图像	说明和评论
直角接管	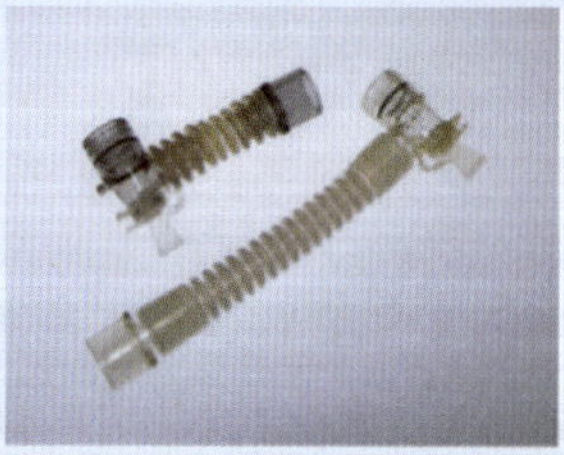	直角接管允许通气患者更容易移动头部，而且直角开口便于气管抽吸

续表

部件	图像	说明和评论
近端流量传感器	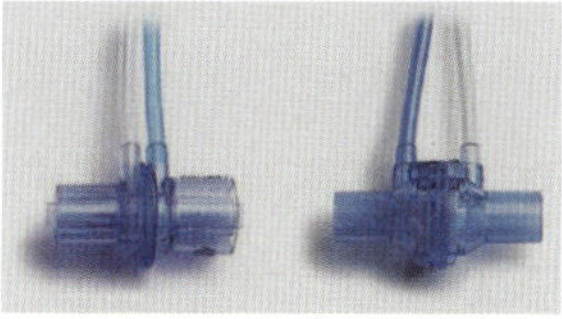	近端流量传感器被装在人工气道上。独特的位置有两个优点：（a）监测点靠近信号源，故更加灵敏，（b）监测（压力、流量和容量）几乎不受呼吸管路的假象（如回路顺应性）的干扰 左边是哈美顿医疗公司的近端流量传感器。它们有一个可变孔隙
HME	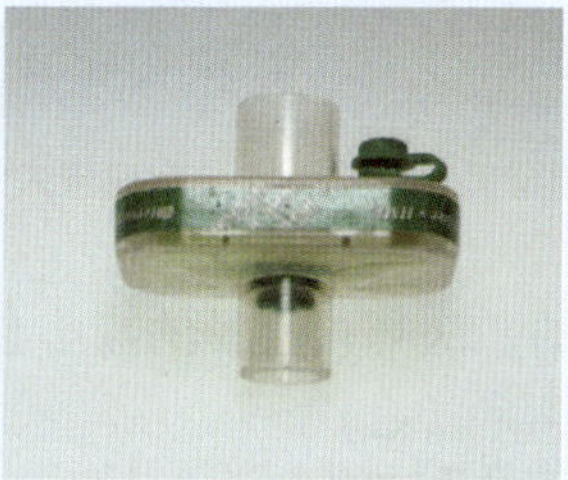	HME 是一种被动式气体加湿器，它能暂留呼出气体的热能和水汽，并将其释放到下一次吸入气中。在 30° C 的温度下，HME 可以提供 10 ~ 31mg/L 的湿度。HME 是主动加湿器的替代品 HME 有许多优点。它不需要资本投入，使用方便，无须清洗，没有管路积水。但某些情况不可使用 HME
主流二氧化碳仪的探头	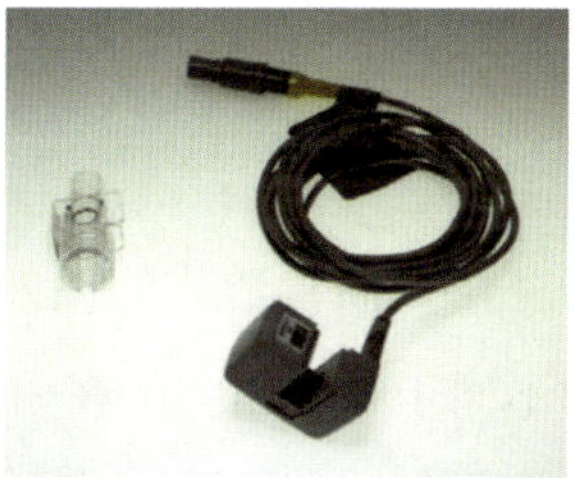	该探头是二氧化碳仪的组件，用于连续测量气道气体中二氧化碳的浓度。测量结果可以显示为 $etCO_2$ 的数值，也可以显示为二氧化碳浓度的波形。探头包含两部分，一个红外传感器和一个气道适配器。二氧化碳仪可以是一台独立设备，也可以融入另一个医疗设备中，如 ICU 呼吸机 主流二氧化碳仪的探头被安装到人工气道
密闭式抽吸系统适配器	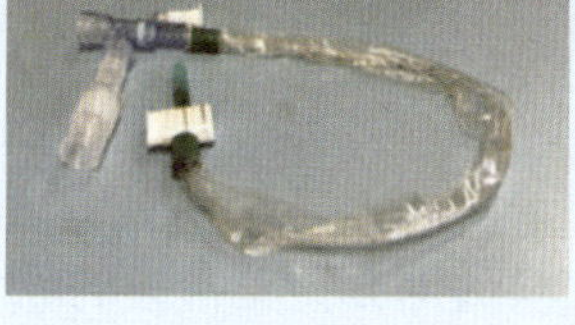	这个适配器是密闭式气管抽吸系统的一部分，使用该系统可以清除通气患者的气管分泌物，而无须断开气道 密闭式抽吸的优点包括更好地控制感染、持续机械通气和维持 PEEP

这些可选部件有实际或临床优点。但请记住，每个部件都会增加人工气道的无效腔、气道阻力、重量和尺寸。“满载”的人工气道可能是不可接受的。因此，只有在绝对必要的情况下才选用这些部件。

插管和气道阻力

很明显，要放入气管，ETT 或 TT 必须比气管细。记住，插管也有自己的管壁，所以从逻辑上讲，插管内径必定小于气管内径。而较细的气道意味着对气流有较高的阻力（见图 5.22）。

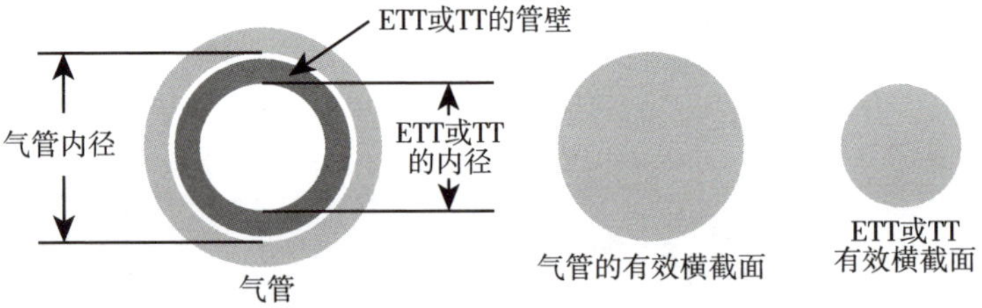

图 5.22　气管插管明显降低有效横断面，构成较大气流阻力

泊肃叶定律指出，由于分母的四次幂，直径的减小会导致阻力快速增加：

$$R=\frac{8\eta l}{\pi r^4}$$

其中：R= 阻力，η= 黏度系数，l= 长度，r= 半径。

克服外加的阻力需要更大的压差。这意味着插管患者必须更努力地呼吸（即更大的呼吸做功）。

一些 ICU 呼吸机有一个自动补偿由插管造成的额外阻力的功能，它被称为 ATC 或 TRC。注意，插管阻力不同于呼吸阻力。在内容 10 中，我们将深入讨论。

其他几种原因也能增加气道阻力，譬如气管堵塞或折扭或 HME 被分泌物或血块堵塞。这些都是紧急情况，必须立即纠正。

器械无效腔

无效腔指 V_T 中不参与气体交换的部分。正常人的无效腔有两个部分。

- 解剖无效腔：指充满呼吸道的气体量。这部分气体不参与气体交换。
- 肺泡无效腔：肺泡气体交换的前提是肺泡必须有相互匹配的通气和血液灌注。如果肺泡有通气而无灌注，就无法进行气体交换。这种无效的通气量就是肺泡无效腔。健康人的肺泡无效腔可以忽略不计，但在某些肺部疾病中，由于通气－灌注不匹配，肺泡无效腔会急剧增加。

生理无效腔是解剖无效腔和肺泡无效腔的总和。青年人的生理无效腔约为 150mL，生理无效腔会随年龄增长略有增加。

在插管中的机械通气患者，还有另一类无效腔，叫“器械无效腔”。它指充满人工气道（从 Y 管到上呼吸道开口）的气体量。器械无效腔可明显降低分钟肺泡通气量，进而降低二氧化碳的排出。

因此，在呼吸频率和 V_T 不变的前提下，总无效腔量越高，分钟肺泡通气量越低：

总无效腔量 = 解剖无效腔 + 肺泡无效腔 + 器械无效腔

以下公式用于计算分钟肺泡通气量：

每分钟肺泡通气量 = 呼吸频率 ×（V_T－总无效腔量）

故此，假定解剖无效腔和肺泡无效腔保持不变，器械无效腔会增加总无效腔量。

表 5.4 为人工气道附件的器械无效腔。

表 5.4　人工气道附件的器械无效腔

配件	估算的器械无效腔
ETT	2 mL
直角接管	16mL（成人），7mL（儿童）
近端流量传感器	10mL（成人），1 ~ 2mL（新生儿）
气道二氧化碳仪探头	7mL（成人），2mL（新生儿）
HME	2.5 ~ 90mL

新生儿的 V_T 很小，对器械性无效腔的任何微小增加都非常敏感。

假如气管插管直接连接 Y 管，器械无效腔量可以忽略不计。但是如果在人工气道上增加几个附件（如近端流量传感器、HME、直角接管和二氧化碳仪的探头），器械无效腔量会很大。

5.3.7 非侵入性界面

插管是连接着呼吸管路和患者气道的界面，但是它并不是唯一的。另一种连接方式是通过非侵入性的气道界面。正常情况下，自然气道开口于鼻和口，即该界面覆盖患者的鼻或口或两者。如果非侵入性界面的漏气有限，可以允许机械通气，则可以避免插管。

一般来说，无创界面有四种类型（见图 5.23）：

- 只覆盖嘴的口罩。
- 只覆盖鼻的鼻罩。
- 同时覆盖鼻和口的口鼻面罩或全脸面罩。
- 包裹整个头部的头盔，上胸部有软性封条。

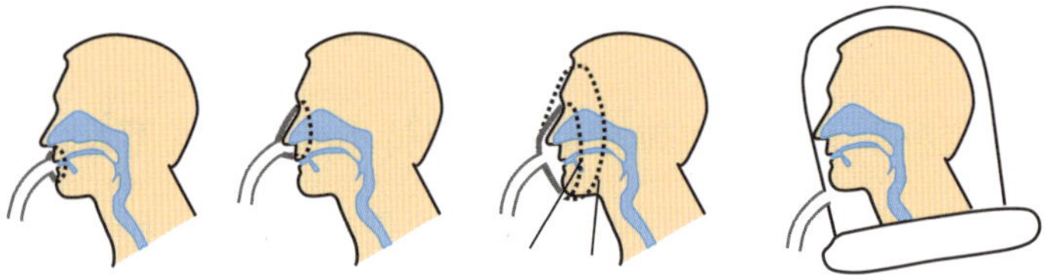

图 5.23　四种基本类型的无创气道界面

图 5.24 展示了全脸面罩和口鼻面罩的典型例子。

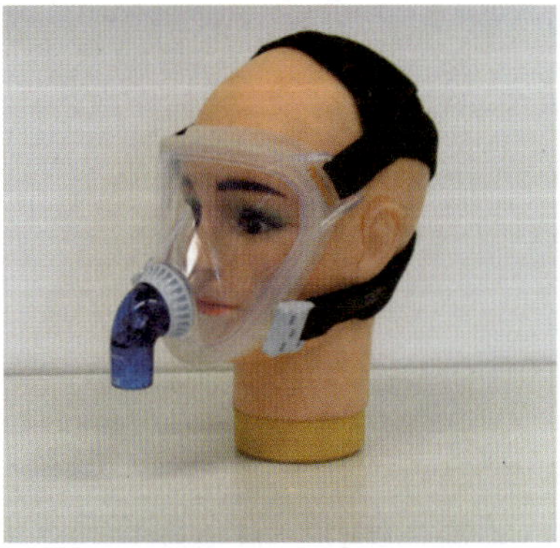

（a）Philips Respironics的全脸面罩

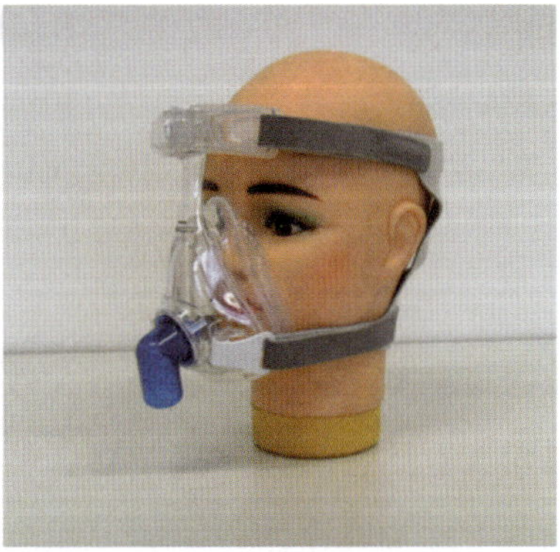

（b）口鼻面罩

图 5.24　全脸面罩和口鼻面罩

一个完整的界面包括两部分：界面本身和固定装置。固定装置应将界面适当固定在正确位置上，即使患者移动头部也不影响。固定装置通常是头戴式装置，可以有多种不同设计。

在理论上，假如界面能做到无漏气，任何正压呼吸机都可以被用于无创通气。然而，在现实中，控制界面漏气难度极大，因为每个人的脸部尺寸和轮廓都是独一无二的。设计一种适合所有脸型的面罩是根本不可能的；而且面罩内存在着正压，哪怕是脸与面罩微小的不合也会造成漏气。

感谢面罩生产厂的不懈努力，如今的面罩和固定装置都已远远优于以前，相信技术上的改进和创新肯定会继续下去。

为了最大限度地减少界面处的气体泄漏，有三项措施会有所帮助。

第一，储备多种不同形状和尺寸的界面可以随时选用。

第二，注意界面的质量。质量往往与成本直接相关。有一个艰难的购买决定，即在差而便宜的面罩和好而昂贵的面罩之间做出抉择。这不是该节约的地方，因为一个差劲的界面很容易导致无创通气治疗的完全失败。

第三，不要为了控制漏气而过分拉紧面罩的固定装置。否则，持续施加的局部压力会造成缺血性皮肤损伤（见图 5.25）。正确的解决方法应该包括更合适的面罩、更好的面罩定位和更好的固定。

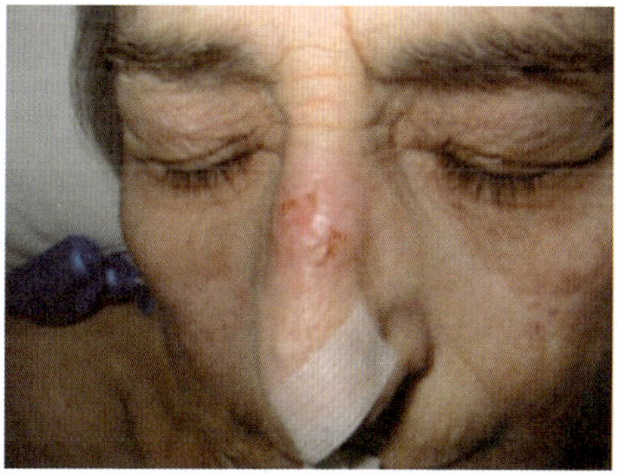

图 5.25　无创机械通气时的缺血性皮肤损伤

无创通气要求对呼吸机的设计进行改进，即使在界面处有一定程度以内的漏气，呼吸机系统也能近乎正常地工作。但是，不要迷信某些呼吸机制造商宣称的“漏气补偿”。呼吸机系统只能容忍一定程度的漏气。任何呼吸机系统都无法补偿管路断开，它可能引起最大漏气。

5.3.8 肺

肺对应着前述气球模型中的气球，它也是呼吸机系统的一个必要部分：没有这个部分，呼吸机系统根本无法工作。模拟肺常常被用于展示或测试一套呼吸机系统，它一般是个特制橡胶袋（见图 5.26）。

只有当肺或模拟肺模型满足以下要求时，呼吸机系统才能正常工作：

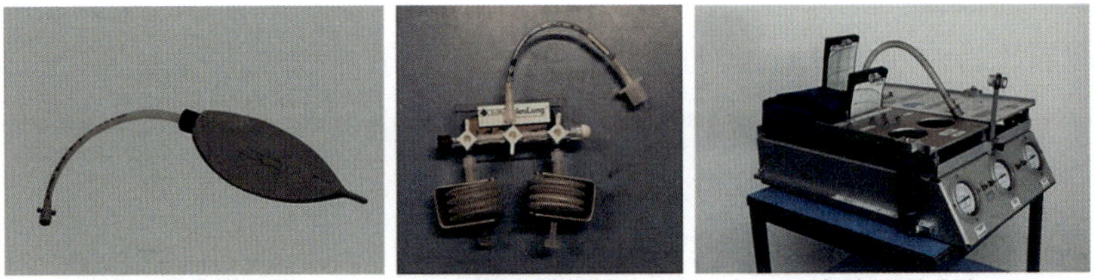

简单的成人模拟肺　　新生儿模拟肺　　密歇根测试肺

图 5.26　几个模拟肺，用来模拟自然的气道 - 肺系统

- 具有类似气球的结构。
- 具有弹性。其容积会随内部压力的变化而变化，胸腔积液或腹压增高会明显限制这种弹性。
- 没有通向大气或另一个空腔的异常开口，气胸和胸腔引流管造成的支气管胸膜瘘是这种异常的例子。

用于成年人、儿童和新生儿的模拟肺是不同的，需要为预期的应用选择正确的模拟肺。

6 湿化，雾化和气体过滤

6.1 介绍

湿化、雾化和呼吸气体过滤是经常与机械通气治疗联合应用的治疗或技术。表 6.1 列出这些治疗所需的常用物品。

表 6.1 湿化、雾化及气体过滤所需物品一览表

治疗或技术	湿化	雾化	气体过滤
所需物品	主动加湿器组件	气动雾化器组件	吸气过滤器
	HME	超声波雾化器组件	呼气过滤器

这些技术常常与机械通气合并应用，但并不是必需部分，因为没有它们，整个呼吸机系统仍能完美工作，甚至效率更佳。它们被加到整个系统中是由于临床需要。

这些装置特别是湿化装置的存在，明显地改变了呼吸回路的构成。它们的功能状态会明显地影响呼吸机系统的整体性能。

6.2 人工湿化

6.2.1 鼻子的空气温湿调节和气管插管

人工湿化指将吸入气体人工加温加湿的技术。

为什么这有必要呢？我们需要知道鼻子有一个重要但较少被提及的生理

功能：空气的温湿调节，指为吸入的空气加温、加湿和过滤。

因为各地气候不同，环境空气的温度和 RH（relative humidity，相对湿度）差异很大。为了弥补这些差异，鼻子会有效地对吸入的空气进行加温、加湿以及清洁。当空气到达隆突或气管末端时，其温度约为 37℃或 98.6 ℉，其相对湿度为 100%。温暖和潮湿的空气对气道和肺的生理功能至关重要。

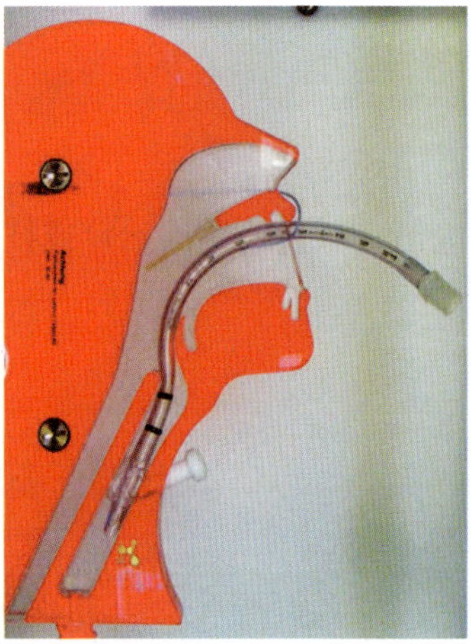

图 6.1　ETT

为什么需要特别重视插管和机械通气患者吸入气体的温度和湿度呢？

插管指在患者的气管内放置一根管子。通过 ETT 或 TT，吸入的气体直接进入气管（见图 6.1）。无论哪种插管方式，气体都没有经过温暖和湿化。

现在让我们在三种不同的情况下来测量气管内吸入气体的温度和 RH。第一种情况，没有插管的正常呼吸，如上所述，吸入的室内空气经过鼻子的温湿调节。第二种情况是患者已插管，但没有机械通气，他们吸入的是未经过温湿调节的室内空气。第三种情况是患者被插管和机械通气。吸入气来自呼吸机的气源。一般而言，这些气体的温度接近室温，非常干燥（<5%RH）。图 6.2 展示了结果。又冷又干的气体直接进入气管后可能导致气道分泌物的结痂，气道上皮破坏，肺不张和体温过低。为了避免这些并发症，吸入气体在进入气道前必须被充分加温加湿。

对吸入气体人工加温加湿有两种常见的技术：主动加湿器和 HME。对于每一个插管和机械通气的患者，都应该使用其中一项技术对吸入气体进行加温加湿。

美国呼吸治疗协会提出，机械通气过程中人工加温加湿的目标是：（a）主动加湿器应使吸入气体在 Y 接口处的绝对湿度为 33 ~ 44mg/L 的水平，温度为

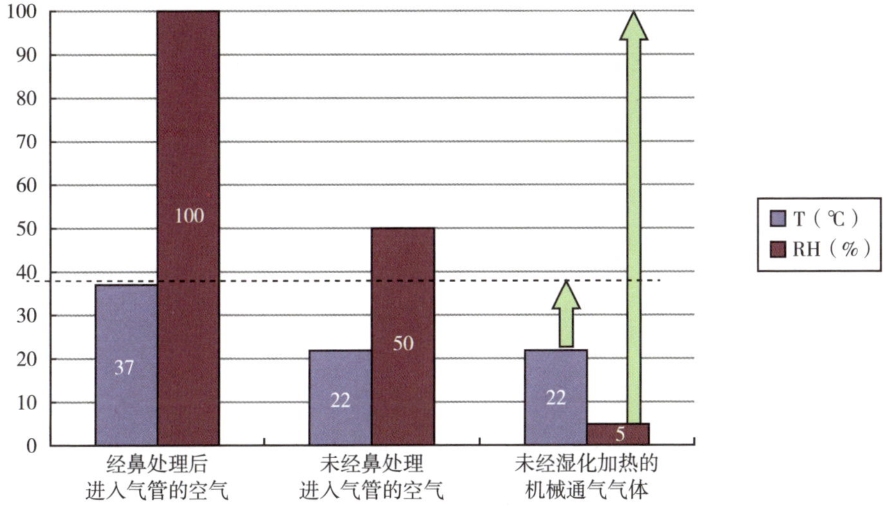

图 6.2　三种情况下吸入气体的 T 和气道的 RH。两个浅绿色箭头表示在有创机械通气时，需要人为提高多少气体的 T 和 RH

34 ~ 41℃，RH 为 100%；（b）HME 提供至少 30 mg/L 的 AH（absolute humidity，绝对湿度）。

6.2.2　气体湿度和温度

现在我们一起来了解一些在人工加湿中经常使用的专用术语：冷凝、蒸发、AH、RH 和露点温度。

冷凝指水从气态转化为液态（水滴）的过程。在本质上，冷凝是空气或气体过饱和的结果。冷凝通常发生于暖空气接触冷表面时。

蒸发指水从液态转化为气态的过程。当（A）气体温度上升，（B）气体的水蒸气分压低，和 / 或（C）空气流动（刮风）时，蒸发过程就会增强。空气能容纳一定量的水蒸气。有趣且重要的是，单位体积空气能容纳的最大水蒸气量取决于其温度。热空气比冷空气能容纳更多的水蒸气。

气体的湿度通常用两个术语表示：AH 和 RH。

AH 指单位体积空气中所含的水蒸气量，通常以每升空气含多少毫克水蒸气（mg/L）或每立方米空气含多少千克水蒸气（kg/m^3）来表示。AH 不受气温的影响。

RH 指在一个给定的温度下，空气中实际水蒸气含量与最大水蒸气含量的比值。如果水蒸气的含量不变，空气温度上升会导致 RH 下降，因为热空气能容纳更多的水蒸气。

$$RH = \frac{实际水蒸气含量}{最大水蒸气含量} \times 100\%$$

RH 可视为蒸汽饱和程度。RH50% 指在当前温度下空气的实际水蒸气含量是其最大蒸汽含量的一半。

露点指空气中的实际水蒸气含量达到 100% 饱和时的温度。不同的蒸汽含量都有一个固定的露点（温度），见图 6.3。

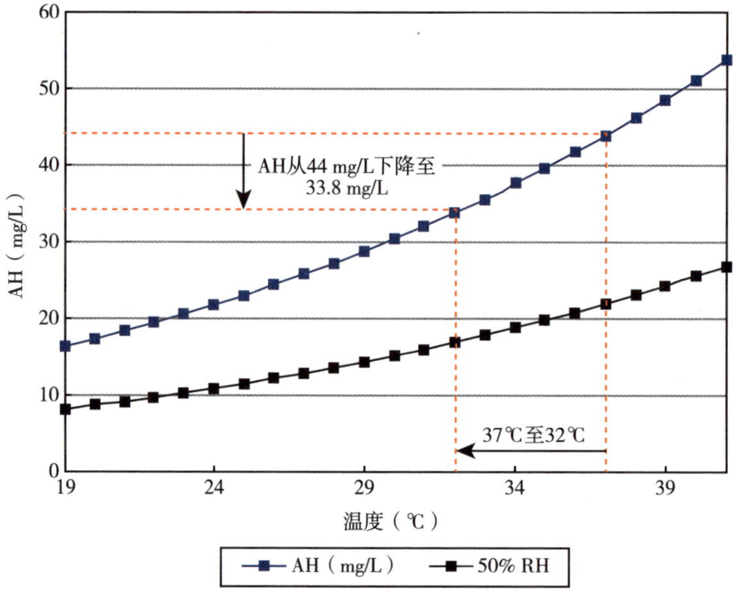

图 6.3　T、AH 和 RH 之间的关系

6.2.3　主动湿化器

主动湿化器，也称为加热湿化器，是一种医疗器械，旨在对机械通气患者的吸入气进行持续加温和加湿。主动湿化器被并入呼吸机系统的呼吸回

路中。

主动湿化器通常包括以下组件：

- 一个湿化器基座（加热器）。
- 一个水罐。
- 一个气体温度传感器。最初它只是在 Y 接口处放置一支温度计来监测气道的气体温度。现代主动湿化器通常有双温度传感器，同时监测水罐出口和 Y 接口处的气体温度。测量的结果被用于调节加热强度。
- 一个或两个集水杯，用于除去呼吸管路中的冷凝水。
- 加热导丝，放置在回路管中，以防止气体通过管道时温度下降。
- （可选）呼气过滤器和加热器，以尽量减少呼气端冷凝水的产生。

选用哪些组件取决于主动加湿器的设计。

如图 6.4 所示，大多数主动湿化器很像水壶。当较冷较干的气体通过持续加热的水罐时，气体被加温加湿。通过的气体会不断带走热量及水蒸气，因此必须持续加热水罐并定期加水。

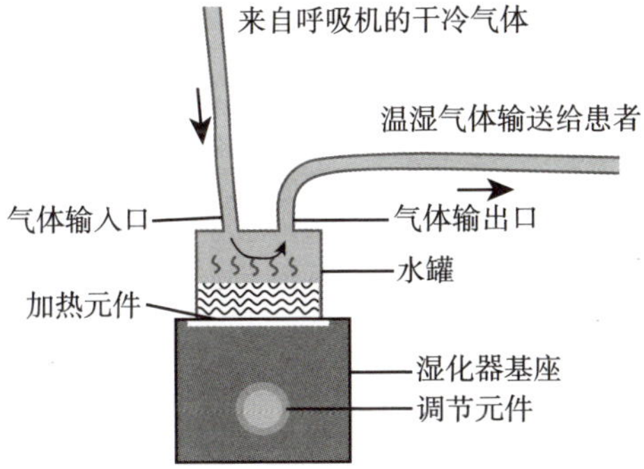

图 6.4　主动湿化器工作原理类似烧水壶

大多数主动湿化器都采用这种水壶工作原理，包括 Fisher&Paykel 和 Hudson RCI（Teleflex）的加湿器。一个例外是 Grundler 加湿器，吸入气体通过有温水循环的海绵进行加温加湿。这些加湿器的结构如图 6.5 所示。

主动加湿的总体目标是确保 Y 型管的吸气温度约为 37℃（或 98.6 ℉），

相对湿度为 100%（即水蒸气含量为 44 mg/L）。机械通气时，吸气流量不稳定。在高流量下，吸入气体会带走更多的热量，反之亦然。因此，主动湿化器需要根据测量的气体温度调节其自身的加热强度。

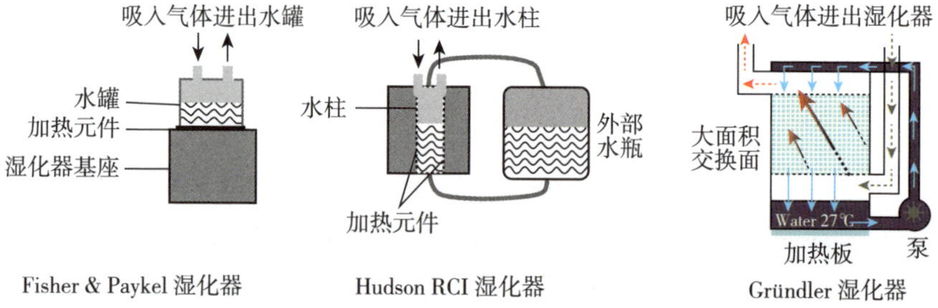

图 6.5　三种主动加湿器的结构，经 Gründler medical 许可使用

6.2.4　冷凝管理

如图 6.6 所示，呼吸管路的吸气支连接湿化器水罐和 Y 接口。这根吸气管比较冷，温热气体经过时就会被冷却。

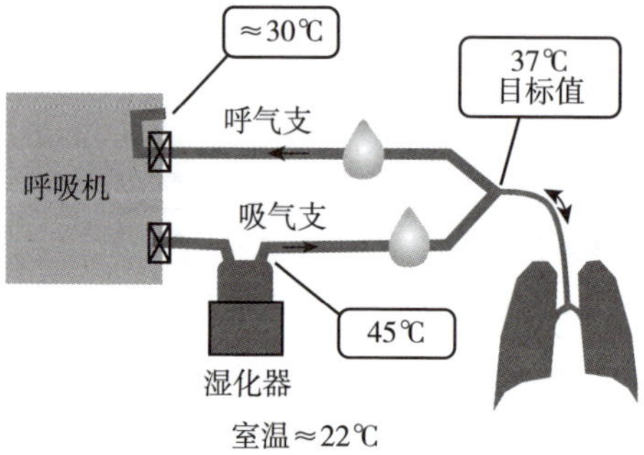

图 6.6　如果温热的饱和气体冷却，就会在呼吸管路产生冷凝水

为了补偿这个冷却效应并确保 Y 接口处的气体温度为 37℃，水罐内的气体温度必须更高（即高达 45℃）。这在技术上是做得到的，但是如果气体是完全蒸汽饱和的（100%），我们就面临一个新问题——冷凝。

上文中我们提到，热空气能比冷空气容纳更多的水蒸气。在 45℃时，1L 空气的最大水蒸气含量可达 66 mg/L，而在 37℃时，该值为 44 mg/L。随着气体冷却，22 mg/L 的多余水蒸气就会转化为液态水。

由于同样冷却效应，冷凝也会发生在呼气支。

在 Y 接口处，呼出气体的温度约为 37℃，水蒸气含量为 44 mg/L，而在呼气阀处，呼出气体的温度约为 30℃，水蒸气含量为 30 mg/L，差值为 12 mg/L。因此，在这两种情况下，冷凝都无法避免。

水分冷凝是一个连续的过程。一开始管路内表面可能只有些许小水滴。随着时间的推移，越来越多的水聚集在回路管中，甚至可以听到明显的“气过水声”。

呼吸管路的冷凝水很重要吗？

答案完全取决于冷凝水的量。由于重力作用，冷凝水总是滞留在管路最低处（见图 6.7）。它对气的流通是个移动障碍，导致局部湍流。如果水量很小，其影响可以忽略不计。但是，大量的冷凝水会严重干扰气体运动，这在压力 – 时间波形中很容易看到（见图 6.8），这种干

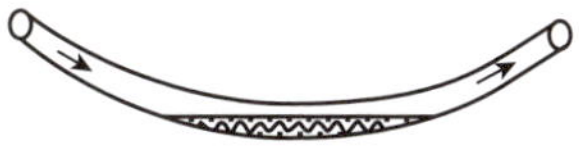

图 6.7　冷凝水聚集于呼吸管道的最低位置

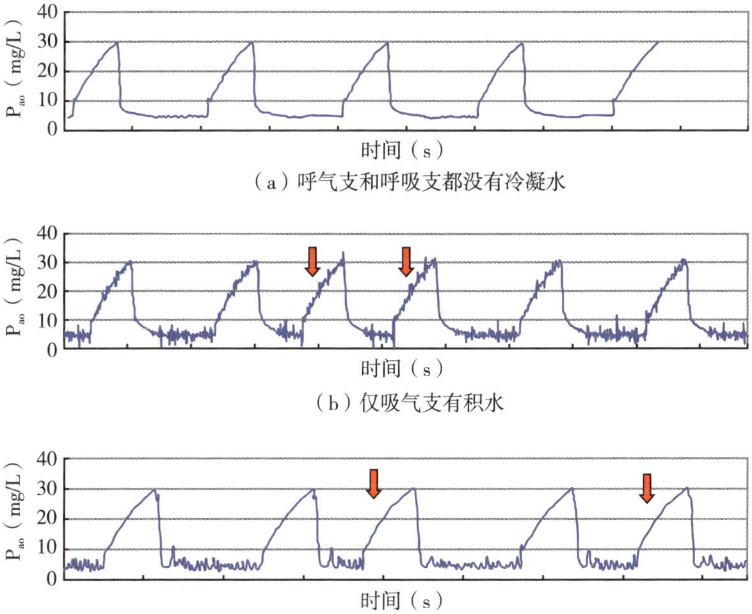

（a）呼气支和呼吸支都没有冷凝水

（b）仅吸气支有积水

（c）仅呼气支有积水

图 6.8　对比呼吸管路中有无积水和无积水时的压力 – 时间波形

扰也是自动触发的重要原因（即呼吸机误触发，而非患者的吸气触发）；我们将在内容 7 中详细讨论正常和异常触发。误触发的临床后果包括过度通气和高呼吸频率，以及相应报警的产生。

如果管路中的冷凝水过多，管路可能会被完全堵塞，这是需要立即纠正的紧急状态。

我们怎样来解决呼吸管路冷凝水问题？通常有三种解决方案：(a) 移除冷凝水；(b) 尽量减少或防止冷凝；(c) 增加蒸发。

1. 使用集水杯移除管路内的冷凝水

集水杯可设计为一次性使用或可重复使用（见图 6.9）。集水杯包括杯盖和杯体。当气体通过杯盖时，水随着重力流入杯体中。可从盖子上卸下杯体进行倾倒。在卸下杯体时，管路应保持密封。

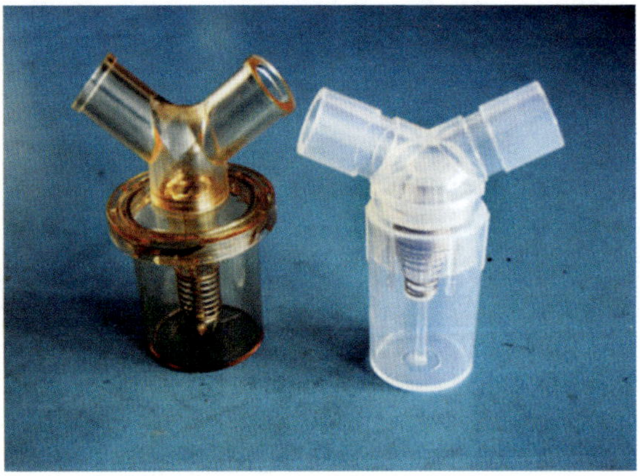

图 6.9 可重复使用的集水杯（左）和一次性集水杯（右）

使用集水杯时，应牢记以下内容：

- 当呼吸管路可能发生冷凝时，应使用集水杯。
- 确保集水杯始终位于管路的最低位置，并保持杯盖向上，因为排水依赖重力。这并不像听上去那么容易。如果集水杯朝向图 6.10 所示的其他方位，则排水就失败。
- 定时检查集水杯，及时倾倒。

◆ 清空冷凝水后，确保将杯体和杯盖拧紧。

◆ 倾倒的是受污染的冷凝水。

◆ 及时更换破裂或泄漏的集水杯。

◆ 不要重复使用一次性集水杯。

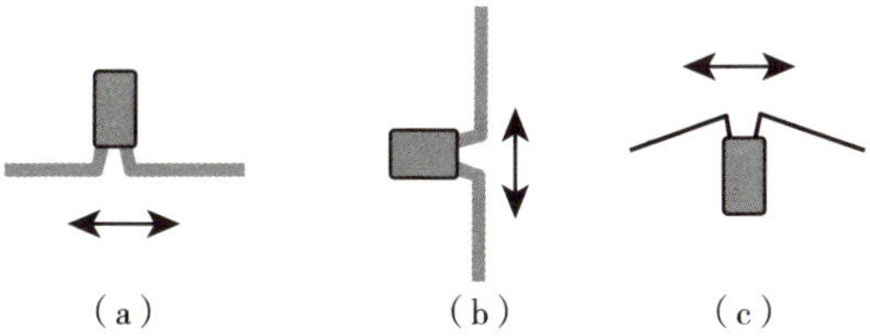

图 6.10　3 种错误的集水杯位置 [从（a）到（c）]，因为冷凝水很难进入或停留，导致无法除水

2. 使用加热管路减少冷凝

我们知道当温暖而潮湿的气体冷却时，冷凝就会发生。从逻辑上讲，如果在管路中流通的气体的温度保持不变，甚至变得更热，冷凝就不会发生。

图 6.11 展示主动湿化器的典型加热管路。注意：水罐和 Y 接口之间的吸气管被加热至约 39℃。

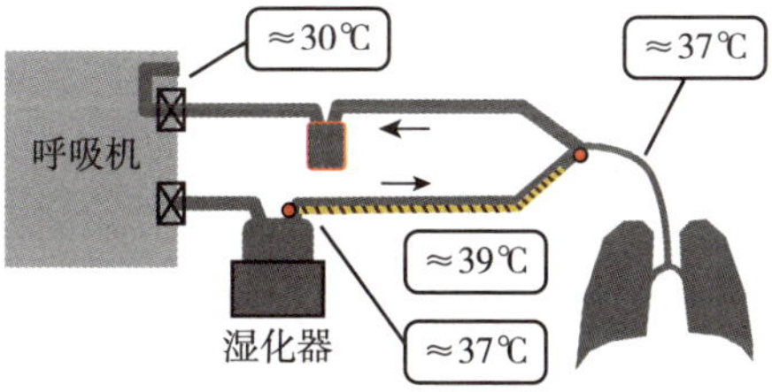

图 6.11　吸气支加热的呼吸管路

加热吸气支导致两个重要变化。首先，因为管路没有冷却作用，湿化器水罐出口的气体温度为 37℃而不是 45℃。其次，管路加热也会使气体温度轻微上升，使其相对湿度从 100% 下降到 90% 左右。在这些条件下，管路冷凝在理论上不太可能发生。故此，吸气支被加热后，集水杯就不是必要的了。

在技术上，加热导丝可使用一圈特殊绝缘的加热金属丝。当有电流通过时，导丝就会变热。通过一根特殊连接电缆（电源适配器）连接加热导丝和湿化器基座。基座提供加热的电能，并调控导丝的加热强度。

最初，加热导丝都可重复使用——与可重复使用硅胶管配合使用。在用于患者后，这套呼吸管路必须经过拆卸、清洗、消毒/灭菌，才能再次使用。

如今，一次性的加热呼吸管路主导着市场。它们由具有生物相容性的聚合材料制成，并有不同的尺寸和设计。这种管路使用方便，但并不环保。

加热导丝贯穿吸气管（从加湿器水罐出口到 Y 接口），这对气体流动造成额外的阻力。为了消除阻力并使热量分布得更加均匀，在一些新型呼吸管路中，加热导丝被嵌入其管壁。图 6.12 显示了三种常见的加热丝。

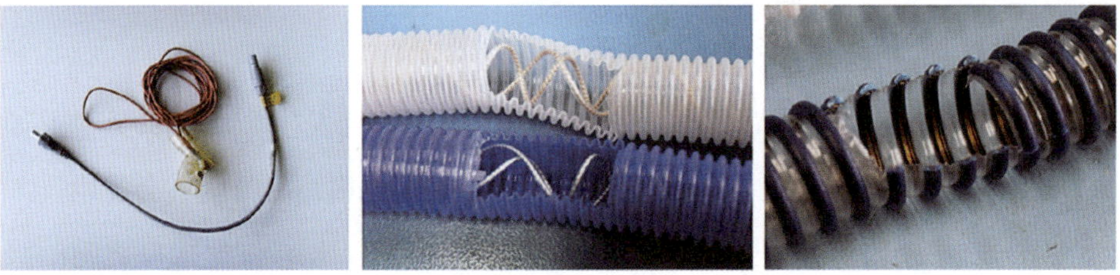

（a）可重复使用的加热导丝和其电源适配器

（b）一次性使用的呼吸管路，吸气支内有螺旋加热丝

（c）一次性使用的呼吸管路，加热丝嵌入管壁

图 6.12　管路加热丝的三种形式

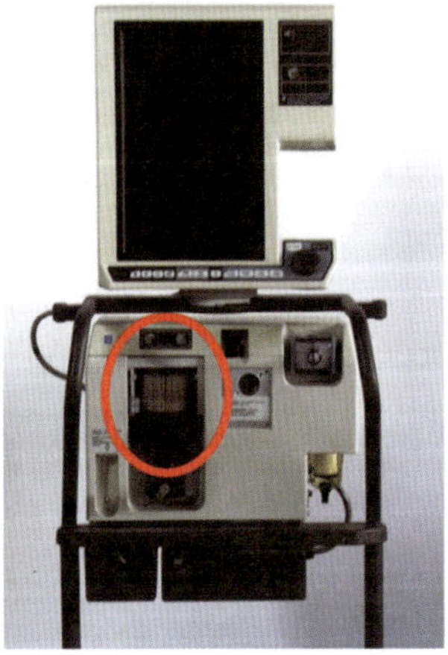

图 6.13　Puritan Bennett 840 呼吸机的内置加热过滤器

3. 用加热过滤器增加蒸发

这种方法有效，但不常使用。一个加热的大过滤器被安置在呼气支，以减少冷凝。过滤器温度被保持在 55 ~ 70℃，这可以有效地降低流通气体的相对湿度，加快蒸发过程。

这种加热过滤器可以被整合到呼吸机的设计中，如 Puritan Bennett 840 呼吸机（见图 6.13），或者可将其添加到呼气支，如 Vadi Medical 的过滤加热器（见图 6.14）。

加热过滤器能保护安装于呼气阀的、对潮湿

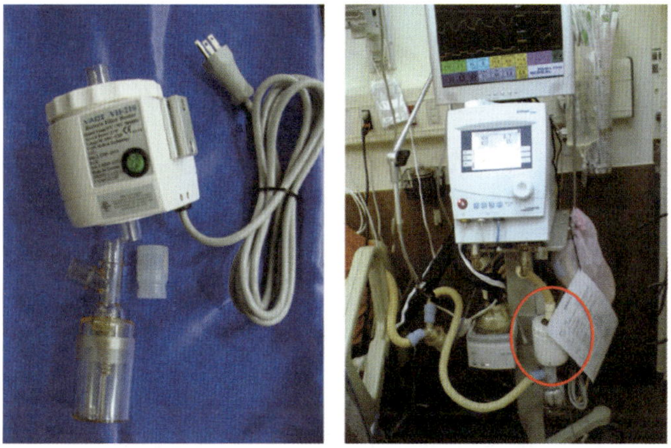

（a）Vadi加热过滤器　　（b）置于呼气侧以消减冷凝水

图 6.14　加热过滤器在呼吸机中的设置

敏感的传感器，还能过滤呼出气体来保护周边的医务人员。

湿化和呼吸管路的组成

呼吸管路有不同的组成类型，取决于所使用的主动加湿器。呼吸管路有三种常见的组成类型。

第一类管路组成：吸气支和呼气支均无加热。

在这种组合中，呼吸管路的两支都没有被加热（见图 6.15）。因此，湿化器水罐出口的气体温度必须足够高，以抵消前面所述的管道冷却效应。吸气支和呼气支都不可避免出现冷凝水，因此我们需要在两支都安装集水杯以排出冷凝水。这类呼吸管路的典型示例是 Fisher & Paykel MR410 湿化器。这种管路可以是可重复使用的，也可以是一次性使用的。

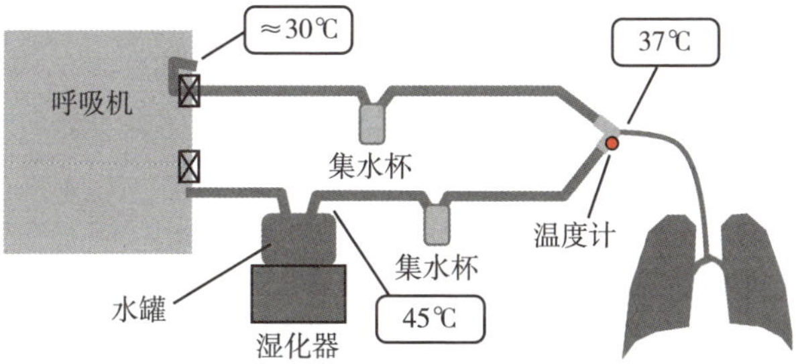

图 6.15　第一类呼吸管路：吸气支和呼气支均无加热

第二类管路组成类型：仅吸气支加热。

如图 6.16 所示，在湿化器水罐和 Y 接口之间的吸气支用加热导丝加热。

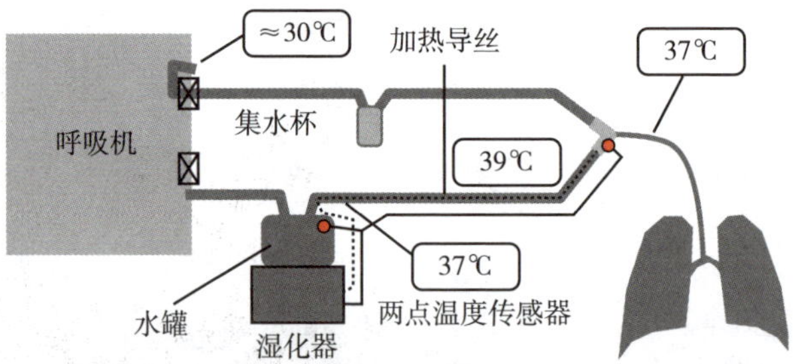

图 6.16　第二类呼吸管路：吸气支加热

加热吸气支防止管路冷凝，因此吸气支的集水杯可以被去除。水罐出口的气体温度约为 37℃，但其呼气支仍需要集水杯。这类呼吸管路的典型示例是 Fisher&Paykel MR730 湿化器。

第三类管路组成：吸气支和呼气支均加热。

如图 6.17 所示，吸气支和呼气支均被加热，不会出现冷凝水。因此，该呼吸管路没有集水杯。这类呼吸管路的典型示例是 Fisher&Paykel MR850 湿化器。该管路通常为一次性使用的。

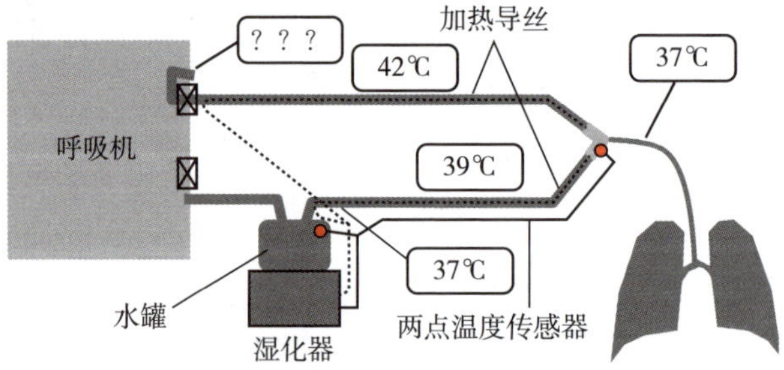

图 6.17　第三类呼吸管路：吸气支和呼气支均加热

与主动湿化相关的常见问题

虽然主动湿化器满足了重要的临床需求，但它经常会给呼吸机系统带来问题，其后果不仅导致湿化器的功能出现障碍，还会干扰呼吸机系统的功能。

表 6.2 列出了一些常见问题。

表 6.2 与主动湿化相关的常见问题

问题	原因	后果	纠正措施
无主动加湿	湿化器无电力供应，由于： 插头－插座不匹配 插头意外脱落 插座无电力供应 连接不良或电线损坏 湿化器未打开	干冷的气体直接进入气管，导致气道分泌物干结，肺不张和感染	确定湿化器接上电源，接通并打开
	湿化器损坏		维修损坏的湿化器
湿化不足	湿化器设置不合理		调整湿化器的设置
	干热：湿化器内无水		定期检查，及时加水
呼气支湿化	湿化器安装错误，安装于呼气端而非吸气端		确保湿化器安装在吸气支
管路内积水	集水杯已满，无法排水	自动触发，人机不同步，管道堵塞，频繁报警	定期检查，及时清空集水杯
	加热导丝损坏或供电不合适		更换加热导丝，确定合适供电
	管路过长，以致部分管路未得到加热		避免随意延长呼吸管路
	气体温度监测不当：（a）Y 型接口处的温度传感器距加热导丝过近；（b）传感器处于热环境中，如在新生儿暖箱中或婴儿保暖床上。两种情况下温度调节均受影响		咨询生产厂商 避免将传感器直接放置在热环境中
呼吸管路过热	气体流动已停（如呼吸机待机期间），但湿化器仍在工作。由于监测的气体温度持续走低，湿化器加强加热，当恢复通气时，第一次吸入的气体可能极烫	呼吸管路熔毁； 气道灼伤	开机时先启动呼吸机，再开湿化器。 在呼吸机进入待机或关机状态之前，湿化器始终先关机
漏气	加入主动湿化器使呼吸管路的结构复杂化。额外的连接点和损坏的水罐和集水杯增加了系统漏气的概率	自动触发 呼吸机性能变差	排除漏气原因。参阅内容 13；更换损坏的组件

6.2.5 热湿交换器（HME）

HME 是另一种对吸入气体进行加热加湿的常见方式，也被称为人工鼻。

在技术上，HME 是一种特殊过滤器。虽然它可能很像非 HME 气道过滤器，但不要将二者混淆。

上述的主动湿化器主动地为吸入气体加热加湿。而 HME 被动地储存呼出气中的热量和水分，并在下一次呼吸时将它们释放回吸入气体。HME 能够提供至少 30 mg/L 的绝对湿度。绝不能将主动湿化器和 HME 一起使用。HME 应被置于 Y 接口和气管插管之间，成为人工气道的一部分。

使用 HME 时，管路冷凝应不会发生，所以不需要集水杯和加热管路，大大简化了呼吸管路的构成（见图 6.18）。

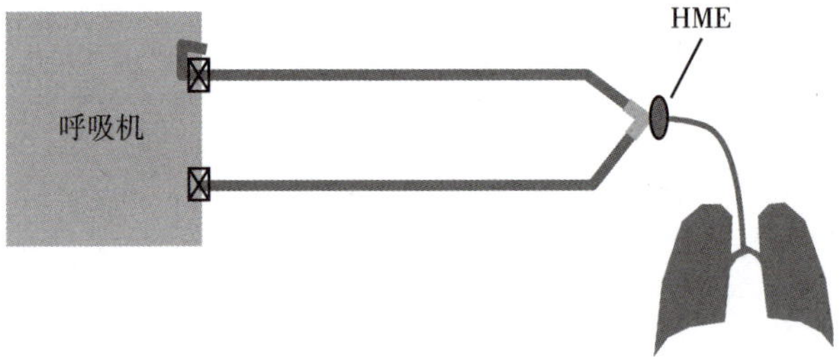

图 6.18　第四类呼吸管路：使用热湿交换器

HME 最适合用于短期机械通气患者（即 96 个小时之内），而主动湿化器则适合短期和长期机械通气患者。

对于许多患者而言，HEM 是一种有效的气体温湿化方式，但如果患者有以下情况，不建议使用 HEM：

（a）有大量黏稠或血性呼吸道分泌物。

（b）其呼出潮气量低于吸入潮气量的 70%（如支气管胸膜瘘、使用的气管插管不带气囊或气囊漏气）。

（c）体温低于 32℃。

（d）有高自主分钟通气量（超过 10 L/min）。

6.3 联管雾化吸入

6.3.1 气溶胶雾化

气溶胶吸入治疗或雾化治疗是一种常见的呼吸治疗方法，它让药物甚至无菌水，直接进入上下呼吸道和肺。该疗法被广泛用于治疗呼吸疾病，特别适用于门诊患者或家庭护理。

产生气溶胶的医疗器械被称为雾化器。它们以两种常用技术产生医用气溶胶。

6.3.2 气动（喷射）雾化器

喷雾器或香水瓶都是气动雾化器或喷射雾化器的日常实例。

气动雾化器（见图 6.19）通常由以下物件构成：一个被雾化液体的容器，一根细管，一个细孔喷嘴和一个压缩气源。当气体高速通过细孔时，就会产生液体气溶胶。喷射处的低气压会通过细管将容器内的液体吸上来，液体被冲散成为气溶胶颗粒，并随看不见的气体一起喷出。

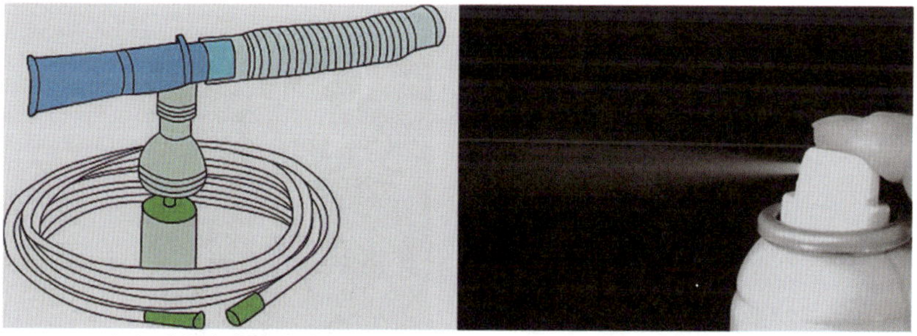

（a）手持式启动喷雾器　　（b）气溶胶喷雾罐

图 6.19　喷雾器

医用气动雾化器的设计可能更为复杂，但基本原理保持不变。

气动雾化器简单、有效、小巧和价格低廉。

6.3.3 超声波雾化器

超声波（或压电）雾化器是利用一定频率的超声波来产生细微的医用气

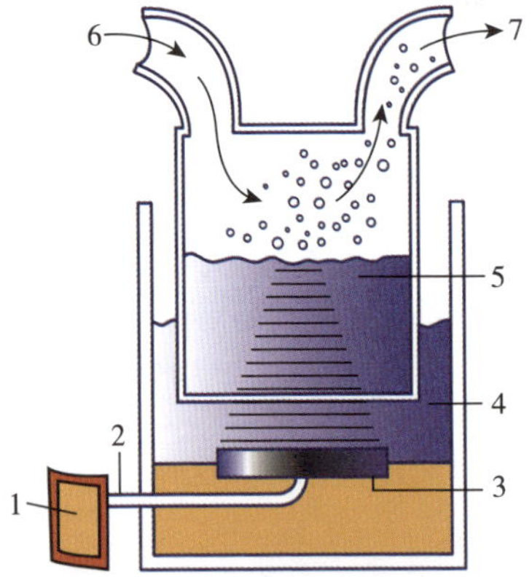

图 6.20　超声雾化器原理图

1. 射频发射器；2. 屏蔽电缆；3. 压电晶体换能器；4. 储液室；5. 水浸式耦合剂储存罐；6. 入口；7. 出口

溶胶。超声波雾化器的组件通常包括射频发生器、屏蔽电缆和压电晶体换能器，以及带有入口和出口的储液室。电流在晶体换能器处被转换成声波。声能通过水槽间接传递（见图 6.20），或直接传递到储液室。通过储液室的气体携带所产生的气溶胶随气体流动而出。

超声波雾化器通常比手持式气动雾化器更大、更复杂、更昂贵。

一种比较新型的超声波雾化器是振动筛孔雾化器。该设备在液体容器底部安装了一个筛网。当雾化器通电时，用压电材料制成的筛网会高频振动，从而产生泵送作用。当液体通过筛孔时产生气溶胶。气溶胶的大小和流量由筛孔的直径决定。一个典型的例子是 Aerogen 公司的 Aeroneb Solo（见图 6.21）。

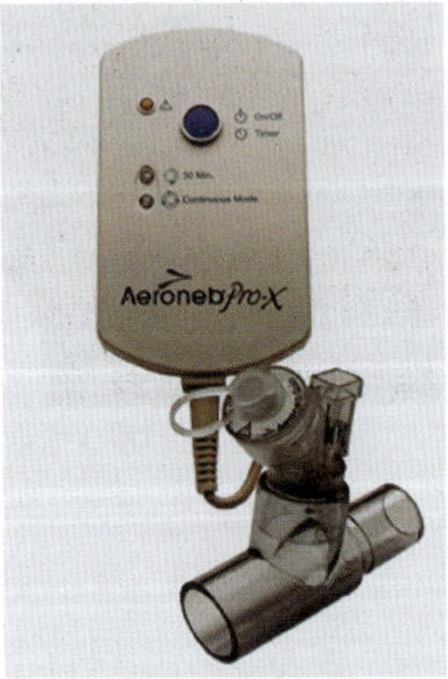

（a）Aeroneb Pro

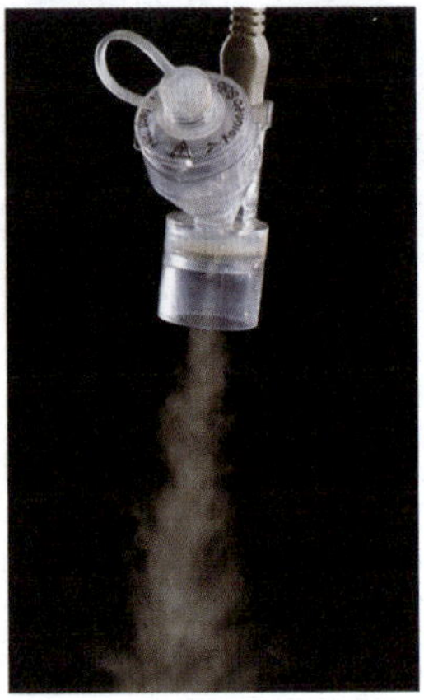

（b）Aeroneb Solo雾化器

图 6.21　Aerogeo 公司雾化器

联管雾化通常包括 3 个组件（见表 6.3）。

表 6.3 雾化器的组件

气动（喷射）雾化器	超声波雾化器
一个产生药物气溶胶的雾化器，通常位于呼吸管路的吸气支	一个产生药物气溶胶的雾化器，通常位于呼吸管路的吸气支
一根连接管	一根连接电线
一个驱动气体的压缩气源，它可以是独立的空气压缩机或者由呼吸机提供	一台驱动或控制设备

6.3.4 开放式和联管式雾化

气溶胶吸入治疗是一种有效的治疗方法，广泛应用于呼吸系统疾病。在机械通气过程中，气溶胶吸入治疗的目的和技术并无不同。然而，常规应用的吸入治疗与用于机械通气的吸入治疗有根本的区别。

在常规的气溶胶吸入治疗中，患者的气道向大气开放，因此患者吸入和呼出的是空气和药物气溶胶。这种吸入治疗被称为开放式雾化吸入。

在机械通气过程中，患者的气道连接呼吸机系统（见图 6.22）。患者必须通过连接的呼吸机系统进行吸气和呼气。雾化器通常安装在吸气支上。呼出气和气溶胶只能通过呼气支排出呼吸系统。

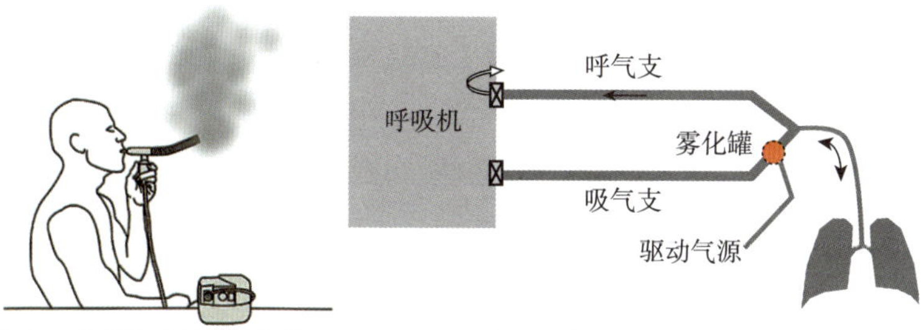

（a）一套手持式射流雾化装置　（b）联管雾化

图 6.22 开放式和联管雾化

6.3.5 联管雾化的并发症

1. 气体通道堵塞

无论使用哪种雾化器，都可能发生气体通道的堵塞。

使用气动或超声技术进行联管雾化时，雾化器通常安装在呼吸回路的吸气支上。吸气时气体携带药物气溶胶进入患者的呼吸道和肺。

雾化的目的是为了让治疗性气溶胶停留在呼吸道的某些位置。气溶胶的穿透深度与其颗粒大小成反比，很多因素会影响气溶胶的停留，诸如惯性撞击、重力、颗粒的动力学活动、颗粒的物理性质、载气的温度和湿度、患者的通气模式、患者气道的物理特征。

在呼气时，呼出气携带出水汽、分泌物和残留的气溶胶：并非所有的气溶胶都能进入患者的呼吸道或停留下来，气溶胶必定会沉积在呼吸管路呼气支的内表面上（见图 6.23）。随着时间的推移，沉积的气溶胶可能逐渐阻塞呼气阀，使呼气越来越困难。这是需要立即解决的紧急状态。

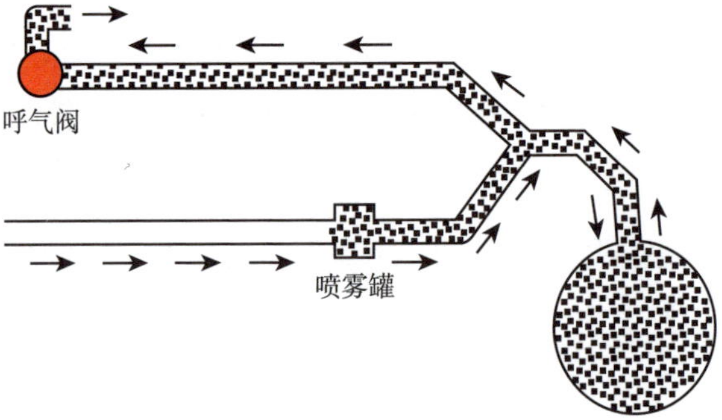

图 6.23　喷雾气溶胶存在的区域

这种情况的一个典型例子是乙酰半胱氨酸雾化（Mucomyst），这是一种用于治疗各种支气管、肺部疾病的药物。它的溶液很黏稠。它显然有可能阻塞间歇正压呼吸机的呼出阀，无论是哪一品牌和型号。以下建议可以尽量减少这种可能性：

- 确定 ICU 的工作人员充分了解联管雾化的潜在风险，从而发现和处理问题。
- 确定任何用于联管雾化的药物都是得到许可的。
- 注意设置呼气阻力增加的呼吸机报警。
- 每一次雾化后检查呼气阀的性能。
- 如果呼气阻力超过阈值，则更换呼气阀（组块）。

在呼气阀前面安装过滤器是一个有效措施，但也有缺点。过滤器可以防止药物气溶胶沉积在呼气阀上，但气溶胶也会逐渐阻塞这个过滤器。如果难以做到定期检查和更换呼气阀，应使用呼气过滤器。当使用呼气过滤器时，应定时检查过滤器的性能，如果呼气阻力明显增加应立即更换。

2. 雾化气量

在定容模式下使用气动雾化器时，患者得到的 V_T 有可能超过设定水平。

在开放式雾化时，携带气溶胶的气体（载气）会消散于大气，但在联管式雾化时，载气待在封闭系统内。气动雾化器需要气体驱动，才能产生气溶胶，该驱动气体也进入了呼吸管路。这样，进入呼吸管路的气体有两个来源：一是呼吸机（主要来源），另一个来源为气动雾化器。总 V_T 为两者之和。

额外的雾化气量取决于：

- 驱动气体的流量。它通常是恒定的 4 ~ 8 L/min 或 67 ~ 134mL/s。
- 联动雾化的时间：持续的雾化或仅在吸气时的间断雾化。

这个额外的雾化 V_T 只影响吸气，并不影响呼气，因为呼气时呼气阀开放，会让额外气体泄出。

假设呼吸机被设置为定容模式，吸气时间（T_i）为 1s，雾化器流量为 6 L/min 或 100mL/s，气动雾化会在目前的 V_T 上添加了约 100mL 气体。

雾化气量真的很重要吗？这取决于设定的 V_T。V_T 越小，其影响越大。假设机械通气的患者是一个新生儿，选用的是定容模式（一般不用），V_T 为 20 mL，呼吸频率为 30 b/min，吸气时间为 0.5s，雾化器流量恒为 6 L/min 或 100mL/s。每次呼吸雾化气量则为 50mL，远大于 V_T。因此，不建议在新生儿和幼儿机械通气时使用气动雾化。 超声雾化不引入额外的驱动气量，是值得推荐的雾化治疗方法。

3. 气动雾化和 F_iO_2

气动雾化可以影响 F_iO_2。气动雾化器需要驱动气体。根据呼吸机的设计，驱动气体可以是纯氧、纯空气或空气、氧气的混合气体。 无论是以纯氧还是空气驱动，雾化气量都会使吸入气氧浓度偏离其设置值，偏差程度取决于 V_T

设置、设置的吸入 F_iO_2 和与驱动气的氧气浓度之差及雾化气流。呼吸机的氧传感器不能监测到这种氧气浓度的偏差。

如果来自雾化器和来自呼吸机的气体有相同的氧气浓度，则可以完全消除这种偏差。GALILEO 呼吸机就是如此。

从开放式雾化扩展到联管式雾化是一个自然过程。不过，我们需要了解这些不同雾化应用的区别和可能的后果。联管式雾化的临床疗效取决于湿化、雾化器类型、雾化器的位置、呼吸机设置、连续或同步的间歇雾化，以及药物的性质等因素。要回答这些问题，还需要进行广泛的研究。

6.4 呼吸气体过滤

在机械通气中，可以在呼吸管路或人工气道上安装一个或多个气体过滤器。我们需要了解使用过滤器的基本知识。

- 为什么要过滤气体？
- 什么时候该用过滤器？
- 在哪里安装过滤器？
- 使用过滤器的预期好处是什么？
- 潜在风险有哪些？
- 如何将潜在风险降到最低？

6.4.1 导言

过滤器是一种从通过的气体中去除某种物质的装置。在本书中，气体过滤器被用于去除呼吸气体中的颗粒，包括液滴、分泌物、微生物或药物气溶胶。

过滤器由三个基本部分组成：外壳、过滤介质和适配端口（见图 6.24）。过滤器的中间膨大以增加过滤面积。

根据所用的过滤介质，呼吸系统过滤器可分为两类，静电过滤和机械过滤。静电过滤器有一个装填松散的介质，其纤维具有永久性双极性电荷。过滤器通过静电吸附来捕获通过气体中的颗粒。机械过滤器的过滤介质由紧密排列的玻璃纤维混合股滤纸构成。这种介质犹如筛子，捕获不需要的颗粒，同时，允许气体和潮湿的空气以最小的阻力通过。

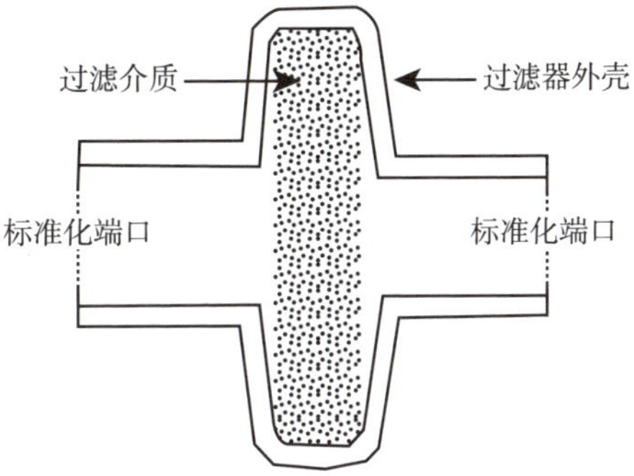

图 6.24　气体过滤器的结构

无论是哪种类型，所有呼吸系统过滤器都有 4 个关键特性需要考虑：

- 过滤效率：在正常使用条件下，所用过滤器捕获预期颗粒的效率如何。
- 压降（阻力）：过滤器对气流施加的阻力。
- 内部容积：如果安装在人工气道上，过滤器增加了无效腔。
- 过滤器的大小和重量。

图 6.25 展示了供应商提供的过滤器技术特性。

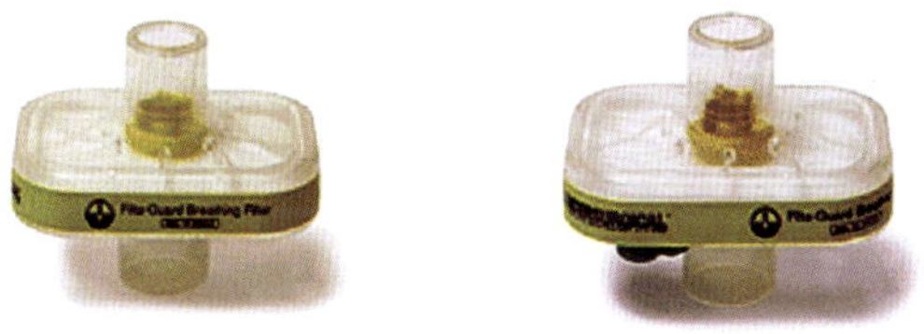

编号	1944000	1944003
每盒数量	70	70
Luer 锁孔		√
细菌和病毒过滤效率	>99.999%	>99.999%
30 L/min 时的气流阻力	1.1 cmH_2O	1.1 cmH_2O
60 L/min 时的气流阻力	2.1 cmH_2O	2.1 cmH_2O
可压缩体积	67 mL	68 mL
重量	40g	41 g
接口	22F–22M/15F	22F–22M/15F
最小潮气量	200 mL	200 mL

图 6.25　Intersurgical 过滤器的技术特征

获 Inter Surgical 准许

为了达到不同的目的，过滤器可以安装在呼吸回路中的三个位置之一（见图 6.26）。

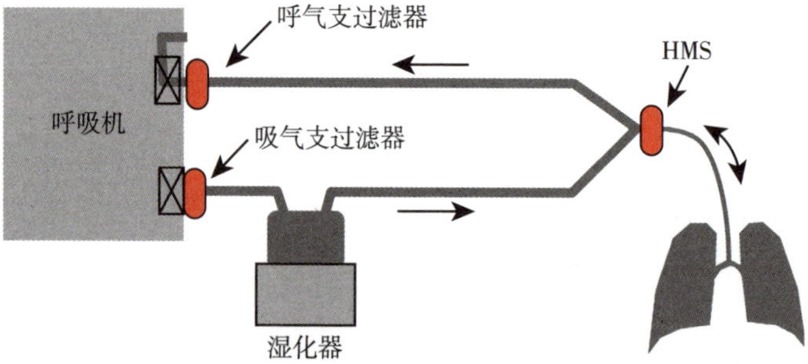

图 6.26　可安装气体过滤器的三个位置

第一个位置是人工气道。这是安装 HME 的位置，用于短期气道湿化。HME 也是一种特殊的过滤器。请参阅内容 6.2.4。

第二个位置是呼吸管路吸气支起始处。使用吸气过滤器的目的是隔开呼吸机和通气患者。一方面，它可以防止呼吸机被污染。呼吸机内的气体通道几乎无法实现消毒或灭菌。另一方面，它还可以防止来自气源或呼吸机的颗粒进入患者气道。

第三个位置是呼吸管路呼气支的末端。呼气过滤器过滤呼出气体来保护医务人员。如果患者患有传染病，特别是通过空气传播的疾病，如 SARS、H1N1 流感，使用呼气过滤器就特别有价值。许多呼吸机的主要流量传感器都位于呼气阀，这种流量传感器对液滴、分泌物、微生物或药物气溶胶异常敏感。在这种情况下，呼气过滤器就起到保护精密传感器的作用。

6.4.2　使用过滤器时的安全问题

呼吸回路过滤器有很多优点，也带来了风险。过滤器阻塞可能是呼吸管路阻塞最常见的原因。由于有创机械通气的危重症患者只能通过呼吸机系统进行气体交换，因此通气过程中吸气支或呼气支的阻塞可能成为威胁患者生命的最大因素。

在气体通道中放置过滤器的目的是去除通过气体中的颗粒。随着时间推移，当越来越多的颗粒被吸附于过滤器时，它对气流的阻力逐渐增加。因为在呼吸机系统中，气道和呼气支内的气体含有颗粒，包括液滴、分泌物、微生物、血块和药物气溶胶等。安装在这两个位置的过滤器会逐渐被阻塞。所以，问题不在于阻塞是否会发生，而是何时或多久会发生。相对而言，由于吸入气一般是纯净和干燥的，因此吸气过滤器很少被阻塞。

HME 也是一种过滤器，尽管它的用途是对吸入气加温加湿。但在某些条件下，HME 也有使用禁忌证。其中一种情况是机械通气患者有大量黏稠、血性分泌物。

呼吸管路过滤器阻塞的案例报告

一位 56 岁的男性需要术后机械通气。他的治疗包括抗生素、胸部理疗、雾化乙酰半胱氨酸和沙丁胺醇。在呼吸机脱机期间，他逐渐变得烦躁，出现心动过速和血压上升。肺部听诊时显示广泛的哮鸣音和两肺进气不良。气管插管和呼吸管路均无明显阻塞。给予沙丁胺醇、氨茶碱、氢化可的松等均无疗效。患者被镇静后气道压力进一步增加，出现高碳酸血症而氧合正常的情况，手动通气困难。通过仔细检查，我们注意到位于口插管和 Y 接口之间的过滤器（Pall BB100 过滤器）中有一个小气泡，更换过滤器后，患者呼吸立即恢复正常。

Pall Biomedical 公司在对该过滤器进行广泛研究后，猜测雾化的乙酰半胱氨酸可能已经分解了位于过滤器（患者侧）疏水过滤层的黏液，产生了一种低表面张力的液体。这个产物可能会进入滤膜的孔隙，增加了过滤器的阻力。

雾化乙酰半胱氨酸未获得其制造商（Evans Medical Ltd.）的许可，因此在此之前 Pall Biomedical 公司也并未测试这一因素。

各位读者需注意，在乙酰半胱氨酸雾化过程中使用呼吸系统过滤器时可能会发生阻塞。我们建议患者仅在吸气时递送乙酰半胱氨酸。

6.4.3 如何识别过滤器阻塞

无论是在吸气支还是呼气支使用，过滤器阻塞的情况随时都存在。因此，每当机械通气患者出现 RDS 的迹象时，我们应该立即检查、更换过滤器或 HME 以排除这种可能性。

6.4.4 预防性建议

遵循以下建议，可以预防过滤器阻塞：

- 如果患者有大量、黏稠或血性分泌物时，禁用 HME。
- 只有当潜在收益大于潜在风险时才使用过滤器。
- 确保所有参与临床工作的医护人员充分了解在人工气道或呼吸管路上使用过滤器的潜在风险。
- 定期检查过滤器，并记录检查结果。如果您怀疑过滤器阻塞，请立即将其移除或更换。
- 在进行联管式雾化时，移除 HME 和呼气过滤器。
- 当严重的 RDS 出现时，应立即在气道处断开患者与呼吸机的连接，并手动继续通气。

参考文献

Peady C J. Another report of obstruction of a heat and moisture exchange filter. Canadian Journal of Anaesthesia，2002（49）：1001.

Restrepo R D, Walsh B K. AARC Clinical practice guidelines：Humidification during invasive and noninvasive mechanical ventilation. Respiratory Care，2012（57）：782–788.

Walton J S, Fears R, Burt N, etcd. Intraoperative breathing circuit obstruction caused by albuterol nebulization. Anesthesia &Analgesia, 1999（89）：650–651.

Williams D J, Stacey MRW. Rapid and complete occlusion of a heat and moisture exchange filter by pulmonary edema（Clinical report）. Canadian Journal of Anaesthesia，2002（49）：126–131.

7 基本变量和呼吸类型

7.1 引言

我们已经学到，机械通气可以有三种工作原理：IPPV、INPV 和 HFV。今天大多数呼吸机都基于 IPPV 原理。

肺通气指气体进出肺的过程。在 IPPV 过程中，两个过程的相互作用造成了的肺的膨胀和收缩。

第一个过程是气道开口压（P_{ao}）的波动，它是由呼吸系统产生的（见图 7.1）。当 P_{ao} 上升时，气体进入肺，当 P_{ao} 降低时，气体离开肺。

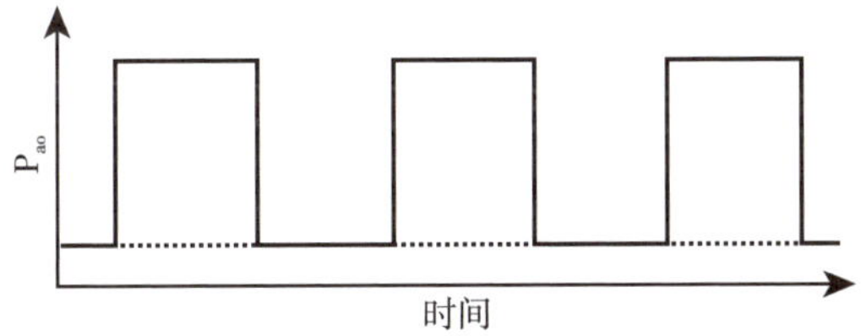

图 7.1　作用于气道开口的间歇正压

第二个过程是肺泡压（P_{alv}）的波动，它由呼吸肌和弹性回缩力产生。当 P_{alv} 降低时，气体进入肺；当 P_{alv} 上升时，气体离开肺。

机械通气的基本单位是机械呼吸，它被定义为通过呼吸机系统实现的呼吸。机械通气可以被视为一系列机械呼吸。

机械呼吸有好几个类型，是由以下五大基本变量定义的：

a. 触发：定义吸气的起点。

b. 切换：定义吸气的终点。

c. 控制：定义吸入气的输送如何控制。

d. 目标：定义机械呼吸的大小。

e. 基线：定义发生机械呼吸的基线压力。

本部分内容将重点讨论这些基本变量和机械呼吸的类型。

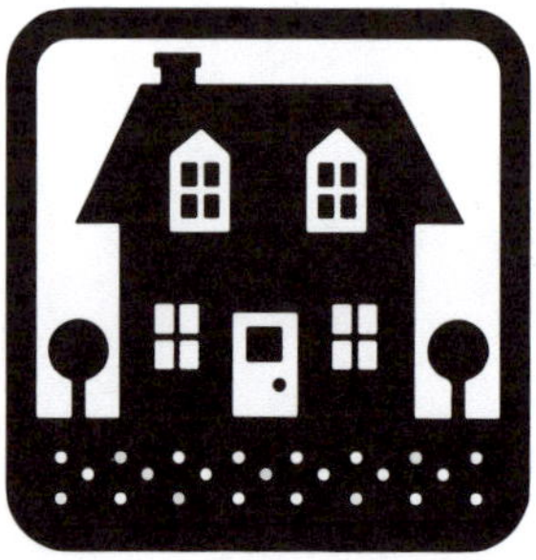

图 7.2　两层小楼展示了基本变量、呼吸类型和通气模式之间的关系

作为临床工作者，为什么有必要了解它们?

基本变量是机械呼吸的基础。而机械呼吸又是通气模式的基础。为了更好地理解基本变量、机械呼吸和通气模式之间的关系，让我们看一个两层小楼（见图 7.2）。变量相当于地下室，机械呼吸是一层，通气模式是二层。此外，这些基本参数是控制参数的基础。

7.2　基本变量

五大基本变量是各类机械呼吸的构筑件就像我们房子的地下室。我们就从基本变量开始讨论。如表 7.1 所示，常见机制与这些变量相关。

每一类机械呼吸都代表了一种基本变量的独特组合。

表 7.1　基本变量及其常见机制

基本变量	触发	切换	控制	目标	基线
常见机制	◆时间触发 ◆压力触发 ◆流量触发 ◆手动触发	◆时间切换 ◆流量切换	◆容量控制 ◆压力控制 ◆自适应控制 ◆混合控制	◆ V_T ◆吸气压力 ◆目标潮气量	PEEP

7.2.1　触发

每一次机械呼吸都需要一定的时间来完成。我们称一次机械呼吸的时长为呼吸周期时间或 BCT（breath cycle time, 呼吸周期时间）。不要将 BCT 与切换（cycle）混淆，后者是一种基本变量。

BCT 包含两个时间（见图 7.3）：

T_i（吸气时间），此时呼吸机将气体输送入呼吸管路，造成 P_{ao} 上升和肺膨胀。

T_e（呼气时间），此时呼吸机允许气体离开系统，造成 P_{ao} 降至基线压力和肺回缩。

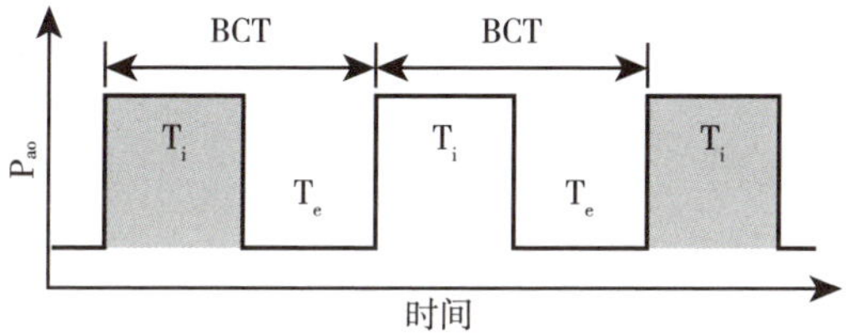

图 7.3　BCT、T_i 与 T_e 之间的关系

BCT 与 T_i、T_e 之间的关系很简单：BCT = T_i + T_e。在这方面有两个规律：首先，T_i 在 T_e 之前；其次，两次连续的机械呼吸之间没有时间间隔。因此如果 T_i 不变，增加 BCT 会导致 T_e 的同步增加。

触发被定义为吸气开始的时间点。它有四种常见机制：时间触发、压力触发、流量触发和手动触发。

一个不常见的触发机制是来自 Maquet 公司的 NAVA。NAVA 使用一个特殊的食管导管传感器来探测患者的膈神经信号，并使用这个信号进行触发。NAVA 虽然处于起步阶段，但它是一个具有巨大潜力的创新。

时间触发

时间触发也被称为呼吸机触发。

在时间触发下，呼吸机根据预设的固定事件间隔开始启动吸气。

如图 7.4 所示，BCT 相当于两次连续触发之间的间隔。因此，定义了 BCT 就等于定义了触发的间隔。

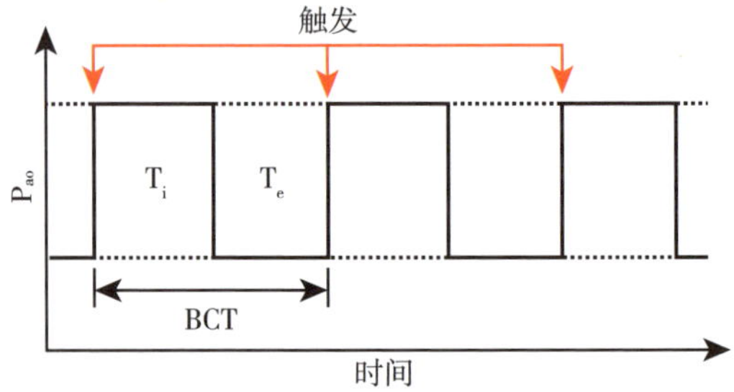

图 7.4　触发指吸气的开始，也是一次机械呼吸的开始

BCT 有几种定义方式。最常见的一种是设置呼吸频率，即每分钟的呼吸次数。当设置呼吸频率时，其实是在定义 BCT 和触发间隔。

我们可以轻松地用一个简单的公式将设置的频率转换为 BCT 或触发间隔：

BCT（s）= 60/ 设置的频率（次 / 分）

表 7.2 列出了常用的频率和相应的 BCT。

表 7.2　常用频率和对应的 BCT

常用频率（次 / 分）	6	10	12	15	20	30	60
BCT（秒）	10	6	5	4	3	2	1

为了提高患者的舒适性和安全性，所有通气模式都允许患者触发。设置频率用作后备通气的频率，因此即使在正常情况下，如果通气患者有自主呼吸，实际或监测呼吸频率通常高于设置频率。只有被动通气的患者，监测频率和设置频率才相等。

压力触发

压力触发是一种患者触发机制（见图 7.5）。它依赖于对呼吸管路或 PAW 的监测。

怎样理解压力触发？想象你拿一只空酒瓶，对着瓶口吸吮。你的吸气努力会产生了负压，但几乎没有气流。吸力越强，负压越大。如果开启了压力触发，整个呼吸回路就相当于那只空酒瓶患者的吸气努力导致气道压力降到目前的基线压力之下。

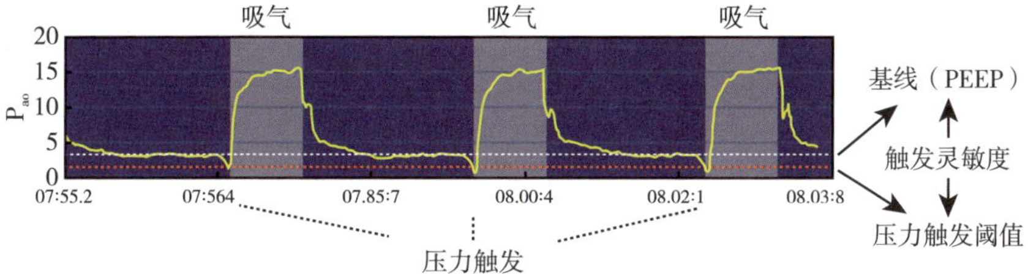

图 7.5 压力触发原理

要使用压力触发，我们需要开启它并设置压力触发灵敏度。灵敏度是一个负值，单位是 cmH_2O，例如 –0.5、–1.0 或 –2.0 cmH_2O。该值代表当前 PEEP 以下的虚拟压力阈值。例如，如果设置的 PEEP 为 5 cmH_2O，触发灵敏度设置为 –2.0 cmH_2O，当 PAW 降至或低于 3 cmH_2O 时，开始吸气时，呼吸机立即输出吸气气体。灵敏度的绝对值越小，触发越敏感，反之亦然。因此，–0.5 cmH_2O 的压力触发比 –2.0 cmH_2O 更敏感。

压力敏感度越高，患者触发就越容易。然而，其代价是一种被称作“误触发”的不良事件容易发生。误触发通常表现为一系列快速、有节奏的机械呼吸。如果 PAW 的下降并非是预期的患者吸气努力，而是源自漏气、管路积水甚至心搏振动，所导致的触发就是误触发。解决误触发的最佳方法是消除发生原因，如果不可行，可降低灵敏度设置直至误触发消失。

流量触发

流量触发是另一种患者触发机制（见图 7.6）。它依赖于呼吸管路或气道流量的监测。

为了帮助我们理解流量触发，让我们首先定义三类气流：

- 气流 A：在回路的吸气支测到的气流。
- 气流 B：在呼吸管道的呼气支测到的气流。
- 气道气流：在气道测到的气流。它可以是吸气的也可以是呼气的。

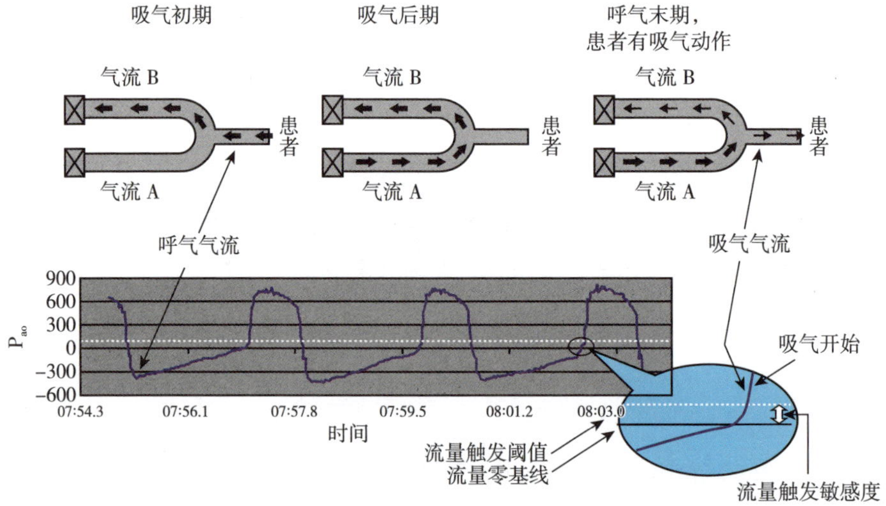

图 7.6　应用基础流量的流量触发原理

我们继续将 T_e 分为呼气早期和呼气晚期。

在呼气早期，呼吸机关闭吸气阀，并全开呼气阀以获得最大的呼气流量。呼吸管路的高压将气体排出系统，气道压力迅速下降。气流 B 和气道呼出气流快速升至最大或峰值呼气流量，然后随着管路压力的降低这些气流逐渐减低。

在呼气晚期，呼吸机试图通过：（a）减小呼气阀的开方程度以增加呼气阻力；（b）微开吸气阀以产生一个稳定的基础流量，从而重建并维持设置的基线压力，这对流量触发至关重要。

如果患者不吸气，气流 A 和气流 B 都等于基础流量，气道流量为零。

如果患者吸气，一部分基础流量流向患者，导致一个气道的吸气气流，以及气流 B 降低。

如果在气道检测到吸气气流，或者流量 A 和 B 之差达到设置的阈值，呼吸机就会被触发。

要使用流量触发，您需要开启这个功能，并设置流量触发灵敏度。灵敏度的单位是流量（L/min），如 0.5、1.0、2.0 或 5.0L/min。设置的数值越小，流量触发的灵敏度越高，反之亦然。如果流量触发的设置过于灵敏，漏气，管路积水或心搏振动可能导致误触发。解决误触发的最佳办法是消除其产生原因。如果无法做到，那么就调低灵敏度，直到误触发消失。

流量触发和压力触发孰优孰劣，意见并不一致。为了得出答案，我们必须提出另外两个问题：

- 哪种触发机制需要较少的患者努力？
- 哪种机制容易导致误触发？

用压力触发时，患者好比在吸一个空瓶以产生负压，而用流量触发时，患者好比在吸一个有孔的瓶子（即基础流量）以产生吸气流量。显然，流量触发更加轻松。至于哪种机制对患者来说更容易，不同意见可能源于不同呼吸机的技术性能差异以及这些研究中使用的灵敏度设置的差异。如果您有一台闲置的呼吸机，将其组装成系统。开机，选压力支持 PSV（pressure support ventilation，通气模式），将患者接上人工气道，然后设置不同的触发机制和灵敏度，感受触发的差异。这样很可能会得出结论，流量触发更容易。

在使用压力触发和流量触发时，误触发都可能发生。从作者的个人经验来看，在相同条件下，压力触发下，更容易发生误触发。

不要混淆触发灵敏度的数值。例如，–0.5 cmH_2O 的压力触发和 0.5 L/min 的流量触发是不能互换的。它们本质上是不同的。

注意：呼吸机系统不能区分患者触发和误触发。临床工作者需要分辨呼吸机是由患者的吸气努力触发的，还是由气动假象触发的。

手动触发

有些呼吸机提供手动触发功能，允许临床工作者直接触发呼吸机。这样的呼吸机通常在其用户界面上有一个特殊的“手动”按钮或按键。

当按下这个按钮时，呼吸机会立即或在下一次机会中插入一次额外的机械呼吸。

异常触发

一般来说，时间触发和手动触发具有高度的可靠性。异常触发几乎总是与流量触发或压力触发有关，主要有两种形式（见表 7.3）。

表 7.3　异常触发的常见根本原因

误触发	触发迟钝或延迟触发
◆触发设置过于灵敏 ◆ PEEP 不稳定 ◆管路或气道处漏气 ◆管路积水 ◆呼吸机监测异常	◆触发设置不够灵敏 ◆肺过度膨胀 ◆患者吸气努力弱 ◆信号传输路径阻塞（如新生儿气管插管扭曲） ◆呼吸机监测异常

误触发：如上所述，在没有患者吸气努力的情况下，呼吸机自动触发。

无响应或漏触发：患者吸气时，呼吸机却不予反应。另一种形式是，呼吸机确实对患者的努力做出反应，但有明显的延迟，即延迟触发。

7.2.2　切换

切换指吸气终止，它决定了 T_i 的长度（见图 7.7）。时间切换和流量切换是常用的两种切换机制。因为 BCT 是 T_i 和 T_e 之和。BCT 固定，T_i 的增加就意味着 T_e 的相应减少，反之亦然。

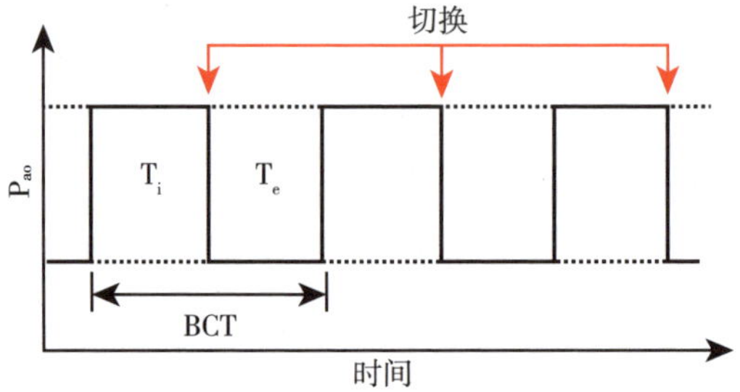

图 7.7　切换是指吸气的结束

时间切换

时间切换是最简单的切换形式：当设置的 T_i 结束时，呼吸机从吸气切换到呼气。时间切换适用于所有控制呼吸和所有辅助呼吸。时间切换可以通过四种方法实现：（a）T_i 方法；（b）I∶E；（c）%T_i 方法；（d）峰值流量方法。其中，I∶E 比例和 T_i 方法最为常用。

T_i 方法

在这种方法中，操作者直接设置 T_i，单位为 s。一旦设置的 T_i 结束，呼吸机就会结束吸气并开始呼气。T_i 方法适用于容量呼吸、压力呼吸和自适应呼吸。

I∶E 比例方法

BCT 是 T_i 和 T_e 之和。在任何 BCT 中，T_i 和 T_e 部分之间总是存在一个比例。这就是 I∶E 比例。冒号左边的数字代表 T_i 部分，右边的数字代表 T_e 部分。假设我们将呼吸频率设置呼吸为 10 次 / 分，I∶E 比例设置为 1∶2。那么得到的 BCT 就是 6s，T_i 是 2s，T_e 是 4s。表 7.4 显示了 10 次 / 分呼吸 I∶E 比例中的 T_i 和 T_e。

表 7.4　10 次 / 分呼吸时吸气时间（T_i）、呼气时间（T_e）与 I∶E 之间的关系

设置吸:呼比	1∶3	1∶2	1∶1	2∶1	3∶1
吸气时间 T_i（s）	1.5	2.0	3.0	4.0	4.5
呼气时间 T_e（s）	4.5	4.0	3.0	2.0	1.5
BCT（s）	6.0	6.0	6.0	6.0	6.0

I∶E 比例方法有两大优点：(a) 改变 I∶E 比例和 / 或 BCT 会引起 T_i 和 T_e 的同步变化；(b) T_i 和 T_e 之间的关系呈现得很清楚。其缺点是我们无法直接看到以 s 计的 T_i 和 T_e，需要心算。请注意：如果患者有主动呼吸，实际的 BCT、T_i 和 T_e 可能会与设置值有所不同。

I∶E 比例方法适用于容量呼吸、压力呼吸和自适应呼吸。

%T_i 方法

这种方法将 BCT、T_i 和 T_e 表示为百分比，不论它们的时间长短如何，BCT 总被视为 100%。因此，如果 %T_i 设为 50%，T_e 则变为 50%。如果 %T_i 设为 33%，T_e 则变为 67%。

还可以在给定 BCT 的情况下以 s 计算 T_i 和 T_e：

$$T_i\,(s) = 设置的\ \%T_i \times BCT$$

$$T_e(s) = 剩余的\ \%T_e \times BCT$$

与 I∶E 比例方法类似，$\%T_i$ 方法也可以感受到 T_i 和 T_e 的分配比。然而，我们需要心算，才能知道 T_i 和 T_e 的时长。

尽管 $\%T_i$ 方法适用于容量呼吸、压力呼吸和自适应呼吸，其使用却并不普及。

峰值流量方法

这种方法初看起来可能有些令人困惑。你可能会疑惑 T_i 怎么能通过设置峰值流量来定义呢？

峰值流量指吸气峰值流量。此方法只适用于吸气流量恒定的容量呼吸。在这种呼吸，呼吸机输送的 V_T 是设置的 T_i 和设置的峰值流量的乘积。

$$V_T = T_i \times 设置的峰值流量$$

因此，$T_i = V_T/$ 设置的峰值流量

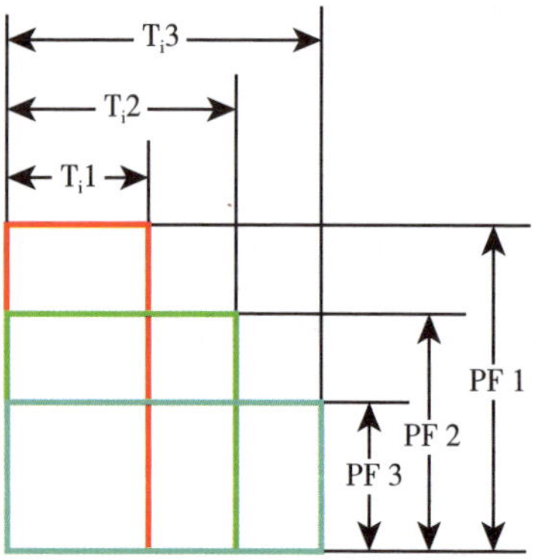

图 7.8　峰值流量 PF（高度）、吸气时间 T_i（宽度）和 V_T（总面积）之间的关系

这意味着，当峰值流量减少和 / 或 V_T 增加时，T_i 就会延长。当峰值流量增加和 / 或 V_T 减少时，T_i 就会缩短（见图 7.8）。

举个例子。我们设置 V_T 为 600mL，峰值流量设置为 36L/min（600mL/s）。所导致的 T_i 是 1.0s。在设置的吸气流量下，它需要 1.0s 的时间来完成设置 V_T（600mL）的输送。

如果峰值流量（36L/min）不变，但我们将 V_T 减少到 300mL，所导致的 T_i 就会说短到 0.5s。如果我们保持 600mL 的 V_T 不变，但将峰值流量提高到 72L/min（1200mL/s），导致的 T_i 同样是 0.5s。

流量切换

流量切换是专为主动呼吸的通气患者设计的切换机制，是支持呼吸的一个关键特性。我们稍后会讨论支持呼吸。

在压力呼吸中，吸气流量不受控制。通常，在吸气开始时吸气流量迅速升至峰值，然后逐渐降低到零。流量切换基于吸气流量的下降相（见图7.9）。无论吸气流量峰值的绝对数是多少，都被视为100%。当吸气流量降到预设的百分比时，呼吸机就从吸气切换到呼气。

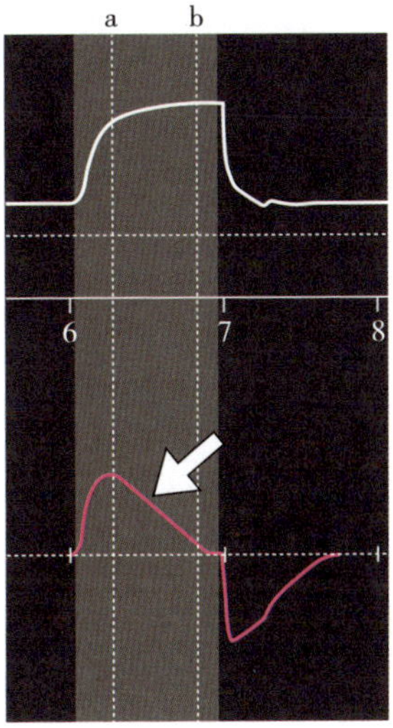

图 7.9　流量切换基于吸气流量的下降相（a和b之间）

流量切换的设置在一些呼吸机上是可调的，而在另一些呼吸机上是固定的。如果呼吸机有可调的流量切换，那么所有提供支持呼吸的通气模式都有一个控制设置。流量切换的这个专有控制在不同的呼吸机有不同的名称，我们将在内容9中介绍。如果流量切换不可调，则设置水平通常固定在25%。

流量切换的控制允许在一定程度上影响支持呼吸的 T_i；设置的百分比越高，实际的 T_i 就越短，反之亦然（见图7.10）。这个技术特性有助于优化患者—呼吸机同步性。

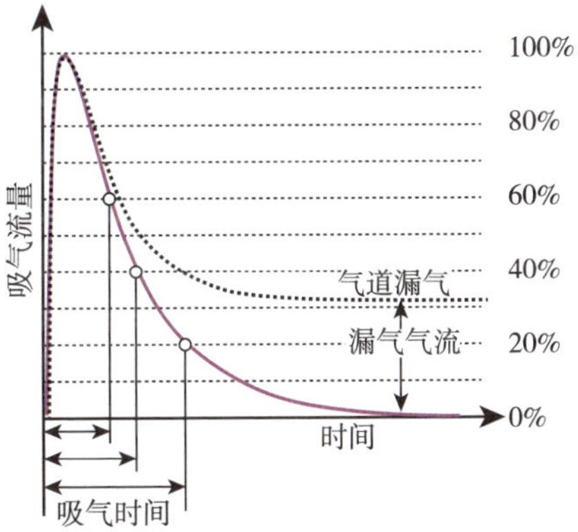

图 7.10　流量切换不同的设置对应不同的 T_i

如果设置的百分比很低（例如10%），并且在呼吸管路或气道有明显漏气，流量切换可能失败，因为吸气流量不会降至设置水平。结果导致的无限长的吸气，这在临床上是无法接受的。

为了防止这种可能的并发症，临床工作者应该做两件事：（a）设置流量切换至少40%；（b）尽可能减少漏气。

由于流量切换可能失败，在呼吸机设计上必须加一个备用时间切换，其控制被称为最大吸气时间（T_i max）。在一些呼吸机中，操作者可以设置这个控制来限制通气时间；如果流量切换失败，呼吸机可以根据该备用设置进行切换。在有些呼吸机中，这个设置是固定的，无须临床工作者调整。

压力切换

压力切换通常被用作容量呼吸的一个保护性措施。

在容量模式下，呼吸机精确控制吸气气流的输出。由此产生的气道峰压取决于峰值（吸气）流量的设置和患者的呼吸阻力及顺应性。正如我们所知，持续的高气道峰压可能会造成压力性肺损伤。

为防止这种可能的并发症，在设置报警时，气道峰压的上限有两个功能，不仅作为一个报警阈值，还作为压力切换的阈值。这意味着，当气道峰压达到设置阈值时，呼吸机会立即从吸气切换到呼气，结果是 T_i 短于设置，V_T 也小于设置。在这种情况下，可能有三种报警机制被激活：气道压力过高、V_T 过低和分钟通气过低。

注意：除非你能立即识别并消除气道峰压过高产生的原因，否则将不可避免地导致通气不足，而且令人讨厌的报警机制将会持续。

7.2.3 控制

触发和切换决定了机械呼吸时间，而第三个变量“控制”指的是呼吸机控制向呼吸管路释放气体的机制。

从根本而言，控制只有两种类型：容量控制和 $P_{control}$（pressure control，压力控制）。在任何给定的时间，呼吸机要么控制容量要么控制压力，而不能同时控制两者。压力控制有一变体叫作自适应控制，对于一些呼吸机使用混合控制，我们将逐一解释。

容量控制

容量控制的更贴切的名字是流量控制，因为在吸气期间，呼吸机控制的是流量，即向呼吸管路释放的吸入气的流量。在吸气结束时，设置 V_T 的释放正好完成。

容量控制有三个主要参数：V_T，T_i 和峰值流量。我们通常只需设置 V_T 和 T_i，或者设置 V_T 和峰值流量。呼吸机会自动计算出第三个参数。

容量控制有一个次要参数：(吸气)流量波形，指流量—时间曲线的吸气气流轮廓。最常见的流量波形是方波流量（即恒定的吸气气流）。有些呼吸机的容量控制只提供方波流量。而一些现代呼吸机也可能提供其他流量波形。常见的流量波形如图 7.11 中所示。

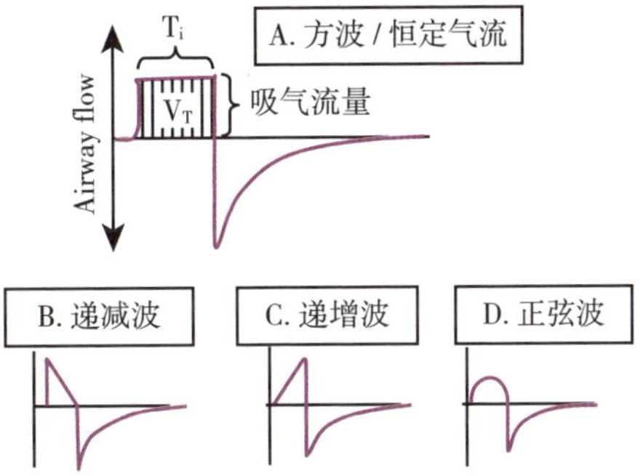

图 7.11　容量呼吸的吸气气流有 4 种常见波形

容量控制的主要优点是稳定的 V_T 和分钟通气量，这让临床工作者比较安心。然而，容量控制有 4 个固有缺点：

- 在容量控制下，呼吸机决定了吸入气输送的所有重要方面。如果患者有较强的自主呼吸，这是呼吸机难以控制的。这解释了为何在容量模式下常常出现患者—呼吸机的不同步。
- 即使在正常条件下，呼吸机输出的 V_T 总会高于患者实际得到的 V_T，因为在弹性呼吸管路中的气体被压缩。如果患者要得到预期的 V_T，呼吸机向呼吸管路输出的气体量大于设置的 V_T。
- 容量控制无法进行漏气补偿。呼吸机严格按设置向呼吸管路输出气体。系统漏气可以大幅减少患者获得的 V_T——造成通气不足。
- 容量控制时，气道峰压是变化的。持续的高 PIP（peak inspiratory pressure，吸气峰压）可能损伤肺。

压力控制

正因为容量控制的这些缺点，它已经渐渐地被压力控制所取代。

应用压力控制，呼吸机首先根据设置描绘一个目标气道压力的轮廓。开始吸气时，呼吸机不断调整输出气流，以尽量缩小实际气道压力和目标压力曲线之间的差距（见图 7.12）。如果监测到的压力远低于目标压力，呼吸机会增加输出气流。如果监测到的压力略低于目标压力，它将减少输出气流。如果两者压力相等，则停止输出。

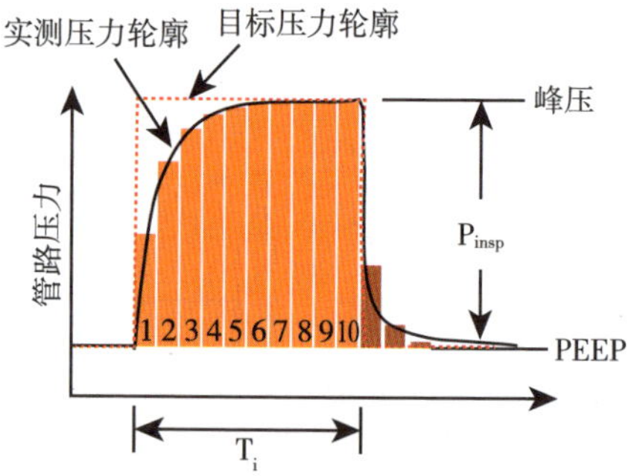

图 7.12　在压力呼吸中产生吸气压力的机制

压力控制有两个主要参数：T_i 和 P_{insp}（inspiratory pressure，吸气压力）。P_{insp} 被定义为在基线压力（PEEP）之上所施加的正压。P_{insp} 驱动气体入肺。P_{insp} 的单位是 cmH_2O。在 Hamilton Medical 的呼吸机中，P_{insp} 有两个名称：对于支持呼吸是 $P_{support}$（pressure support，压力支持），对于控制呼吸和辅助呼吸是 $P_{control}$。

$P_{control}$ 机制有一个次要参数：P_{ramp}（压力斜坡）或压力上升时间（见图 7.13）。它被定义为在吸气开始时，PAW 上升到目标压力所需的时间。P_{ramp} 越短，加压越迅速，反之亦然。P_{ramp} 控制用于改变加压速度。

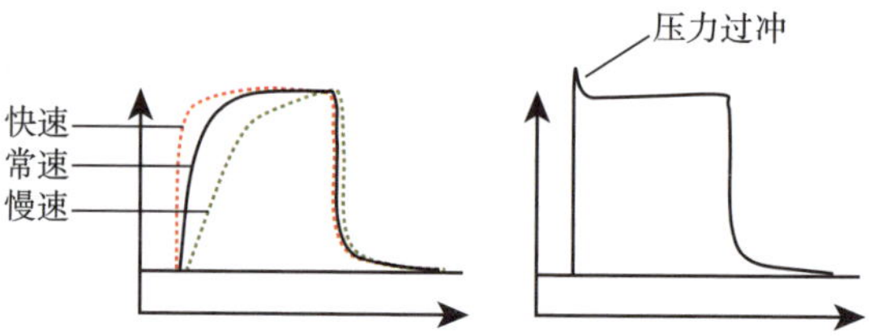

图 7.13　P_{ramp} 和压力过冲的含义

如果我们将容量控制比作一个独裁者，那么 $P_{control}$ 就差不多相当于一个自由主义者，因为 V_T 和吸气流量可以根据患者需要而改变。这意味着自主呼吸的患者可能改变所得到的吸气流量和 V_T，从而导致患者—呼吸机的同步性更好。

当系统出现漏气，导致呼吸管路压力下降时，呼吸机的反应是增加输出气流。这就是所谓“漏气补偿”的工作原理。通过 $P_{control}$，呼吸机可以有效地补偿适度的漏气。

在 $P_{control}$ 下，为了提高患者舒适度而付出的代价是变化的 V_T。可能影响 V_T 的关键因素包括：（a）吸气峰压；（b）患者的呼吸力学；（c）患者的呼吸努力。在不利条件下，产生的 V_T 可能比期望值小得多或者大得多。为了保护患者，需要适当设置 V_T 报警和分钟通气量报警的上限和下限。

自适应控制

容量控制和 $P_{control}$ 各有优点和缺点。自适应控制的产生综合了两者的优点，是为尽量减小其缺点所做的努力。自适应控制在本质上是 $P_{control}$ 的一种变体。

在经典的 $P_{control}$ 中，P_{insp} 是设置好的，PIP 是稳定的，而产生的 V_T 可能变化。相比之下，在自适应控制中，临床工作者设置目标潮气量，而不是 P_{insp}。每次呼吸后，呼吸机比较实测 V_T 和目标潮气量，自动调节 P_{insp} 以缩小两者的差距。如果实测 V_T 低于目标潮气量，就增加 P_{insp}。实测 V_T 高于目标潮气量，就降低 P_{insp}。如果两者相等，则保持 P_{insp} 不变。在每次机械呼吸之后，呼吸机都会自动进行这样的压力调节。

自适应控制可能被误认为是容量控制，因为两者都需要设置 V_T。除此之外，这两种机制没有任何共同之处。图 7.14 展示了容量、压力和自适应控制的典型流量和压力波形。

自适应控制的主要优点包括：（a）实测 V_T 可稳定于设置水平，特别是针对被动通气的患者；（b）自适应控制保留了 $P_{control}$ 的大部分优点。

为了获得最佳效果，自适应控制对临床工作者有一项不常被提及的硬性要求：他们必须根据患者当前的呼吸需求来调节目标潮气量，因为呼吸需求可能会随着时间改变。

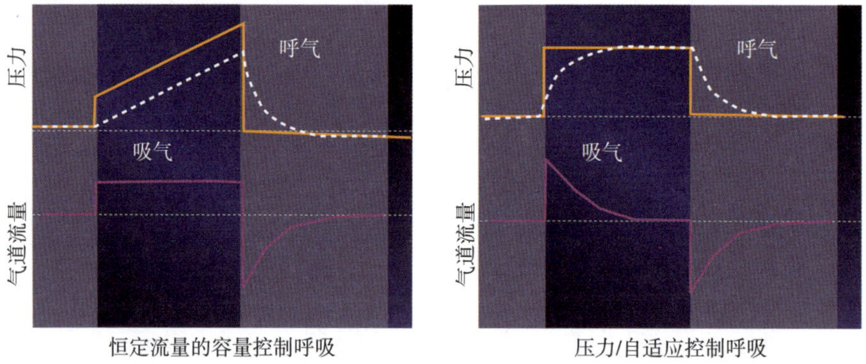

图 7.14　在一个被动模型，恒定流量的容量控制呼吸（左）和压力 / 自适应控制呼吸（右）的压力和流量波形。白色虚线曲线表示 P_{alv}

一个糟糕的情况是目标容量设置低于当前需求。患者必须努力呼吸以满足需求。由于实测 V_T 超过了设置的目标潮气量，呼吸机降低吸气压力。最后，患者承担了所有的呼吸做功，呼吸机几乎什么都没干。

混合控制

混合控制指在单次呼吸内，呼吸机在容量控制和压力控制之间转换的机制。

混合控制的例子包括 Bird 8400 ST_i 呼吸机上的容量保证压力支持（VAPS）模式、Maquet 呼吸机上的容量控制模式和 Dräger 呼吸机上的压力限制通气（PLV）。图 7.15 展示了容量保证压力支持波形。混合控制不容易理解，尚未流行。Robert Chatburn 的机械通气分类将混合控制称为双重控制。

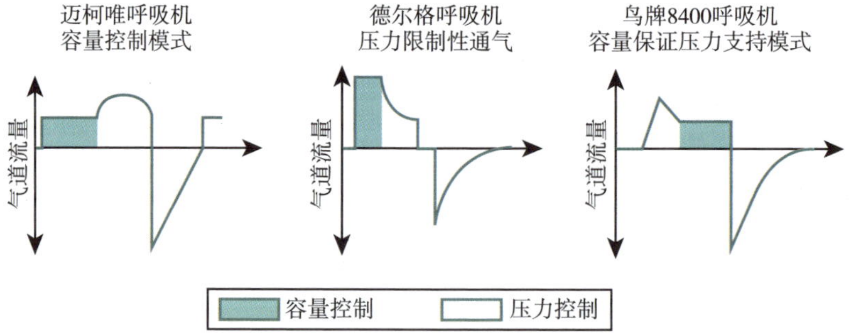

图 7.15　三种混合控制呼吸的流量波形

7.2.4 目标

目标有时也被称为限定。

控制机制定义了呼吸机如何控制吸入气体的输出。在任何一种控制机制下，呼吸机都可以提供不同程度的机械呼吸。而目标正是被用于定义机械呼吸的程度或规模。

目标完全取决于所使用的控制机制。在容量控制下，目标是潮气量。在压力控制下，目标参数是 P_{insp}。在自适应控制下，目标参数是目标潮气量。

当设置的目标达到时，呼吸机通常会停止继续向管路内输出气体。可根据设置的 T_i，决定是否立即开始呼气。

7.2.5 基线压力（PEEP）

PEEP 就是基线压力，呼吸机在基线之上间歇施加正压。在所有的呼吸机 PEEP 都是可调的，PEEP 对应于大气压力，产生于呼气气流和呼气阀的阻力之间的相互作用（见图 7.16）。

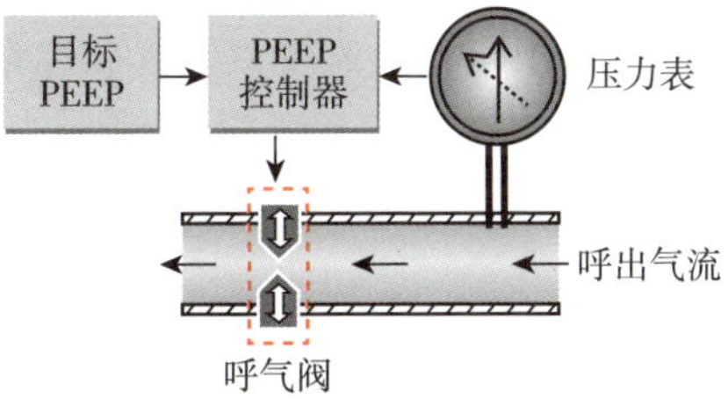

图 7.16 呼气阀动态调节以维持预期水平的稳定基线

PEEP 本身就具有治疗作用，因为它可以增加 FRC、改善肺泡气体交换、保持肺泡开放，甚至改善肺顺应性。

对于所有无明显肺部病变的通气患者，首选适度的 PEEP，即 3 ~ 5 cmH_2O。如果患者有限制性肺病，如 ARDS，临床上可能需要较高的 PEEP。在插管和通气中的患者不建议将 PEEP 设置为零，尽管技术上可以这样设置。

7.3 从变量到机械呼吸

到目前为止，我们已经查看了所有五个基本变量。有了这些知识，我们可以进一步探讨我们建筑的上一层：机械通气的类型。实际上，我们只需要三个变量来进行这个讨论，即触发、切换和控制，因为 PEEP 适用于所有的呼吸类型，而目标定位依赖于控制。表 7.5 将机械呼吸类型进行了分类。

表 7.5 八种机械呼吸类型

呼吸类型	控制呼吸	辅助呼吸	支持呼吸
容量呼吸	容量控制呼吸	容量辅助呼吸	—
压力呼吸	压力控制呼吸	压力辅助呼吸	压力支持呼吸
自适应呼吸	自适应控制呼吸	自适应辅助呼吸	自适应支持呼吸

根据所应用的触发和切换机制，机械呼吸可以分为控制呼吸、辅助呼吸和支持呼吸，如下：

- 控制呼吸指时间触发和时间切换的机械呼吸。
- 辅助呼吸指患者（压力或流量）触发和时间切换的机械呼吸。
- 支持呼吸是一种由患者（压力或流量）触发和流量切换的机械呼吸。

根据所应用的控制机制，机械呼吸可以是容量呼吸、压力呼吸或自适应呼吸，如下：

- 容量呼吸指应用容量控制的机械呼吸。
- 压力呼吸指应用压力控制的机械呼吸。
- 自适应呼吸指应用自适应控制的机械呼吸。

将两个维度结合起来，我们得到八种呼吸类型，如表 7.6 所示。

表 7.6 机械呼吸类型的特征

机械呼吸类型	触发方式	切换方式	控制 / 限制方式
容量控制呼吸	时间触发	时间切换	容量控制
容量辅助呼吸	压力或流量触发	时间切换	容量控制

续表

机械呼吸类型	触发方式	切换方式	控制 / 限制方式
压力控制呼吸	时间触发	时间切换	压力控制
压力辅助呼吸	压力或流量触发	时间切换	压力控制
压力支持呼吸	压力或流量触发	流量切换	压力控制
自适应控制呼吸	时间触发	时间切换	自适应控制
自适应辅助呼吸	压力或流量触发	时间切换	自适应控制
自适应支持呼吸	压力或流量触发	流量切换	自适应控制

不存在容量支持呼吸，因为在容量呼吸中吸气流量受到严格控制，所以流量切换是不可能的。不要混淆机械呼吸类型与通气模式，尽管它们有类似或相同术语。例如，适应性支持呼吸类似于 Hamilton Medical 呼吸机上的一种通气模式——ASV（adaptive support ventilation，适应性支持通气）。我们刚刚说过，没有容量支持呼吸。然而，Maquet 的呼吸机有一种通气模式叫作“容量支持”。

这些机械呼吸类型至关重要，因为它们是几乎所有通气模式的基础，我们将在内容 8 中详细阐述。

当面对一个未知的通气模式时，如果你能正确地识别其基本变量和呼吸类型，你就大致知道它是如何运作的，以及应该在哪里使用，无须管它的名称是什么。

参考文献

Chatburn R L. Classification of ventilator modes：update and proposal for implementation. Respir Care ,2007（5）：301-323.

8 机械通气模式

8.1 通气模式概述

在内容 7 中，我们学习了：

- 各种机械呼吸以五个基本变量为特征，每个变量都有一个或多个机制。
- 这些变量的不同组合定义了八大类机械呼吸。
- 通气模式以其机械呼吸类型为特征。

本部分内容专门讨论当今机械通气领域的一个热议话题——通气模式。

8.1.1 通气模式：只是诸多要点之一

通气模式，也称为通气方式或呼吸机模式。“新型机械通气模式”是重症医学和呼吸治疗专业会议上许多发言的主题。

然而，通气模式只是机械通气的诸多要点之一。为了获得机械通气的最佳结果，我们必须关注所有要点，而不仅仅是通气模式。这些要点在图 8.1 中显示。

我们将揭开通气模式的面纱，重点关注它们的定义、分类和应用。

8.1.2 通气模式的定义

让我们从通气模式的定义开始。

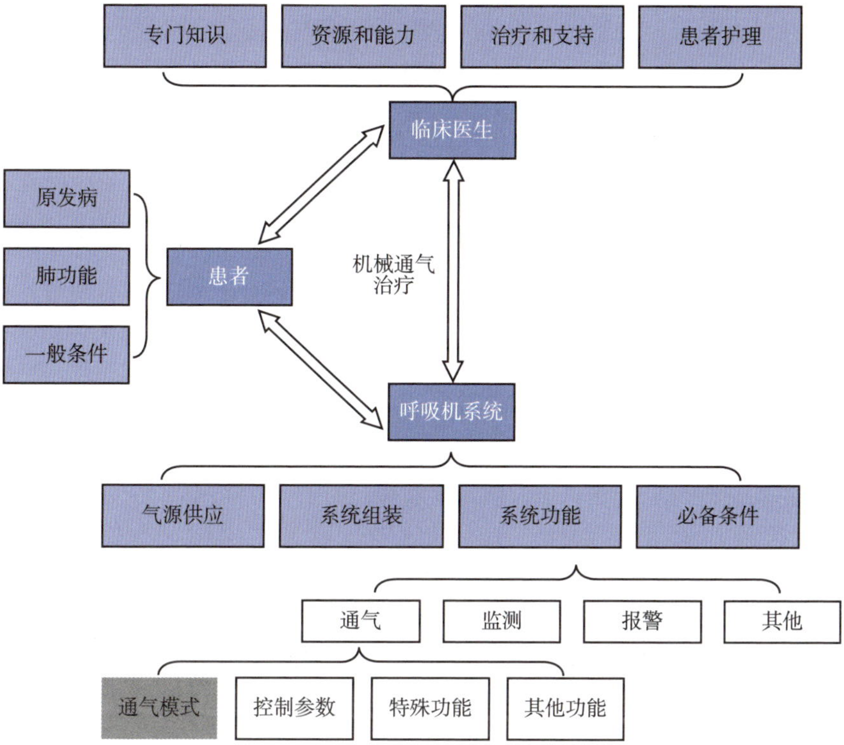

图 8.1　通气模式在全景图中的真实位置

我们需要排除不属于通气模式的东西：

- 机械通气的基本气动原理不是通气模式。这些基本原理包括 IPPV，INPV 和 HFV。

  请注意，Evita 呼吸机（Dräger）有一种叫作“IPPV”的模式，大致相当于本书所述的容量辅助 / 控制（A/C）模式。

- 有创机械通气和无创机械通气不是通气模式。它们代表了人工气道到自然气道的两种不同的连接方式，每种方式都可以与多个通气模式并用。
- 特殊通气功能，诸如插管（阻力）补偿、雾化和防窒息后备通气等，并非通气模式。在多种模式下这些功能都能被激活。

令人惊讶的是，我们在文献中找不到关于通气模式的全球标准定义。这就是说，对于“什么是通气模式？”这一问题，并没有一个清晰且被广泛认可的回答。以下是一些权威作者对这个问题的回答：

- 在机械通气过程中，模式是呼吸机的主要设置之一（Hess and Kacmarek，2002）。
- 通气模式可被定义为一组控制呼吸机功能的工作特点。操作模式可以被描述为呼吸机如何触发吸气和切入呼气、哪些变量在吸气期间受到限制，以及某一模式是否只允许用强制呼吸、自主呼吸或两者兼有来描述（Chang，2006）。
- 通气模式描述向患者释放呼吸的方式。与通气模式相关的术语表明了所发出的呼吸类型，以及该呼吸是如何触发、控制和切换的（Pilbeam，2004）。
- 通气模式是简短术语或首字母缩写，用来描述呼吸机在特定情况下的行为……模式是一组特定的控制和时相变量（Pilbeam，1998）。
- 通气模式表示机械呼吸机的特定工作逻辑，基于一种或多种呼吸周期管理（Iotti，2003）。
- （通气模式是）一种呼吸方式，控制和操作算法的特定组合（Chatburn，2007）。
- 通气模式指各种可能的呼吸类型与吸气相变量之间的关系（Kacmarek and Chapman，2006）。

本文作者的定义是：通气模式是一套呼吸机操作，拥有一种或多种预定义的机械呼吸类型。

在阅读本部分内容后，您可以做出自己的结论。

8.1.3 通气模式的分类

没人知道历史上到底有过多少种通气模式——旧模式消失，新模式涌现，但这个数字很可能远超过 100。

在全球范围内，呼吸模式的术语尚未标准化。呼吸机制造商和研究人员很享受为新模式命名的自由，即使改动或创新是微不足道的。结果，有些模式有相似的名字，功能却大相径庭，而另一些模式有不同的名字，功能却非常近似。这种模式术语的混乱局面不仅困扰临床呼吸机使用者，而且有潜在危险。在过去的几十年里，人们为通气模式术语的标准化付出了巨大的努力。特别是 Robert Chatburn 在这个领域做了有价值的工作。遗憾的是，由于现实原因和商业利益，这种混乱的情况不会很快终结。

本书使用了一种简单的方法对呼吸模式进行分类，以每个通气模式中的机械呼吸类型为基础进行分析。我们关注的是这些模式是什么以及它们做什么，而不是它们的名称。

模式分类

所有常见的通气模式大致可以分为三类：(a) 传统通气模式；(b) 自适应通气模式；(c) 双相正压通气模式 (见图 8.2)。

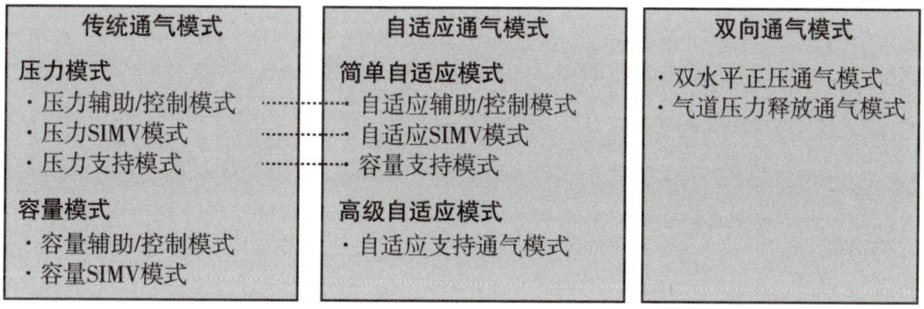

图 8.2　通气模式分类。虚线表示压力模式和自适应模式之间的内在关系

APRV：airway pressure release ventilation，气道压力释放通气；BiPAP：bilevel positive airway pressure ventilation，双水平正压气道通气；SIMV：synchronized intermittent mandatory ventilation，同步间歇指令性通气。

传统通气模式是最为成熟和广泛使用的模式。在传统模式中，呼吸机精确地按照操作人员的设置运作，换言之，所有呼吸机的设置都没有自动调节。传统模式是其他类别模式的基础。

自适应通气模式基本上也是传统模式，只不过其一个或多个控制的设置实现了自动调节。例如，在自适应辅助 / 控制模式中，P_{insp} 是自动调节的。又如，CareFusion 的 $CLiO_2$，它是一个可选功能，让呼吸机自动调整针对新生儿

患者的 F_iO_2。在更先进的自适应呼吸模式中，呼吸机可以同时自动调节好几个控制参数的设置。例如，在 Hamilton Medical 的 ASV，呼吸机能自动调节 V_T、呼吸频率和 T_i 的设置。

双相正压通气模式可以被认为是一种特殊形式的 CPAP（continuous positive airway pressure，持续气道正压通气），根据设置 P_{aw} 在两个基线压力水平之间上下切换。在任何压力水平通气患者都可以自主呼吸。这类模式包括 BiPAP 和 APRV。

8.1.4 通气模式的术语

如前所述，通气模式的术语在全球范围内尚未标准化。我们的解决方案是着眼于通气模式的本质，而不是名称。表 8.1 展示了在流行呼吸机中所用的通气模式的名称。表 8.1 为常见通气模式术语。

表 8.1 通气模式的名称

供应商	Hamilton Medical	Dräger	CareFusion	Covidien	Maquet	GE
呼吸机机型	GALILEO / G5	Evita XL	AVEA	Puritan Bennett™ 840	SERVO-i	Care station
容量辅助 / 控制	(S) CMV A/C	IPPV*	Volume A/C	AC/VC	Volume control**	VCV
压力辅助 / 控制	P-CMV P-A/C	BiPAP (mimicking)	Pressure A/C	AC-PC	Pressure control**	PCV
压力支持	Spont	CPAP, CPAP/P.Supp	CPAP PSV	Spont PSV	Pressure support CPAP	CPAP/ PSV
容量 SIMV	SIMV	SIMV, SIMV/ PS	Volume SIMV	SIMV-VC	SIMV (volume control)	SIMV-VC
压力 SIMV	P-SIMV	Not specified	Pressure SIMV	SIMV-PC	SIMV (pressure control)	SIMV-PC
自适应辅助 / 控制	APVcmv	IPPV / AutoFlow***	PRVC A/C	AC-VC+	PRVC	PCV-VG

续表

自适应 SIMV	APVsimv	SIMV / Autoflow***	PRVC SIMV	SIMV-VC+	SIMV（PRVC）	SIMV-PCVC
自适应支持通气	VS	—	—	—	Volume support	—
双相正压通气	DuoPAP APRV	BiPAP APRV	APRV/ BiPhasic	BiLevel	Bi-Vent	BiLevel

* Dräger 呼吸机中的 IPPV 是容量辅助 / 控制模式，有一个特点：如果压力限制被激活，则峰压会超过 P_{max} 的设置水平。

** 在 Maquet SERVO-i 呼吸机中，容量控制模式其实是容量辅助 / 控制，有一个特点：如果通气患者，一旦有自主呼吸，则可以改变吸气流量和时间。

*** Auto Flow 是一种模式附加功能，如果被激活，一个压力模式就被转换为相应的自适应模式。

8.1.5 机械通气的图形符号

为了帮助我们理解各种通气模式的建成部分，我们为每种机械呼吸类型指定一个特定的图形符号（见图 8.3）。

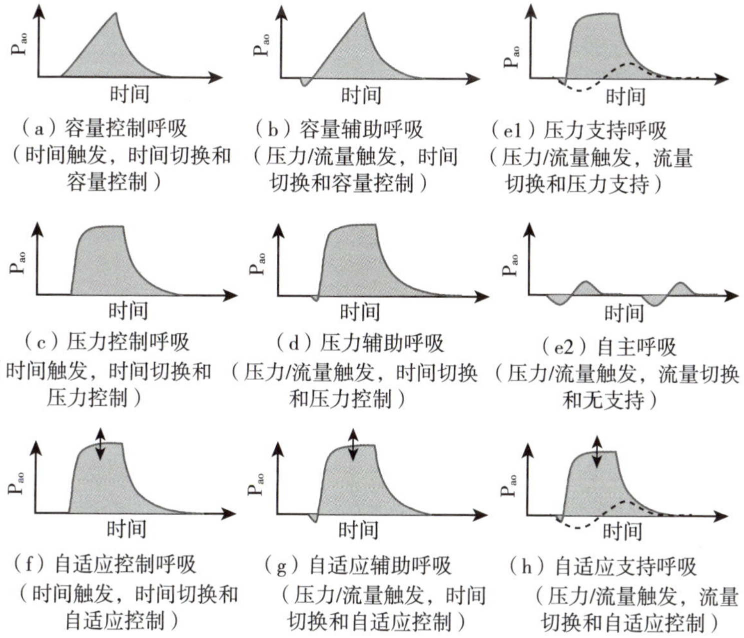

图 8.3 机械呼吸类型的图形符号

您可能会奇怪，为什么我们共有八种机械呼吸类型，却有九种图形符号？这是因为压力支持呼吸有两种，一种是有压力支持的自主呼吸（e1），另一种是没有压力支持的自主呼吸（e2）。在后一种情况下，通气患者必须通过自己吸气肌活动产生 V_T。

8.2 传统通气模式

传统通气模式已经成熟并且广为应用。在传统模式中，基准线保持在设定水平，所有变量都没有自动调节。传统模式包括五种：容量辅助 / 控制；压力辅助 / 控制；PSV；容量 SIMV；压力 SIMV。

8.2.1 容量辅助 / 控制模式

容量辅助控制模式有不同的名称（见表 8.2）。

表 8.2 容量辅助 / 控制（A/C）模式的不同名称

呼吸机机型	GALILEO / G5	Evita XL	AVEA	Puritan Bennett™ 840	SERVO-i	Care station
容量辅助 / 控制	（S）CMV or A/C	IPPV*	Volume A/C	AC/VC	Volume control**	VCV

* 在 Evita 呼吸机中，IPPV 是容量辅助 / 控制模式，有一个特殊点：如果压力限制被激活，则峰压会超过 P_{max} 的设置水平。

** 在 Maquet SERVO-i 呼吸机中，容量控制模式其实就是容量辅助 / 控制模式，有一个特点：如果通气患者一旦有自主呼吸，则可以改变吸气流量和时间。

容量辅助 / 控制模式拥有两种类型的机械呼吸：容量控制呼吸和容量辅助呼吸。表 8.3 列出了它们的特点。

表 8.3 容量辅助 / 控制模式拥有的两种类型的机械呼吸

变量	容量控制呼吸	容量辅助呼吸
触发机制	时间触发	压力触发 / 流量触发
切换机制	时间切换	时间切换
控制机制	容量控制	容量控制

使用这个模式，呼吸机操作者需设置以下控制参数：

a. V_T

b. 呼吸频率

c. T_i（或 I∶E ratio 或峰值流量）

d. 患者触发的类型和灵敏度

e. PEEP

f. F_iO_2

g. 流量波形（可能）

机械通气可以被看作一连串机械呼吸。在内容 7 中，我们学习了在单次机械呼吸时压力触发和流量触发如何工作。如果涉及两个或更多连贯的机械通气，我们需要了解另一个重要概念，即触发窗。

触发窗被定义为呼气后期的一个时间段。在这段时间内，呼吸机会对患者的触发（即压力触发或流量触发）做出响应。如果在触发窗期内检测到有效的气动信号，呼吸机就发出一次容量辅助呼吸。否则它就根据呼吸频率设置发出一次容量控制呼吸（即时间触发）。触发窗是人机同步的一个重要技术特性。如果患者完全没有自主呼吸，所有机械呼吸都是容量控制通气，则监测的呼吸频率与设置的呼吸频率相同。如果患者有自主呼吸，部分或全部机械呼吸都是容量辅助呼吸，监测的呼吸频率会高于设置的呼吸频率。

图 8.4 展示了容量辅助 / 控制模式下的典型波形。

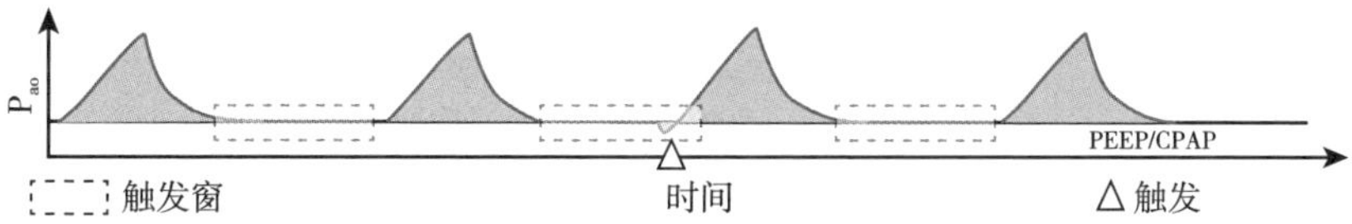

图 8.4　容量辅助 / 控制模式下的典型压力 - 时间波形

在容量辅助 / 控制模式下，基线压力（PEEP）是恒定的。

容量辅助 / 控制模式适用于被动的或部分主动呼吸的通气患者。对于主动呼吸的患者，特别是那些呼吸剧烈者，这是一个糟糕的选择，因为患者可能无法忍受僵化的气体传输方式。人机对抗极易发生。

设置合适的 V_T 和呼吸频率很关键，这样产生的肺泡通气量才能满足当前的患者需求。请注意，在机械通气期间，患者的需求可能会发生改变。一旦发生，您需要对呼吸机设置做相应调整。

容量辅助 / 控制模式允许呼吸机操作者直接控制 V_T、呼吸频率和 T_i，以获得期望的分钟通气量。它在过去曾是主流模式。随着时间的推移，其缺点变得显而易见：

- 如果通气患者有强烈的自主呼吸，人机对抗的发生率很高。
- 由此产生的气道峰压可能高得骇人。因此，设置合适的气道压力报警上限非常重要，以避免气压伤。

  注意：某些呼吸机有压力限制切换机制，（即如果监测的气道压力达到压力报警的设置上限时，即使 V_T 的递送尚未完成，呼吸机也会立即切换到呼气状态）。
- 这个模式下，漏气补偿是不可能的。

8.2.2 压力辅助 / 控制模式

压力辅助 / 控制模式有不同的名称（见表 8.4）。

表 8.4 压力辅助 / 控制模式的不同名称

呼吸机机型	GALILEO / G5	Evita XL	AVEA	Puritan Bennett™ 840	SERVO-i	Care station
压力辅助 / 控制	P-CMV P-A/C	BiPAP（mimicking）	Pressure A/C	AC-PC	Pressure control*	PCV

压力辅助 / 控制模式也拥有两种类型的机械呼吸：压力控制呼吸和压力辅助呼吸。表 8.5 列出了它们的特点。

使用这个模式，呼吸机操作者需要设置以下控制参数：

a. P_{insp}（常被称为压力控制）

b. 呼吸频率

c. T_i（或 I∶E ratio）

d. 患者触发类型和灵敏度

e. PEEP

f. F_iO_2

g. 升压时间（可能）

表 8.5 压力辅助 / 控制模式拥有的两种类型的机械呼吸

变量	容量控制呼吸	容量辅助呼吸
触发机制	时间触发	压力触发 / 流量触发
切换机制	时间切换	时间切换
控制机制	压力控制	压力控制

与容量辅助 / 控制模式一样，压力辅助 / 控制模式在呼气后期也有一个触发窗。在触发窗期间，如果检测到有效的气动信号，呼吸机就会发出一次压力辅助呼吸，否则它就会根据呼吸频率的设置发出一次压力控制呼吸（时间触发）。压力控制的设置适用于这两种呼吸类型。

在压力辅助 / 控制模式下，如果患者是被动通气的，那么所有呼吸都是压力控制呼吸，监测的呼吸频率和设置的呼吸频率大致相等。如果患者有自主呼吸，其部分或全部呼吸则是压力辅助呼吸，监测的呼吸频率通常高于设置的呼吸频率。

在压力辅助 / 控制模式下，基线压力（PEEP）是恒定的。

图 8.5 展示了压力辅助 / 控制模式下的典型波形。

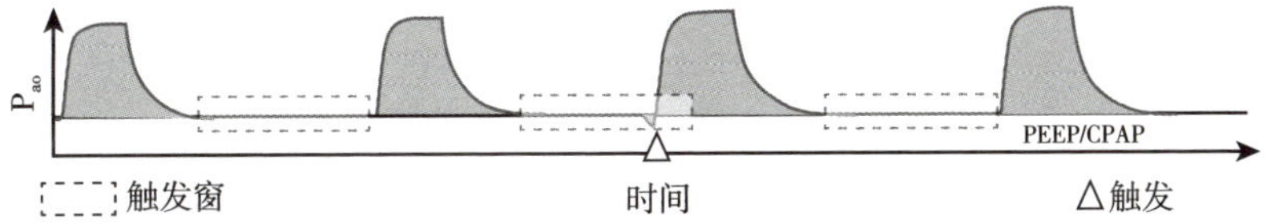

图 8.5 压力辅助 / 控制模式下的典型压力 - 时间波形

压力辅助/控制模式适用于被动通气或部分主动呼吸的患者。它也能被用于呼吸驱动较弱的主动呼吸的患者，因为这种模式允许患者影响呼吸频率、吸气流速和 V_T。与容量辅助/控制模式相比，压力辅助/控制模式发生人机对抗的概率大为下降。压力辅助/控制模式的另一个优点是，它赋予呼吸机一定程度的漏气补偿能力。

在这个模式，呼吸机操作者无法直接控制 V_T，这被视为一个缺点。如果患者的呼吸努力和/或呼吸力学发生改变，可导致 V_T 的波动。因此，临床工作者应该小心设置 V_T 报警的上限和下限。

8.2.3 压力支持通气模式（PSV）

PSV 模式有不同的名称（见表 8.6）。

表 8.6 PSV 模式有不同的名称

呼吸机机型	GALILEO / G5	Evita XL	AVEA	Puritan Bennett™ 840	SERVO-i	Care station
压力支持	Spont	CPAP, CPAP/P.Supp	CPAP PSV	Spont PSV	Pressure support CPAP	CPAP/PSV

PSV 模式只有一种类型的机械呼吸：压力支持通气。表 8.7 列出了其特点。

表 8.7 PSV 模式只有一种呼吸类型

变量	压力支持呼吸
触发机制	压力触发或流量触发
切换机制	流量切换
控制机制	压力控制

使用这个模式，呼吸机操作者需要设置以下控制参数：

a. P_{insp}（在这个模式可被称为压力支持）

b. 患者触发类型和灵敏度

c. PEEP

d. F_iO_2

e. 流量切换标准

f. 升压时间（可能）

PSV 模式只适用于主动呼吸的通气患者。对于这个患者群体，这个模式最舒适，因为患者可以影响实际频率、T_i、吸气流速和 V_T。显然，被动通气的患者是应用这种模式的禁忌证。

使用这个模式时，应打开或激活窒息（后备）通气。这种模式赋予呼吸机一定程度的漏气补偿能力。

在 PSV 模式中，基线压力（PEEP）是恒定的。

您可能会注意到在某些呼吸机中，这种模式被称为 CPAP + PSV。它表明了两种功能状态：第一种是 CPAP：即患者在一个较高的基线压力上自主呼吸，没有呼吸机支持；第二种是 PSV，即在 CPAP 的基础上，呼吸机向患者的自主呼吸提供压力支持。在这种模式中，通过改变压力支持的设置，可以实现 CPAP 和 PSV。

自主呼吸

如果压力支持被设置为 0 或接近 0，通气患者必须通过自己的呼吸努力来满足通气需求。所谓自主呼吸是指没有压力支持的机械呼吸，常被简称为 Spont（spontaneous breath）。在通气患者中，自主呼吸是一个巨大的挑战，应当仅被用于稳定且临床情况良好的患者。它们的典型应用是脱机试验，也称为自主呼吸试验。

一般而言，通气患者在一个适度的基线压力（PEEP）上进行自主呼吸。

图 8.6 显示了 PSV 模式下，无支持的自主呼吸的典型波形。

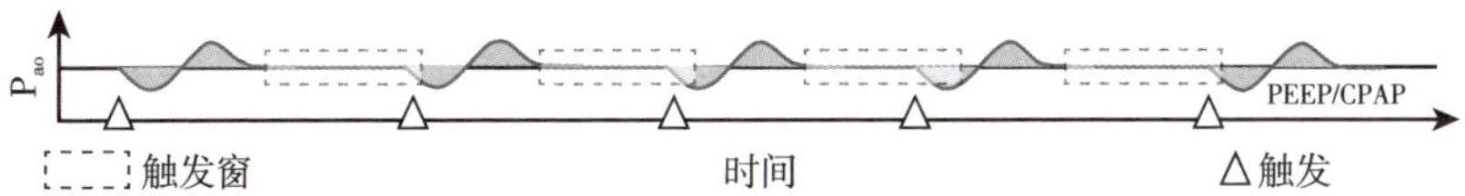

图 8.6　压力支持模式下，自主呼吸的典型压力 - 时间波形

有创机械通气时，气管插管对双向气流施加了额外的气道阻力。欲知详情请参阅内容 10.6。即使您的意图是让患者在无支持的情况下自主呼吸，也建议将压力支持设置为 3cmH_2O 或 5cmH_2O，以抵消气管插管的阻力。

从技术上讲，自主呼吸对呼吸机系统是一个性能上的挑战。良好的 PEEP 性能需要优秀的灵敏度和系统响应能力。理想情况下，即使患者自主呼吸强烈，基线压力也应保持稳定。

压力支持呼吸

如果临床工作者将压力支持设置为 10 cmH_2O 或更高，患者的自主呼吸就得到压力支持。在这种情况下，呼吸机承担所需呼吸做功的大部分。

PSV 适用于主动呼吸的通气患者，但其自身的吸气努力不足以满足其所需的通气需求。

图 8.7 显示了 PSV 模式下，压力支持呼吸的典型波形。

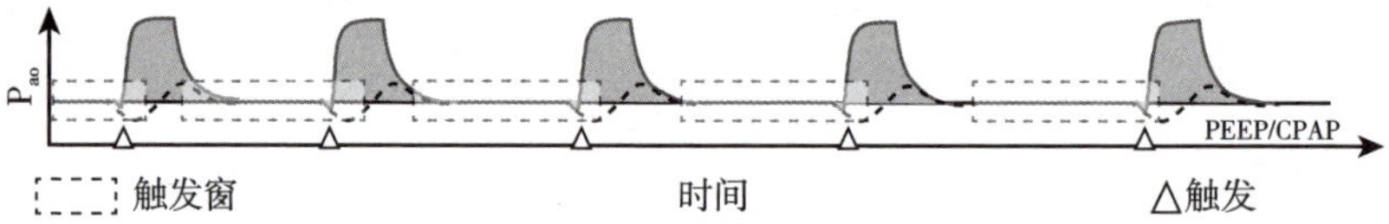

图 8.7　PSV 模式下，压力支持呼吸的典型压力 - 时间波形

按照设计，在 PSV 模式下，呼吸机只在被压力或流量触发时才发出一次机械呼吸。这在临床上显然是危险的，因为各种临床问题都可以导致本来有自主呼吸的通气患者，突然停止呼吸活动（呼吸暂停）。为了防止这种潜在风险发生，强烈建议临床工作者应用 PSV 模式时，激活一种叫“后备窒息通气”或“窒息通气”的保护机制。我们将在内容 10.5 讨论后备窒息通气。

在这种模式下，压力支持水平代表呼吸机支持的程度。压力支持应该多高呢？要回答这个问题，我们必须考虑 3 个因素：

- 患者的通气需求：在机械通气期间，这个需求可能会有相当大的变化（例如，伴随发烧和焦虑而增加）。
- 呼吸系统的现状：机械通气患者的呼吸系统功能可能严重受损。

◆ 机械通气治疗的当前目标：在不同阶段，机械通气治疗有不同的目标。当我们想要让急性期疲惫不堪的患者得到休息时，我们会设较高的压力支持。在脱机期间，我们会逐步降低压力支持。

最后，PSV 是几种新型通气模式的共同基础，包括 Smart Care、NAVA 和 PAV。

8.2.4 容量同步间歇指令通气模式

"指令"有时亦被译为"强制"，所以这个模式有时叫容量同步间歇指令通气。

SIMV 是同步间歇指令通气的英文缩写，它源自 IMV。在现代呼吸机中，SIMV 完全取代了 IMV。

SIMV 有三种形式：容量 SIMV、压力 SIMV 和自适应 SIMV。我们将分别在内容 8.2.4、内容 8.2.5 和内容 8.3.4 中对它们进行了讨论。

容量 SIMV 模式有不同的名称（见表 8.8）。

表 8.8 容量 SIMV 模式有不同的名称

呼吸机机型	GALILEO / G5	Evita XL	AVEA	Puritan Bennett™ 840	SERVO-i	Care Station
容量 SIMV	SIMV	SIMV, SIMV/PS	Volume SIMV	SIMV-VC	SIMV（volume control）	SIMV-VC

容量 SIMV 模式拥有三种类型的机械呼吸：容量控制呼吸、容量辅助呼吸和压力支持呼吸。它们的特性如表 8.9 所示。

表 8.9 容量 SIMV 模式拥有的三种机械呼吸类型

变量	容量控制呼吸	容量辅助呼吸	压力支持呼吸
触发机制	时间触发	压力 / 流量触发	压力 / 流量触发
切换机制	时间切换	时间切换	流量切换
控制机制	容量控制	容量控制	压力控制

使用这个模式，呼吸机操作者需要设置以下控制参数：

a.V_T

b. 呼吸频率（也称为 SIMV 频率）

c.T_i 或 I∶E ratio

d.$P_{support}$

e. 患者触发类型和灵敏度

f. 流量切换标准

g. 升压时间（可能）

h.PEEP

i.F_iO_2

容量控制呼吸由控制设置 a、b 和 c 定义。容量辅助呼吸由控制设置 a、c 和 e 定义。压力支持呼吸由控制设置 d、e、f 和 g 定义。

在容量 SIMV 模式下，呼吸机根据设定的 SIMV 频率发出容量控制呼吸。然而，如果呼吸机在触发窗内检测到有效的压力或流量触发信号，它会发出一次容量辅助呼吸，代替原本的容量控制呼吸。在连续的两次容量控制或辅助呼吸之间，通气患者被允许插入自主呼吸，无论有无压力支持。

容量 SIMV 模式的行为会因设置的呼吸频率（即 SIMV 频率）有很大不同。

如果设置的频率较高，两次连续的控制或辅助呼吸之间的间隔很短，以至于无法插入自主呼吸（见图 8.8）。此时，该模式的行为类似于定量辅助 / 控制模式。

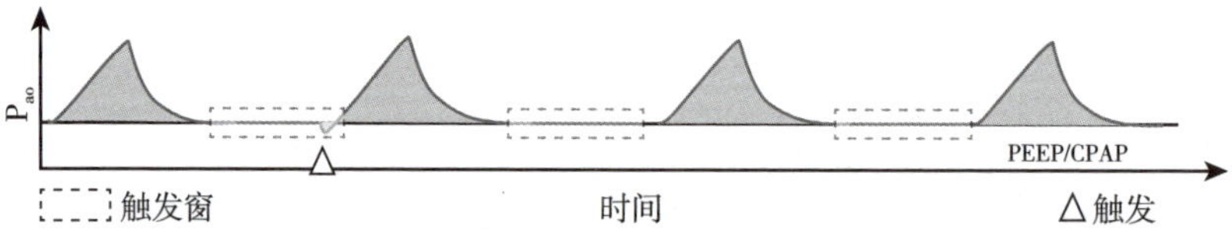

图 8.8　容量 SIMV 模式的典型压力 - 时间波形（设置 SIMV 频率较高）

如果设置的呼吸频率很低，两次连续的控制或辅助呼吸之间的间隔足够长，就有可能插入多次自主呼吸（见图 8.9 和图 8.10）。该模式的行为类似于 PSV 模式。

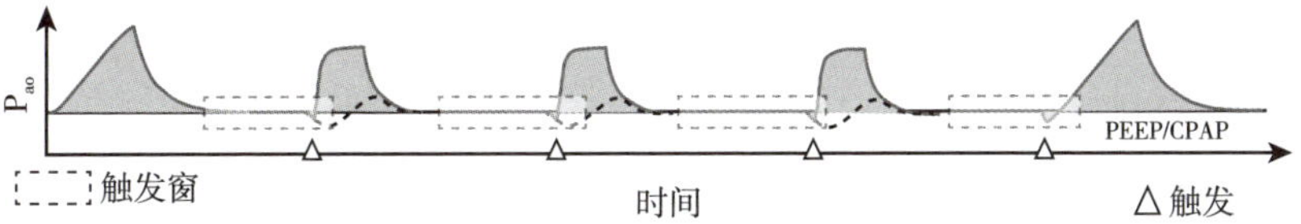

图 8.9　容量 SIMV 模式的典型压力 - 时间波形（设置 SIMV 频率较低，插入的是压力支持呼吸）

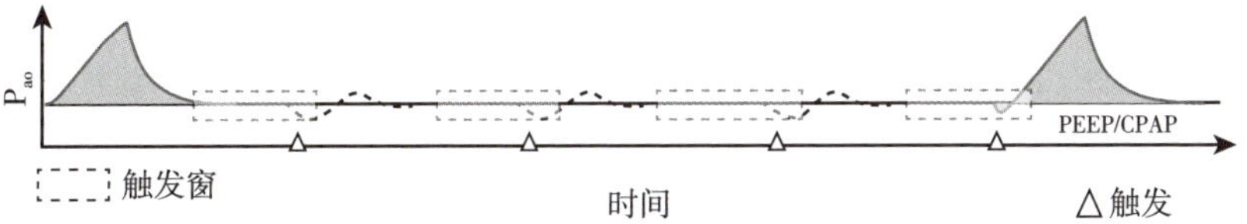

图 8.10　容量 SIMV 模式的典型压力 - 时间波形（设置 SIMV 频率较低，插入的是自主呼吸）

容量 SIMV 模式有两大优点。首先，容量 SIMV 模式非常灵活：根据设置的 SIMV 频率，它可以模拟容量辅助 / 控制模式或 PSV 模式。这个模式可以从插管用到拔管；因此，它被称为“万能模式”。临床医生青睐容量 SIMV 模式，因为有了它就不需要改变通气模式，有时改变通气模式并不容易。其次，其实际的分钟通气量总是大于指令性容量呼吸所造成的最小分钟通气量。

容量 SIMV 模式的主要缺点是，它混合了容量呼吸和压力呼吸，可能会让通气患者感到不舒服。

此外，容量 SIMV 模式有很多控制参数。临床工作者需对它们有透彻的了解，才能恰当地设置和调整它们。

8.2.5　压力同步间歇指令通气模式（压力 SIMV）

压力 SIMV 模式有不同的名称（见表 8.10）。

表 8.10　压力 SIMV 模式有不同的名字

呼吸机机型	GALILEO/ G5	Evita XL	AVEA	Puritan Bennett™ 840	SERVO-i	Care Station
压力 SIMV	P-SIMV	Not specified	Pressure SIMV	SIMV-PC	SIMV（Pressure control）	SIMV-PC

压力 SIMV 模式拥有三种类型的机械呼吸：压力控制呼吸、压力辅助呼吸和压力支持呼吸。它们的特点见表 8.11。

表 8.11 压力 SIMV 拥有三种类型的机械呼吸

变量	容量控制呼吸	容量辅助呼吸	压力支持呼吸
触发机制	时间触发	压力 / 流量触发	压力 / 流量触发
切换机制	时间切换	时间切换	流量切换
控制机制	压力控制	压力控制	压力控制

在这种模式下，呼吸机操作者需要设置以下控制参数：

a. 压力控制

b. 呼吸频率（也称为 SIMV 频率）

c. T_i 或 I∶E ratio

d. $P_{support}$

e. 患者触发类型和灵敏度

f. 流量切换

g. 升压时间（可能）

h. PEEP

i. F_iO_2

压力控制呼吸由控制设置 a、b、c 和 g 定义。压力辅助呼吸由控制设置 a、c、e 和 g 定义。压力支持呼吸由控制设置 d、e、f 和 g 定义。

在压力 SIMV 模式下，呼吸机根据 SIMV 频率的设置发出压力控制呼吸。然而，如果呼吸机在触发窗内检测到有效的压力或流量触发信号，则会提供一次压力辅助呼吸。在两次连续的压力控制呼吸或辅助呼吸之间，通气患者可以插入自主呼吸。

压力 SIMV 模式的行为会因设置的呼吸频率（即 SIMV 频率）有很大不同。

如果设置的频率较高，两次连续的控制或辅助呼吸之间的间隔很短，以至于无法插入自主呼吸（见图 8.11）。此时，该模式的行为类似于压

力辅助 / 控制模式。

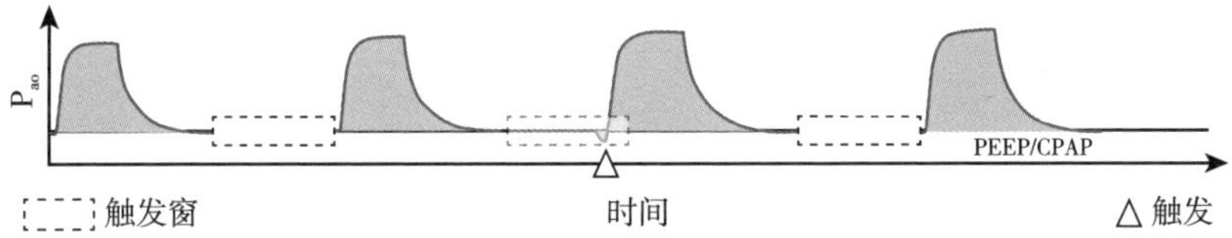

图 8.11 压力 SIMV 模式的典型压力 – 时间波形（设定 SIMV 频率较高）

如果设置的呼吸频率很低，两次连续的控制或辅助呼吸之间的间隔足够长，可以插入多次自主呼吸（见图 8.12 和图 8.13），该模式的行为就类似于 PSV 模式。

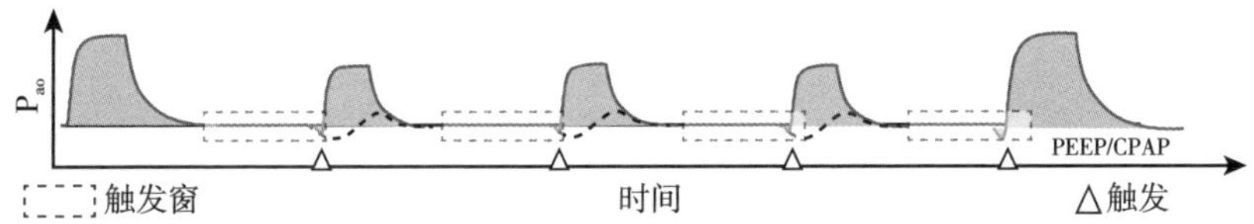

图 8.12 压力 SIMV 模式的典型压力 – 时间波形
（设置 SIMV 频率较低，插入的是压力支持呼吸）

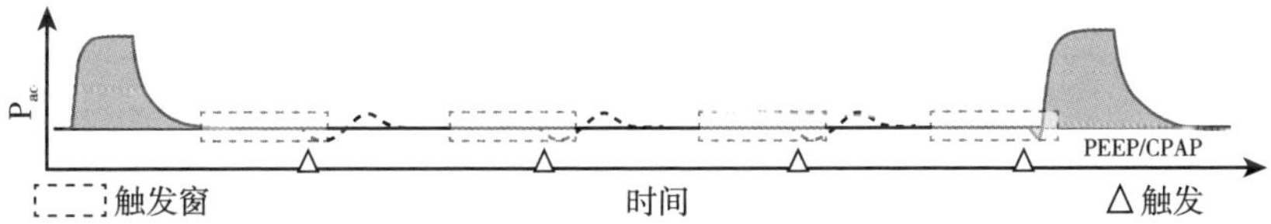

图 8.13 压力 SIMV 模式的典型压力 – 时间波形（设置 SIMV 频率较低，插入的是自主呼吸）

类似于容量 SIMV 模式，压力 SIMV 模式可以从插管用到拔管，无须更改模式。

这两种模式的明显差异在于，压力 SIMV 模式下所有类型的机械呼吸都是压力控制的。这意味着无法保证一个每分钟最小的通气量。不过这避免了由于压力呼吸和容量呼吸的反复切换而导致患者不适。

此外，压力 SIMV 模式也有很多控制参数。临床工作者需对它们有透彻的了解，才能恰当地设置和调整它们。

8.3 自适应通气模式

8.3.1 自适应通气模式概述

定义

自适应通气模式是一种先进通气模式，它会根据监测输入和特殊算法，自动调节一个或多个控制参数的设置。所有的自适应通气模式都源自压力控制的模式。

自适应通气模式可以有两种定义方式。狭义地说，自适应通气模式会根据监测输入，自动调节吸气压力，以保证目标潮气量。在本书中我们将使用这个定义。然而，广义地说，自适应通气模式包括所有会根据监测输入自动调节一个或多个主要控制参数的模式。

自适应通气模式解决什么样的问题?

在机械通气过程中，患者的状态可以发生改变，以下的变化可以单独出现，也可以联合出现（见图 8.14）：

- 患者的通气需求。
- 患者的呼吸力学（气道阻力和呼吸顺应性）。
- 患者的肺功能状态。
- 患者的自主呼吸活动。
- 呼吸机系统的功能状态。

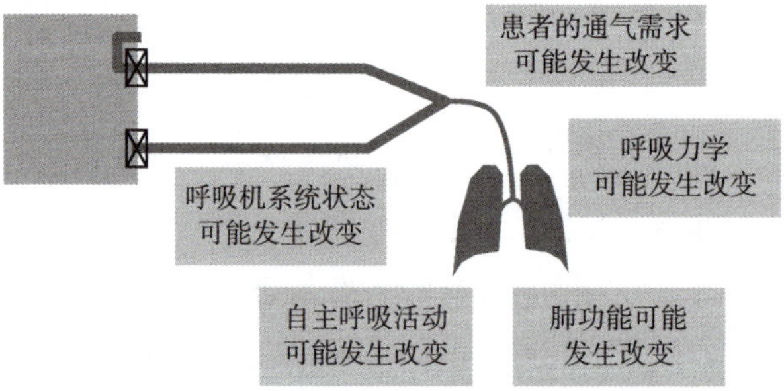

图 8.14　在现实中，呼吸机系统常常是动态变化的

根据传统的设计理念，呼吸机系统是一个用于机械通气的“刚性”工具。说呼吸机系统是“刚性”的，因为它必须不折不扣地根据临床工作者的设置运行，无论这些设置是否合适。只有临床工作者才能改变或影响呼吸机系统的运行。

假设，临床工作者做了最佳的参数设置，然而数小时后通气患者的情况发生变化，原来的设置可能会变得不太合适甚至不可接受。现在临床工作者必须重新调整这些设置。这项工作相当繁重，尤其是通气患者处于急性期或不稳定期。

此外，呼吸机设置的重新调整高度依赖专业知识，唯有熟练掌握的人才能做出最佳设置。不恰当的呼吸机设置可能会使患者的情况更糟。

在没有人为干预的情况下，如果呼吸机变得智能，能不能自动调整参数的设置？这个问题已经撼动了呼吸机的传统设计理念，并开启了其智能化或自动化机械通气的新时代。

工作原理

所有自适应通气模式都基于闭环控制理论。它也是工业自动化的基础。

图 8.15 说明了闭环控制的基本原理，它有 6 个组成部分：

- 临床工作者的指令定义了目标（例如，目标潮气量）。
- 控制器：这是一个软件算法，它接收监测输入，与设定的目标进行比较，决定呼吸机如何反应，并向执行器发送指令。
- 执行器：就是呼吸机系统，它会根据临床工作者的设置和自动调节进行机械通气。
- 对象：患者的呼吸系统。
- 输出：这是执行器和对象相互作用的结果。如果两者或任何一方发生改变，输出就会随之改变。
- 监测：它是该闭环控制系统的一个组成部分。监测输出会直接影响或改变呼吸机系统的运行，而无须操作员的参与。

闭环调节有两种基本形式：负反馈回路和正反馈回路。

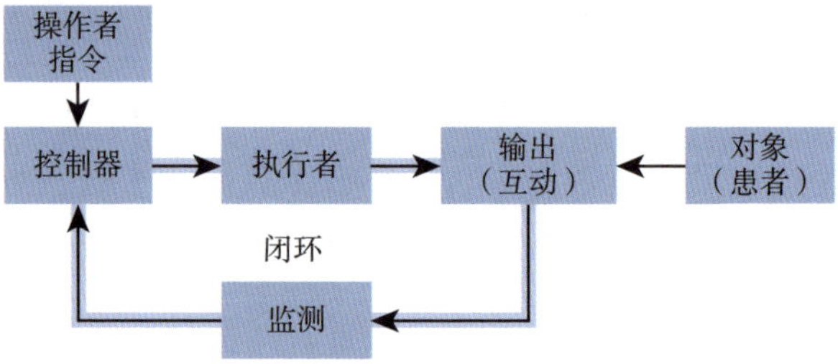

图 8.15　闭环通气控制的示意图

负反馈回路

应用负反馈回路的调节，如果监测的输出值小于目标值，执行器的功能会被加强。如果监测的输出值大于目标值，执行器的功能会被减弱。因此，监控的输出和调节的效果正好相反（见图 8.16）。系统趋向在目标值水平得到稳定。

负反馈回路在人体生理学中得到广泛的应用，譬如调节血压、血糖、$PaCO_2$ 和体温，以及其他方面。自适应通气模式是负反馈回路调节的有限应用。在医学领域之外，一个熟悉的应用是汽车的巡航控制。

正反馈回路

应用正反馈回路的调节，由临床工作者设置一个增益因子，使执行器的功能与输出信号的强度成正比。输出信号越强，调节作用越大。两者指向同一方向（见图 8.17）。

正反馈回路调节也应用于人体生理，不过不那么常见。血液凝固和分娩是两个例子。PAV（proportional assist ventilation，成比例辅助通气）和 TRC 都

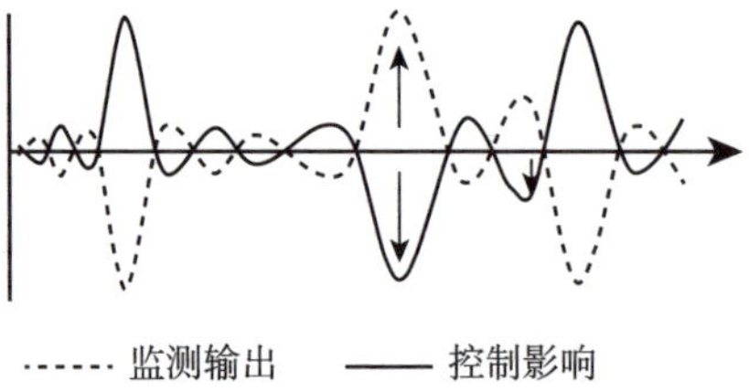

图 8.16　负反馈调节的目标是稳定

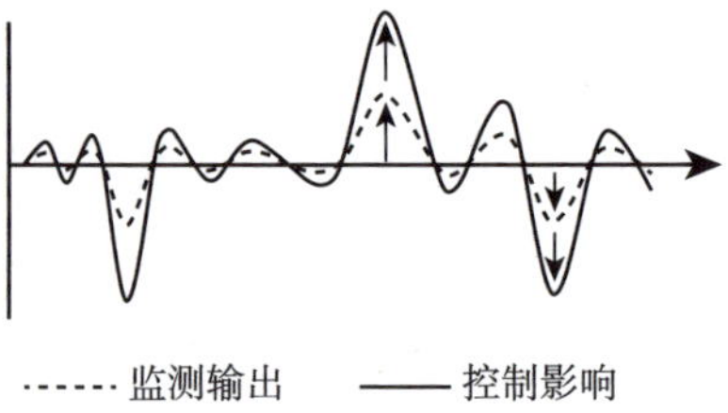

图 8.17　正反馈调节的目的是增幅

基于正反馈回路。一个非医学的例子是汽车的动力转向。

自适应通气模式的优点

正确使用自适应通气模式可以大大减轻工作人员的工作负担，提高治疗质量，并降低呼吸机报警的发生率。请注意，这些优势仅限于呼吸机设置，对于非设置问题，自适应通气模式并无优势。

自适应通气模式还是压力支持模式加上模式附加

为了简易起见，自适应通气模式在大多数呼吸机中被做成独立的通气模式。而在其他呼吸机中，激活一个特殊功能（模式附加）可以将压力支持模式转化为相应的自适应通气模式。在 Dräger 呼吸机中，这个功能被称为 “AutoFlow”。

自适应通气模式与压力支持模式、模式附加之间的关系很简单：

压力支持模式 + 模式附加 = 自适应模式

压力调节的上限

在自适应通气模式下，呼吸机会自动调节吸气压力，使得监测到的 V_T 与目标潮气量相匹配。然而，为了患者的安全，这种自动调节设置必须被限制在一定范围内。在这种情况下，我们需要定义一个调节上限（即实际峰值压力不得超过此上限）。

通常，对于成年患者的呼吸机压力调节上限设置为 35 ~ 40 cmH_2O，在此范围内，控制器可以自由调节吸气压力。然而，吸气压力不得超过调节上限，哪怕是需要达到目标潮气量。如若发生这种情况，呼吸机通常会通知临床工作者。例如，Hamilton Medical 呼吸机会显示 “APV：无法达到目标”。临床工作者有 3 个选择：(a) 识别并排除气道高压的原因（如顺应性下降或阻力上升）；(b) 降低目标潮气量；(c) 谨慎地提高调节上限。

呼吸机压力调节上限可以直接设置，也可以通过气道压力报警上限来定义。在后一种情况下，调节上限通常比报警上限低 10 cmH_2O。

压力调节上限可能会在呼吸机显示屏上显示。Hamilton-G5 和 Galileo 呼吸机在压力－时间图中用一个蓝色横条显示调节上限和报警上限（见图 8.18）。

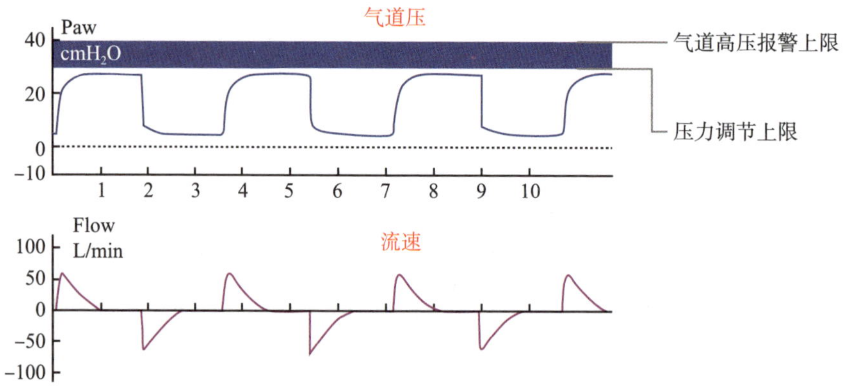

图 8.18 自适应模式下设定的压力报警上限和压力调节上限

8.3.2 自适应辅助 / 控制模式

自适应辅助 / 控制模式，也被称为 APV（adaptive pressure ventilation，适应性压力通气模式），源自压力辅助 / 控制模式。它基于闭环控制和负反馈（见表 8.12）。

表 8.12 自适应辅助 / 控制模式有不同的名称

呼吸机机型	GALILEO / G5	Evita XL	AVEA	Puritan Bennett 840	SERVO-i	Care station
自适应辅助 / 控制	APVcmv	IPPV / AutoFlow*	PRVC A/C	AC-VC+	PRVC	PCV-VG

* AutoFlow 是一种模式附加功能。它可以添加压力模式，以将其转换为自适应模式。

自适应辅助 / 控制模式拥有两种类型的机械呼吸：自适应控制呼吸和自适应辅助呼吸。它们的特性如表 8.13 所示。

表 8.13 自适应辅助 / 控制模式拥有两种呼吸类型

变量	自适应控制通气	自适应辅助通气
触发机制	时间触发	压力触发或流量触发

续表

变量	自适应控制通气	自适应辅助通气
切换机制	时间切换	时间切换
控制机制	自适应控制	自适应控制

在这种模式下，操作员需要设置以下控制参数：

a.（目标）V_T

b. 呼吸频率

c. T_i（或 I∶E ratio）

d. 患者触发类型和敏感度

e. 升压时间

f. PEEP

g. F_iO_2

在自适应辅助 / 控制模式中，每次呼气末期都有一个触发窗。如果在此窗口期内检测到有效的患者触发，呼吸机会发出一次自适应辅助呼吸。否则，它会根据设置的呼吸频率发出一次自适应控制呼吸。如果通气患者没有自主呼吸，则每次机械呼吸都是自适应控制呼吸。实际呼吸频率大致等于设定的呼吸频率。然而，如果通气患者有自主呼吸，则每次呼吸可能都是自适应辅助呼吸。实际呼吸频率会高于设定的呼吸频率。

呼吸机会自动调节患者每次呼吸的吸气压力，旨在尽量缩小监测的 V_T（输出）和目标潮气量之间的差距。有了这个机制，即使患者的呼吸力学发生变化，实际 V_T 也能稳定在目标水平。

在此模式下，基线压力保持不变。

图 8.19 展示了自适应辅助 / 控制模式中典型的压力波形。

与压力辅助 / 控制模式类似，自适应辅助 / 控制模式适用于被动通气和部分主动呼吸的通气患者。它对有强烈的自主呼吸的患者可能不是一个好的选择。

在自适应辅助 / 控制模式中，目标潮气量是一个特别重要的控制参数。我们已知，分钟肺泡通气量取决于 V_T、呼吸频率和总无效腔量。有 3 种可能的情形：

a. 分钟肺泡通气量低于当前的通气需求（即通气不足）。一个重要的原因是目标 V_T 和 / 或呼吸频率的设置过低。

b. 分钟肺泡通气量与当前的通气需求相匹配。

c. 分钟肺泡通气量高于当前的通气需求（即通气过度）。一个重要的原因是设定的目标潮气量过高。

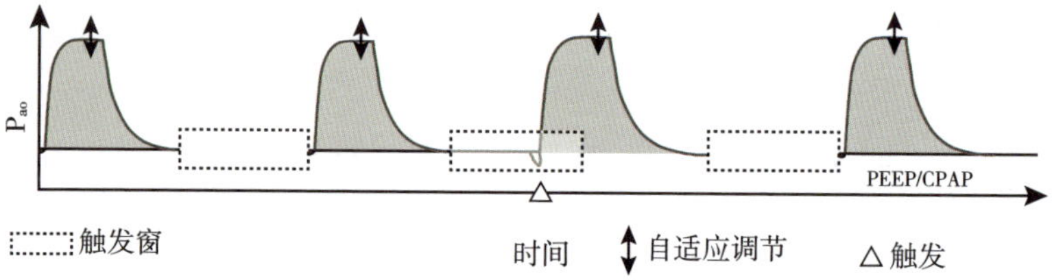

图 8.19　自适应辅助 / 控制模式的典型压力 - 时间波形

自适应辅助 / 控制模式如何应对通气不足呢?

假设我们使用自适应辅助 / 控制模式为一位主动呼吸患者进行通气，并且目标潮气量被设置得过低，患者被迫更努力地呼吸，以得到所需的分钟通气量。然而，根据闭环控制原理，由于实际 V_T 超过了目标潮气量，呼吸机会降低吸入压力。患者越是努力呼吸，呼吸机的机械支持就越少。最后，患者承担了大部分甚至全部的呼吸做功，而呼吸机几乎什么都没干。一些临床工作者可能会怀疑，这种不良行为是由于呼吸机设计的缺陷。事实上，自适应辅助 / 控制模式的行为完全合规。如果提高目标潮气量的设置，问题就会消失。

如果存在过度通气，又该如何呢？呼吸机调节吸入压力，使得监测到的 V_T 稳定于目标水平上，而该水平高于通气需求。$PaCO_2$ 会下降，抑制通气患者的自主呼吸。出于这些原因，如果患者有强烈的自主呼吸，自适应辅助 / 控制模式可能不是最佳选择。

8.3.3 自适应 SIMV 模式

这种模式源自压力 SIMV 模式，有不同的名字（见表 8.14）。

表 8.14 自适应 SIMV 模式有不同的名字

呼吸机机型	GALILEO / G5	Evita XL	AVEA	Puritan Bennett™ 840	SERVO-i	Care Station
自适应 SIMV	APVsimv	SIMV / AutoFlow	PRVC SIMV	SIMV-VC+	SIMV（PRVC）	SIMV-PCVC

自适应 SIMV 模式有三种类型的机械呼吸：自适应控制呼吸，自适应辅助呼吸和 $P_{support}$ 呼吸。表 8.15 列出了它们的特性。

表 8.15 自适应 SIMV 模式允许三种通气方式

变量	自适应控制通气	自适应辅助通气	压力支持通气
触发机制	时间	压力 / 流量	压力 / 流量
切换机制	时间	时间	流量
控制机制	自适应	自适应	压力

a. 在这种模式下，操作员需要设置以下控制参数：

b. 目标潮气量

c. 呼吸频率（也称为 SIMV 频率）

d. T_i 或 I∶E ratio

e. $P_{support}$

f. 患者触发类型和灵敏度

g. 流量切换标准

h. 升压时间

i. PEEP

j. F_iO_2

自适应控制呼吸由 a、b、c 和 g 定义。自适应辅助呼吸由 a、c、e 和 g 定义。自适应支持呼吸由 d、e、f 和 g 定义。

在自适应 SIMV 模式中，呼吸机根据设置的 SIMV 频率间歇发出自适应控制呼吸。如果在触发窗期监测到有效的患者触发，呼吸机会发出一次自适应辅助呼吸。在两次相连的自适应控制或辅助呼吸之间，患者都可以插入自主呼吸，可以有压力支持，也可以没有压力支持。

根据设置的 SIMV 频率，自适应 SIMV 模式的行为可以有很大的不同。如果设置的 SIMV 频率较高，两次相连的自适应控制或辅助呼吸之间的间隔很短，几乎无法插入额外的 $P_{support}$ 呼吸（见图 8.20）。自适应 SIMV 模式类似于自适应辅助 / 控制模式。如果设置的 SIMV 频率很低，两次相连的控制或辅助呼吸之间的间隔足够长，可以插入一次或几次额外的自主呼吸（见图 8.21 和图 8.22）。在这种情况下，自适应 SIMV 模式类似于压力支持模式。

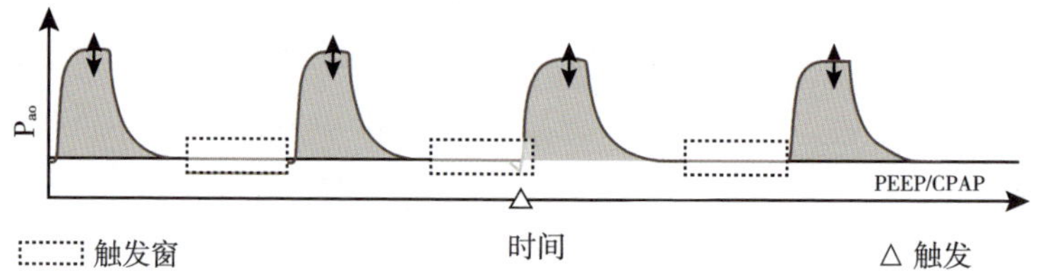

图 8.20 自适应 SIMV 模式的典型压力 - 时间波形（设置的 SIMV 频率较高）

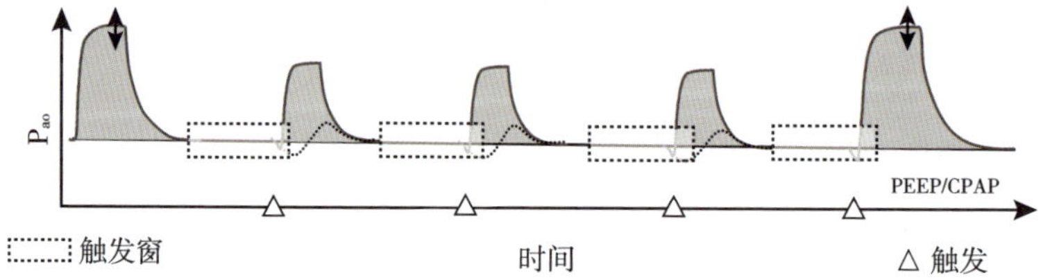

图 8.21　自适应 SIMV 模式的典型压力 - 时间波形
（设置的 SIMV 频率较低，自主呼吸有压力支持）

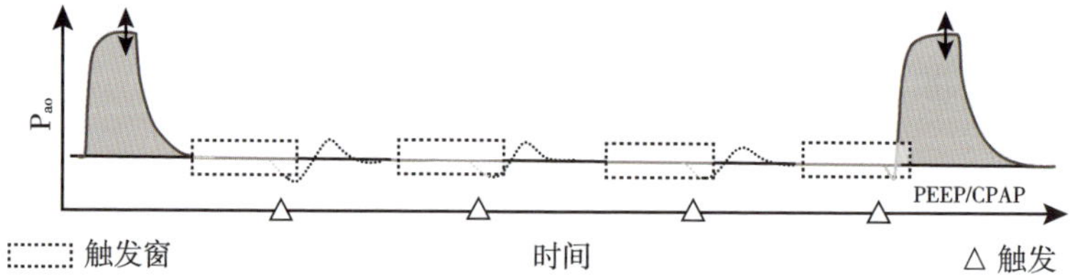

图 8.22　自适应 SIMV 模式的典型压力 - 时间波形
（设置的 SIMV 频率较低，自主呼吸无压力支持）

类似其他形式的 SIMV，自适应 SIMV 模式可以从插管用到拔管，避免了模式改变。

自适应 SIMV 的行为与压力 SIMV 非常相似，唯一的区别在吸气压力的自动调节应用于所有的自适应控制呼吸和自适应辅助呼吸。如果设定的 SIMV 频率非常低，这种调节可能相当缓慢。

8.3.4 容量支持模式

按照我们的命名规则，这种模式应被称为“自适应支持模式”。我们愿保留“容量支持”的名称有两个原因。一方面，Maquet 呼吸机在过去几十年里一直有一个容量支持模式。另一方面，Hamilton Medical 有一个高级的自适应通气模式，叫作 ASV。

容量支持模式只拥有一种类型的机械呼吸：自适应支持呼吸。它的特性如表 8.16 所示。

表 8.16 容量支持模式允许一种通气方式

变量	自适应支持通气
触发机制	压力 / 流量
切换机制	流量
控制机制	自适应

在这种模式下，操作员需要设置以下控制参数：

a. 目标潮气量

b. 患者触发类型和敏感度

c. 流量切换标准

d. 升压时间

e. PEEP

f. F_iO_2

容量支持模式源自压力支持模式，因此两种模式的行为模式类似。唯一的区别是在容量支持模式中，吸气压力会自动调节。

图 8.23 展示了容量支持模式的典型压力波形。

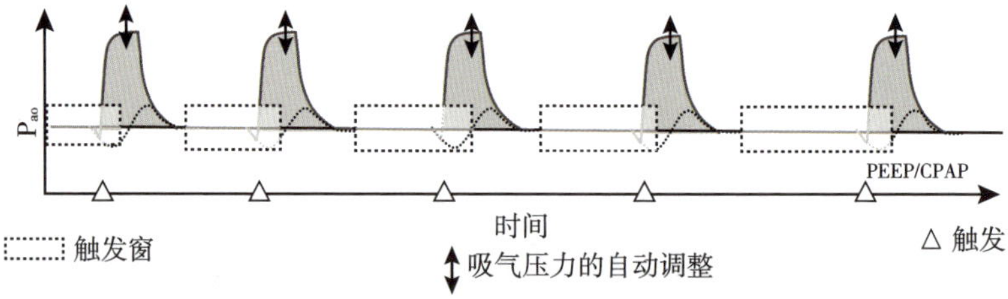

图 8.23 容量支持模式的典型压力 - 时间波形

容量支持模式仅适用于主动呼吸的通气患者。如同压力支持通气模式，在容量支持模式下也应该激活窒息后备通气。在设定呼吸机目标潮气量时要特别小心。如前所述，不恰当的目标潮气量可能会导致通气不足或过度通气，但这种情况不会发生于压力支持通气模式。

8.4 双相通气模式

8.4.1 双相模式概述

传统压力切换方法

通气模式分为三大类，即传统模式、自适应模式和双相模式。IPPV 是它们的共同基础。也就是说，气道压力在设定的基线压力和峰值压力之间的交替变化，造成了间歇性肺充气和放气。气道压力的交变可以通过传统方法实现，也可以通过双相通气模式实现。

传统方法应用于传统和自适应两类通气模式（见图 8.24）。简单地说，吸气期间，呼吸机关闭呼气阀并打开吸气阀。呼吸机根据设置输出吸入气体。呼气期间，呼吸机关闭吸气阀并打开呼气阀。较高的内部压力将气体逐出系统。在呼气末期，呼吸机动态微启呼气阀，以建立所需的基线压力。详情请参阅内容 7.2.2。

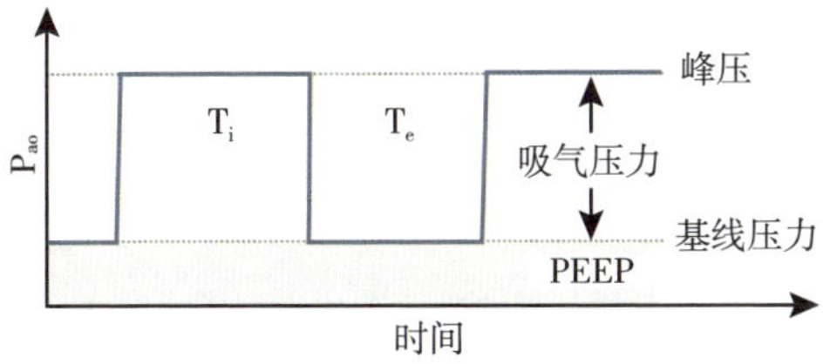

图 8.24 非双相模式中的吸气压力和基线压力

对于被动通气患者，传统通气方法的效果非常好。然而，如果通气患者开始主动呼吸，吸气期间关闭的呼气阀可能会导致人机不同步。以下是两个例子。

- 主动呼吸的通气患者在吸气期间咳嗽。由于呼气阀关闭，肌肉活动无法产生所需的呼气气流，使压力骤升。
- 主动呼吸的通气患者在定义的切换之前便开始呼气。由于呼气阀关闭，肌肉活动无法产生所需的呼气气流，使压力骤升。这种现象被称为“切换滞后”（见图 8.25）。

对于通气患者，这两种情况都非常难受。

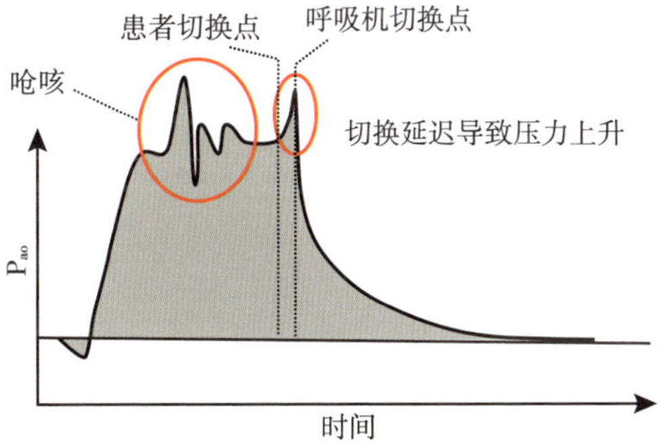

图 8.25 由于切换时间过迟导致的压力增高

双相压力切换方法

双相压力交变方法仅用于双相通气模式。为了真正理解双相通气模式，明白两件事情很关键。

第一，一个主动呼吸的通气患者可以在 PEEP 水平自由呼吸——只需回想一下，PSV 模式下的自主呼吸。在呼气期间，呼吸机不断微启呼气阀调节呼气开口，以建立并维持所需的 PEEP。或者说，在呼气期间，呼吸机很少或从不关闭呼气阀。

第二，在机械通气过程中，临床工作者操作呼吸机可以在所有模式下设置并任意改变 PEEP。临床工作者可以手动改变 PEEP 的设置，调高 3s，再调低 3s，不断重复，产生图 8.26 所示的压力波形。请注意，这个气道压力的交变纯粹来自基线压力的改变，完全没有施加吸气压力。

在一套功能正常的呼吸机系统中，气道压力变化会产生相应的肺容积变化。因此，PEEP 的交变也可以产生所需的肺容积变化。

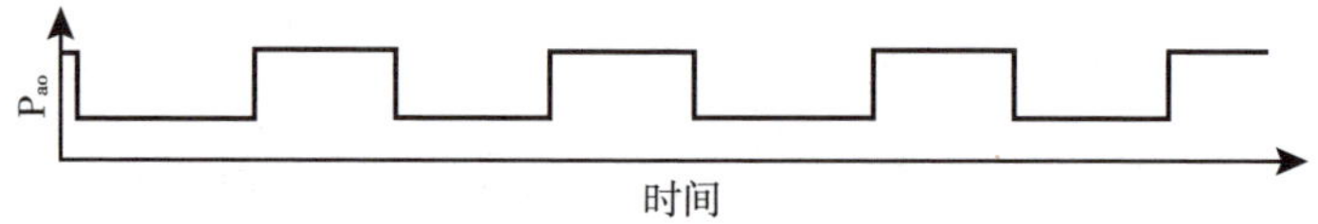

图 8.26　手动调整呼气末正压（PEEP）的结果

双相模式

在双相模式中，呼吸机会根据设置自动改变 PEEP，这样临床工作者就无须反复调整 PEEP 的设置。

双相模式有 4 个独特的控制参数来定义 PEEP 应如何改变（见图 8.27）：

- 高 PEEP：高水平的 PEEP。
- 低 PEEP：低水平的 PEEP。
- 高 PEEP 时间（T-high）：高 PEEP 水平的持续时间。
- 低 PEEP 时间（T-low）：低 PEEP 水平的持续时间。

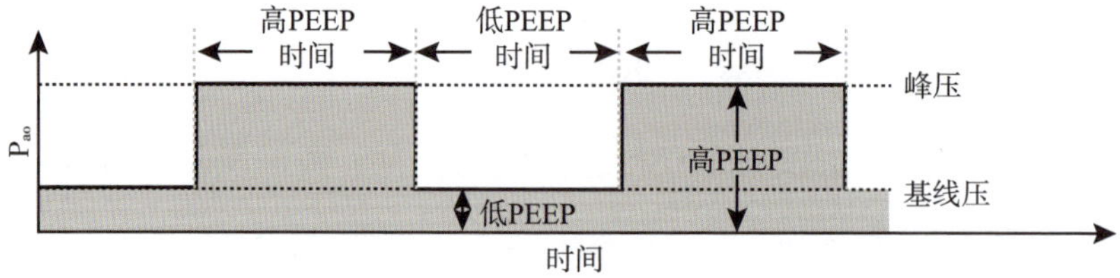

图 8.27　四个独特的控制参数，用于定义双相模式中的基线变化

在无创机械通气中，高 PEEP 和低 PEEP 也被称为 IPAP（inspiratory positive airway pressure，吸气气道正压）和 EPAP（expiratory positive airway pressure，呼气气道正压）。请记住，高 PEEP 和低 PEEP 都是相对于大气压的。与之相对的是传统通气模式的吸气压力，它是相对于 PEEP 的。

在双相通气模式中，一个主动呼吸的通气患者可以自主地吸气呼气，无论是在低 PEEP 还是高 PEEP。因此，如果患者在吸气期（高 PEEP 时间）有咳嗽或切换延迟，问题严重性就大为降低。在技术上，这个机制还有另一个名字：主动呼气阀。主动呼气阀可以在患者需要时放气，即使在吸气期。在理论上，对于主动呼吸的通气患者，双相模式应比其他类型的模式更舒适。

目前，有两种双相通气模式：BiPAP 和 APRV。两者可能有非常不同的起源，但都可以通过相同的技术配置，通过不同的设置来实现。这就是为什么在一些呼吸机 BiPAP 和 APRV 是两个独立的模式，而在其他呼吸机中两个模式融合为一（见表 8.17）。

表 8.17　BiPAP 和 APRV 模式可以合并为一

呼吸机机型	GALILEO / G5	Evita XL	AVEA	Puritan Bennett 840	SERVO-i	Care station
双相正压通气	DuoPAP APRV	BiPAP APRV	APRV / BiPhasic	BiLevel	Bi-Vent	BiLevel

8.4.2 双水平正压通气模式（BiPAP）

BiPAP 指双水平正压通气。在这种模式下，PEEP 会自动在两个设定的水平之间上下切换，通气患者可以在任一水平自由呼吸。这种模式起源于无创机械通气治疗，它本用于在家治疗阻塞性睡眠呼吸暂停。这里我们专注于 BiPAP 模式在气管插管患者的应用。

BiPAP 通常被用来模仿压力辅助 / 控制模式（见图 8.28）。表 8.18 比较了两种模式使用的设置。

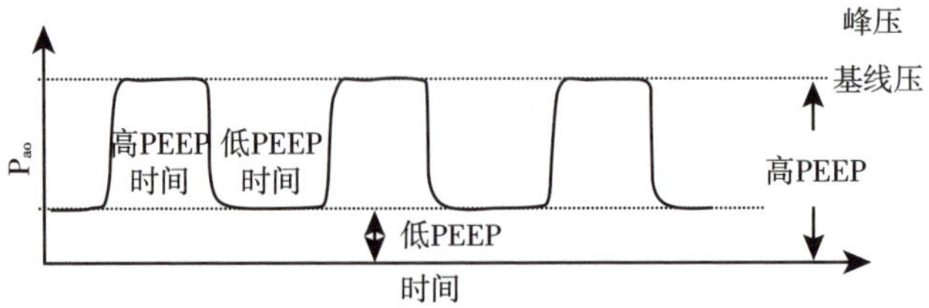

图 8.28 BiPAP 模式可用于模拟压力辅助 / 控制模式

表 8.18 压力辅助 / 控制模式和 BiPAP 模式的控制设置的比较

压力辅助 / 控制模式的控制参数	BiPAP 模式的控制参数
呼吸频率和吸气时间或 I : E ratio	高 PEEP 时间和低 PEEP 时间
吸气压力（$P_{control}$）	高 PEEP 和低 PEEP 之差
压力或流量触发	压力或流量触发
PEEP	低 PEEP（PEEP–low）
升压时间	升压时间

在BiPAP模式下，所有“机械呼吸”都是类压力控制呼吸或压力辅助呼吸。“类”这个词意味着它们是通过 PEEP 切换来模拟的。低 PEEP 相当于 PEEP，高 PEEP 和低 PEEP 之差相当于吸气压力。高 PEEP 时间相当于 T_i，低 PEEP 时间相当于 T_e。这些机械呼吸是时间或患者触发的、时间切换的和压力控制的。

患者可以在任意 PEEP 水平自由呼吸。这种自主呼吸通常没有额外的支持，因为高 PEEP 已提供了通气支持。一些 ICU 呼吸机允许为自主呼吸再添加额外的压力支持，但要注意，不同呼吸机中这种压力支持有不同的定义。在应用压力支持之前，必须搞清它在使用的呼吸机中是如何定义的。

理论上，BiPAP 模式仅仅对自主呼吸的通气患者有益。它也可以用于被动通气的患者，但与传统的容量或压力辅助 / 控制模式相比，BiPAP 模式并无优势。

8.4.3 气道压力释放通气模式（APRV）

APRV 可以被看作是 BiPAP 的一种特殊形式。其特点是高 PEEP 时间较长和非常短的低 PEEP 时间（对于成年患者只有 0.5 ~ 0.8s）（见图 8.29）。高

PEEP 成为患者自主呼吸的基线压力。假如我们将高 PEEP 比作吸气，低 PEEP 比作呼气，那么 APRV 是“反比通气”（在概念上这样的比较值得商榷）。

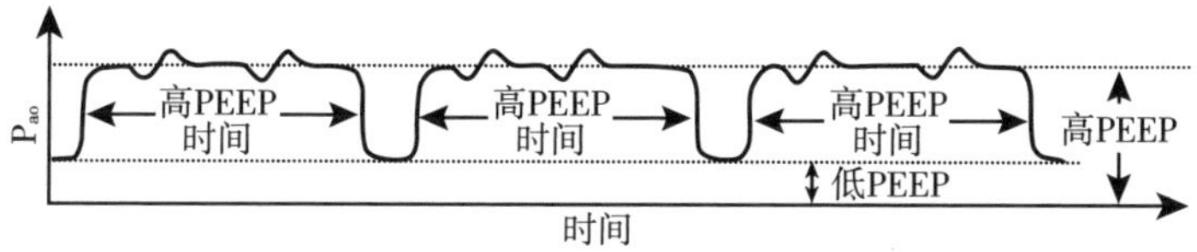

图 8.29　APRV：高 PEEP 时间长，低 PEEP 时间非常短

如前所述，呼吸机系统中的压力变化会导致肺容量的相应变化。在大多数 IPPV 模式下，间歇施加于 PEEP 之上吸气压造成了肺容积变化。而在 APRV 模式下，通气患者的自主呼吸活动和基线压力骤降造成了肺容积的变化。

APRV 的主要适用证是于患有严重限制性肺疾病的主动呼吸的通气患者，如 ARDS 或 ALI。在这个患者群体中，肺保护性通气策略特别有益。肺保护性通气策略包括较小的 V_T，较高的 PEEP 和低于 30 cmH_2O 的平台压。然而，如果二氧化碳正在上升，平台压已经达 30 cmH_2O，临床工作者该怎么办？在这种情况下，APRV 可能是最佳选择。

APRV 模式有两个主要优点。首先，它允许较高的压力基线（高 PEEP）结合较低的平台压。其次，短暂的压力释放和自主呼吸促进二氧化碳的排出。

被动通气患者是 APRV 的禁忌证。迄今为止，尚无应用 APRV 模式于阻塞性肺疾病患者的数据，COPD 或哮喘。理论上，它似乎不会造福这类患者。

APRV 模式的缺点包括：（a）V_T 不稳定；（b）自动 PEEP 和过度通气；（c）可能对血流动力学产生负面影响；（d）在压力释放期可能使人机不同步。

8.5　如何选择呼吸模式

哪种通气模式最好？这是一个常被问到的问题。回答是，没有普适的最佳模式，只有对患者不同需求最适合的模式。

实际上，模式选择只是应用机械通气时需要考虑的几个重要因素之一。这些因素随着时间的推移而变化，我们需要及时调整呼吸机的设置以适应这些变化。控制参数是另一个重要因素，它将在内容 9 中详细讨论。

我们选择通气模式就是在定义要应用的机械呼吸的类型（见表 8.19）。还记得吗？模式就是一套呼吸机操作，拥有一种或多种类型的预定机械呼吸。此外，每个通气模式都有一套独特的控制参数，用来为这些呼吸类型的基本变量和其他必要的参数（如吸入气氧分压）进行定量。

表 8.19　通气模式和控制参数之间的关系

通气模式：定性地定义允许的呼吸类型
控制参数：定量地定义呼吸类型的各种变量

简言之，通气模式和控制参数都是呼吸机正常运行所需要的。只有两者的设置恰当时，机械通气才是最佳的。

下面内容提供了四则有用的提示，以确定最佳模式。

8.5.1　患者的呼吸活动

在选择模式时，首先要考虑患者的呼吸活动（见图 8.30）。根据自主呼吸活动，通气患者可以被分为三大类：

- 被动通气患者，完全没有自主呼吸活动。呼吸机系统必须承担所有呼吸做功。
- 部分主动呼吸的患者，有较弱或不稳定的自主呼吸活动。呼吸机系统承担大部分呼吸做功。
- 主动呼吸患者，有较强且稳定的自主呼吸活动。患者与呼吸机系统共同承担所需的呼吸做功。只有进行主动呼吸的患者，才可能进行撤机和拔管。

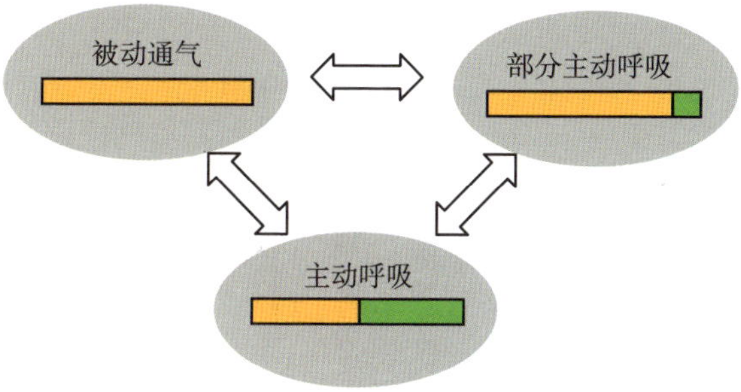

图 8.30　三类通气患者

一个呼吸模式可能适用于一个、两个或全部三个类别。当通气患者的状态发生变化时，临床工作者应考虑改变呼吸机模式。

8.5.2　操作人员熟悉程度

对于某一患者状态，常有数种模式供挑选（见表 8.20）。例如，对于主动呼吸的患者，我们可以使用 PSV，容量支持模式，SIMV 或 APRV。该选用哪一个呢？

表 8.20　常见的通气模式，所含的机械呼吸类型和合适的应用

通气模式	机械呼吸类型								应用		
	容量控制呼吸	压力控制呼吸	自适应控制呼吸	容量辅助呼吸	压力辅助呼吸	自适应辅助呼吸	压力支持呼吸	自适应支持呼吸	被动通气患者	部分主动呼吸患者	主动呼吸患者
辅助 / 控制类通气模式											
容量辅助 / 控制模式	✔			✔					✔	✔	
压力辅助 / 控制模式		✔			✔				✔	✔	
自适应辅助 / 控制模式			✔			✔			✔	✔	
SIMV 类通气模式											
容量 SIMV 模式	✔			✔			✔		✔	✔	✔
压力 SIMV 模式		✔			✔		✔		✔	✔	✔
自适应 SIMV 模式			✔			✔	✔		✔	✔	✔

续表

通气模式	机械呼吸类型								应用		
	容量控制呼吸	压力控制呼吸	自适应控制呼吸	容量辅助呼吸	压力辅助呼吸	自适应辅助呼吸	压力支持呼吸	自适应支持呼吸	被动通气患者	部分主动呼吸患者	主动呼吸患者
支持类通气模式											
压力支持模式							✔				✔
容量支持模式								✔			✔
双相类通气模式											
BiPAP 模式（模拟 A/C）							✔		✔	✔	
APRV 模式							✔				✔

* 患者的自主呼吸有没有压力支持皆可。

如果对于一位通气患者有几个合适的模式可选，临床工作者应该采用团队成员最熟悉的模式。他们的现有知识和对所用模式的信心是一笔巨大的财富，可以减少人为错误的发生。

8.5.3 容量、压力，还是自适应模式

这是一个有争议的问题。

容量通气是最古老也是最广为人知的模式。然而，由于内在的僵化，容量通气模式已经缓慢而持续地将其主导地位让于压力模式。所有现代的高级通气模式都以压力模式为基础，包括 BiPAP、APRV、PRVC，ASV，PAV，Smart Care 和 NAVA。图 8.31 显示了在瑞士的一个综合型 ICU 中，过去 25 年中通气模式使用的变化。

假定呼吸机系统功能正常，控制参数的设置和调整得当，以下信息可能有用：

- 对于被动通气的患者，容量和压力模式并无差异。
- 容量和压力模式都适用于部分主动呼吸的通气患者。理论上，压力模式

可能更好。

- 对于主动呼吸的通气患者，应该只使用压力模式，因为他们无法很好地忍受容量模式。
- 自适应模式和相应的压力模式共享相同的适应证。只有当目标潮气量设置和调整得当且迅速时，自适应模式才优于压力模式。

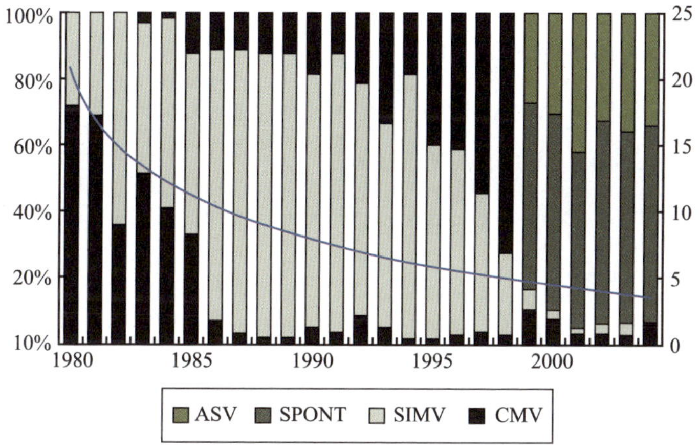

图 8.31　一家瑞士综合型 ICU 中，过去 25 年通气模式选择的变化

8.5.4　BiPAP 和 APRV

BiPAP 模式常被用于模拟压力辅助 / 控制模式，适合于被动通气和部分主动呼吸的患者。对于部分主动呼吸的患者，BiPAP 模式可能略优于压力辅助 / 控制模式。

对于患有严重限制性肺病的主动呼吸患者，APRV 模式可能是很好的选择。它不能用于被动通气的患者。

请注意，BiPAP 和 APRV 都是比较新的模式，在将这些模式引入临床应用之前，对临床工作者的充分培训至关重要。

参考文献

Chang D W. Clinical application of mechanical ventilation (3rd edn) [M]. New

York: Delmar Thomson Learning, 2006.

Chatburn RL. Classification of ventilator modes: Update and proposal for implementation [J]. Respir Care, 2007 (5): 301–23.

Hess DR, Kacmarek R M. Essentials of mechanical ventilation [M]. New York: McGraw–Hill, 2002.

Iotti GA. Mechanical ventilation: Skills and techniques. [J]. Patient- centred acute care training (PACT) by ESICM, 2003.

Kacmarek R, Chapman D. Principles and practice of mechanical ventilation (2nd edn) [M]. New York: McGraw–Hill, 2006.

Pilbeam SP. Mechanical ventilation: Physiological and clinical applications[M]. St Louis: Mosby, 1998.

Pilbeam SP. Mosby's respiratory care equipment (7th edn) [M]. St Louis: Mosby, 2004.

9 呼吸机控制参数

9.1 控制概述

9.1.1 定义

对于机械通气，临床工作者必须指定一个通气模式。然而，这对于呼吸机运行来说还不够，临床工作者还必须设定呼吸机控制参数。控制参数常被简称为“控制”。

图 9.1 显示了一个典型的呼吸机控制参数窗口。

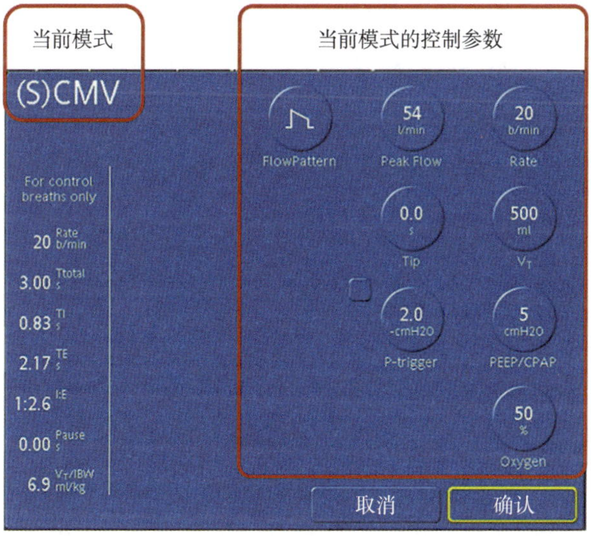

图 9.1 HAMILTON-G5 呼吸机的控制参数设置窗口

一个控制参数定义了呼吸机运作的某一特定方面。对于大多数控制参数而言，临床工作者量化了其幅度或强度（例如 V_T）。不太常见的是临床工作者在几个提供的选项中做出选择（例如，容量模式中的流速波形）。

每个通气模式都有一套独特的控制参数，取决于该模式所拥有的机械呼吸类型。

在机械通气期间，操作者应定期检查模式和控制参数，并应根据临床需要进行调整。只有当模式和控制参数设置都适宜时，才可能获得机械通气的最佳结果。

9.1.2 控制参数的术语

与机械通气的其他领域一样，呼吸机控制的专业术语并不全球统一。根据其基本功能对控制参数的名称进行分组，可能会有助于理解（见表 9.1）。

9.1.3 模式及其控制参数

大家可能注意到，大多数控制参数似乎都与我们在内容 7 中所描述的那些基本变量有关。实际上，它们的确有关联。正如我们已经知道，一个通气模式的特征取决于它所拥有的机械呼吸的类型，而这些类型又取决于 5 个关键变量。我们还学到一个基本变量可以有一个或多个机制。

呼吸机的控制参数可以是主导的，也可以是次要的。主导的控制参数与基本变量有直接关系，唯一的例外是 F_iO_2。次要的控制参数用于定义呼吸机操作的其他方面。

在有些呼吸机中，一个主导的或次要的控制参数可能在出厂时就已经被设定。如果这样，该呼吸机就不会提供这个控制参数。例如，在 Dräger Evita 呼吸机中，流量切换的设置被固定在 25%，因此我们在这些呼吸机上无法找到流量切换的设置键。

现在，我们知道每个通气模式都有一套独特的控制参数。我们能大致估算某个通气模式有几个控制参数吗？可以。这个数量与该模式所拥有的机械呼吸的种类有关。

表 9.1 呼吸机控制参数的非统一术语

分组	控制参数	单位	Hamilton Medical	Dräger	Covidien / PB	Maquet	GE	CareFusion
			GALILEO / Hamilton G5	Evita XL/ V500	840	SERVO-i	Care—Station	AVEA
触发	时间触发（指令性频率）	呼吸次数 / 分	Rate	F/RR	F	RR	Rate	Rate
	压力触发	cmH_2O	P-trigger	—	P_{SENS}	Trig. Pressure（setting<0）	Trigger	Pres Trig
	流量触发	L/min	Flow trigger	（Flow）Trigger sensitivity	V'_{SENS}	Trigg. Flow（setting >0）	Trigger	Flow Trig
	基础流量	L/min	—	—	—	Bias flow	Bias flow	bias flow
切换	吸气暂停（仅容量模式）	% 或 s	Pause	Insp. Pause*	T_{PL}	T_{pause}	Insp. pause	Insp pause
	吸气时间	s	T_i	T_{insp} or/T_i	T_i	T_i	Tinsp（including pause）	Insp Time
	吸气 : 呼气比	—	I:E	—	I:E ratio	I:E	I:E	—
	吸气时间百分比	%	—	—	—	—	—	—
	吸气峰流量	L/min	Peak flow	Flow	V'_{MAX}	—	—	Peak flow
	流量切换	%	ETS	—	E_{SENS}	Inspiratory cycle-off	End Flow	Flow Cycle or PSV cycle
	最大吸气时间	s	T_{Imax}	—	↑ $T_{I\ SPONT}$	—	—	PSV T_{max}
	呼气时间	s	—	—	—	—	—	—

续表

分组	控制参数	单位	Hamilton Medical	Dräger	Covidien / PB	Maquet	GE	CareFusion
			GALILEO / Hamilton G5	Evita XL/ V500	840	SERVO-i	Care—Station	AVEA
限制	潮气量	mL	V_T	V_T/V_T	Tidal volume	V_T	T_V	Volume
	目标潮气量	mL	V_{target}	V_{Ti}	Target volume	Tidal Volume	T_V	Volume
	压力控制	cmH_2O	$P_{control}$	P_{insp}	P_I	PC	P_{insp}	Insp Pres
	压力支持	cmH_2O	$P_{support}$	PASB/P_{supp}	P_{SUPP}	PS	Psupp	PSV
	吸气压力限制	cmH_2O	—	P_{max}	—	—	Pmax	—
	容量限制	mL	—	—	—	—	—	Vol Limit
吸气轮廓	升压时间	ms*	P_{ramp}	P_{ramp} / slope	P%	T inspiratory rise	Rise time PSV rise time	Insp Rise or PSV Rise
	流量波形（容量模式）	—	Flow pattern	—	Flow pattern	—（方波）	—（方波）	Waveform
基线压力	呼气末正压	cmH_2O	PEEP	PEEP	PEEP	PEEP	PEEP	PEEP
氧气	吸入气氧浓度	%	F_iO_2	F_iO_2	O_2%	O_2 Conc	F_iO_2	% O_2
双向模式专有	高 PPEP 时间	s	T_{high}	T_{high}	T_H	T_{HIGH}	T_{high}	Time High
	低 PEEP 时间	s	T_{low}	T_{low}	T_L	T_{LOW}	T_{low}	Time Low
	高 PPEEP	cmH_2O	P_{high}	P_{high}	$PEEP_H$	P_{HIGH}	P_{high}	Pres High
	低 PEEP	cmH_2O	P_{low} or PEEP	P_{low}	$PEEP_L$	PEEP	P_{low}	Pres Low

注：粗体的术语均为常用的控制参数。

让我们以容量 SIMV 模式为例。它有三种类型的机械呼吸，即容量控制呼吸，容量辅助呼吸和压力支持呼吸。表 9.2 给出这些呼吸类型的基本变量。

表 9.2 容量 SIMV 模式的控制参数

分组	控制参数	容量控制呼吸	容量辅助呼吸	压力支持呼吸	数量
触发机制	时间触发（频率）	✔			1
	患者触发（压力或流量）		✔	✔	2
切换机制	时间切换（吸气时间或吸气：呼气比）	✔	✔		3
	流量切换			✔	4
限制 / 控制机制	V_T	✔	✔		5
	吸气压力（Pcontrol）			✔	6
	吸气压力（Psupport）				
	目标潮气量				
基线压力	PEEP	✔	✔	✔	7
氧气	FiO_2	✔	✔	✔	8
次要控制	升压时间（压力支持呼吸）			✔	9
	流量波形（容量类呼吸）	✔	✔		10

容量 SIMV 模式应有约 10 个控制参数，其中 8 个是主导控制参数，2 个是次要控制参数。

通过这种方法，我们可以确定大多数常见通气模式的控制参数的数量。如表 9.3 所见，大多数通气模式有 6 ~ 10 个控制参数。

表 9.3 常见通气模式中的控制参数的估计数量

辅助 / 控制模式		SIMV 模式		支持模式		双相模式	
容量辅助 / 控制模式	7	容量 SIMV 模式	10	—	—	BiPAP 模式	9
压力辅助 / 控制模式	7	压力 SIMV 模式	10	压力支持模式	6	APRV 模式	9
自适应辅助 / 控制模式	7	自适应 SIMV 模式	10	容量支持模式	6	—	—

然而，这个方法并不能完全适用于以下特殊情况：

- 高级适应性模式，如 ASV 或 PAV。
- TRC 并未被当成一种通气模式。
- 吸入 F_iO_2 与任何机械呼吸的基本变量都没有关系，但存在于所有的通气模式中。

9.2 常见控制参数

9.2.1 与触发相关的常见控制参数

与触发相关的常见控制参数如下。

呼吸频率用于时间触发

名词：呼吸频率［呼吸机上的名称：Mandatory rate, frequency（f）, respiratory rate（RR）］

单位：b/min

机制：设置的频率决定了控制呼吸的 BCT。参见第 7.2.1 节。

备注：在压力支持和容量支持之外的所有通气模式，都应设置呼吸频率。成年人、儿童和新生儿患者有不同的频率设置范围。如果呼吸频率和压力 / 流量触发设置共存于一个通气模式，设置的频率即作为备用。只有当没有检测到有效的患者触发时，呼吸机才会根据频率设置进行通气。因此，实际或监测的总呼吸频率可能高于但不会低于设置的呼吸频率。在 SIMV 模式中，设定的频率也被称为 SIMV 频率。它可以远低于在辅助 / 控制模式中的最低允许频率。

压力触发类型和敏感度

名词：压力触发（呼吸机上的名称：$P_{trigger}$/P_{sens}/Trigger. Pressure/Pres. Trig）

单位：cmH_2O

机制：在触发窗期间，气道压或管路压降到设定灵敏度阈值之下，呼吸机立即开始向呼吸管路释放气体——吸气。参阅内容 7.2.1。

备注：您可以通过设置，增加或减少压力触发的敏感度；该设置的绝对数值越小，触发越敏感。并非所有的呼吸机都提供压力触发。请注意，压力触发不仅对患者吸气努力产生的气动信号有所反应，还可能对气体泄漏或管路积水等异常情况产生反应。对患者而言，压力触发通常比流量触发更困难。

流量触发类型和敏感度

名词：流量触发（呼吸机上的名称：Flow trigger/ V'_{sens}/ Trigg. flow/ Flow Trig.）

单位：L/min

机制：在触发窗期间，一旦气道吸气流量达到或超过设置的敏感度阈值时，呼吸机立即开始向呼吸管路释放气体——吸气。参阅内容 7.2.1。

备注：您可以通过设置，提高或降低流量触发的敏感度。该设置的绝对数值越小，触发越敏感。请注意，压力触发不仅对患者吸气努力产生的气动信号有所反应，还可能对气体泄漏或管路积水等异常情况产生反应。对患者而言，流量触发通常比压力触发更容易。流量触发基于基础流量，它是一种在每次呼气末其启动的技术支持。

9.2.2 与切换相关的常见控制参数

与切换相关的常见控制参数包括时间切换参数和流量切换参数。时间切换有几种机制，诸如 T_i，I：E ratio 和峰值流量。

吸气时间

术语：吸气时间（呼吸机上的名称：T_i/ T_{insp}/ Insp Time）

单位：s

机制：T_i 是时间切换的一种控制参数。每当设置的 T_i 结束时，呼吸机就切换到呼气模式。

备注：T_i 是定义吸气时长最简单的方式。它适用于所有类型的机械呼吸。BCT 是 T_i 和 T_e 之和。一旦频率和 T_i 确定后，T_e 也就确定了。在给定的频率下，延长 T_i 会缩短 T_e，反之亦然。

吸气：呼气比

术语：吸气：呼气比（呼吸机上的名称：I : E ratio/ I : E）

单位：无

机制：I : E ratio 是定义时间切换的另外一种方式。吸气时间和呼气时间的关系以比例形式表达。在临床实践中常用的 I : E ratio 包括：1 : 1，1 : 2，1 : 3，1 : 4。比号左边的数字被指定为吸气部分，右边的数字为呼气部分。I : E ratio 控制也适用于所有类型的机械呼吸。

备注：在任何给定的频率（或 BCT）下，这个控制参数能同时影响 T_i 和 T_e。

吸气峰值流量

术语：峰值流量（呼吸机上的名称：Peak flow/V'_{MAX}）

单位：L/min

机制：峰值流量是定义时间切换的又一种方式。其应用仅限于容量控制呼吸和容量辅助呼吸，而且其吸气气流是恒定的。在这两类呼吸中，V_T 是 T_i 和峰值流量的乘积（即，$V_T = T_i \times$ 峰值流量）。在给定的 V_T 下，增加峰值流量会缩短 T_i，反之亦然。

备注：峰流速的使用仅限于具有恒定流量的容量呼吸。这种机制可能会使临床工作者混淆，因为峰值流量和 T_i 之间的关系不甚明显。随着时间的推移，峰值流量的应用逐渐减少，一些新型呼吸机可能不提供这种机制。

流量切换

术语：流量切换（呼吸机上的名称：ETS / E_{sens}, Inspiratory cycle-off/ End flow/ PSV cycle）

单位：%

机制：顾名思义，流量切换是基于吸气流量的切换机制。在吸气时，吸气流量迅速上升至峰值，然后逐渐下降至零。这个峰值被取作 100%。当吸气流量下降到定义的阈值时，如 5%、25% 或 50%，呼吸机就切换到呼气模式。流量切换是支持类机械呼吸机的特征，所以只有在压力支持模式或容量支持模式下才会有流量切换的控制参数。

备注：流量切换和控制参数允许临床工作者调节患者自主呼吸的 T_i。如果设置得当，它可以改善主动呼吸患者的舒适程度。如果该控制参数被设置得过低且存在明显漏气情况，流量切换机制可能会失效。请参阅内容 7.2.2。

9.2.3 与目标有关的常见控制参数

这一类别的控制参数定义了机械呼吸的大小。这些参数是 V_T，吸气压力和目标潮气量。

潮气量

术语：潮气量（呼吸机上的名称：V_T / Tidal volume / volume）

单位：mL

机制：V_T 指在吸气时预期呼吸机输出的气体量。V_T 只与容量呼吸有关（即容量控制的机械呼吸）。在吸气期间，呼吸机通常以恒定的流速输出 V_T。

备注：使用容量模式时，要注意管路顺应性。它会消耗呼吸机输出的部分气体量。因此，患者获得的气体量要少于呼吸机实际输出的气体量。详见内容 5.3.4。

在某些呼吸机中，可能还需要设置流量波形。请参阅内容 7.2.3。

如果呼吸机系统发生了气体泄漏，患者获得的 V_T 可能远小于设置的 V_T。

压力控制

术语：压力控制（呼吸机上的名称：$P_{control}$/P_{insp}/PI/PC/Insp Pres）

单位：cmH_2O

机制：$P_{control}$ 为压力控制呼吸和压力辅助呼吸定义了的吸气压力。$P_{control}$ 产生所需的 V_T。

备注：压力控制指 PEEP 之上的吸气压力。气道峰压是 $P_{control}$ 和 PEEP 之和。这与双相模式下的高 PEEP 非常不同。

升压时间是一个次要控制参数，可与 $P_{control}$ 联合使用。

压力支持

术语：压力支持（呼吸机上的名称：$P_{support}$/P_{supp}/PSV/PS）

单位：cmH_2O

机制：这个控制参数也定义了高于 PEEP 的吸气压力，产生所需的 V_T。

备注：压力控制和压力支持的机制相同但应用相异。压力控制适用于压力控制呼吸和压力辅助呼吸，而压力支持仅适用于压力支持呼吸。

目标潮气量

术语：目标潮气量（呼吸机上的名称：V_{targe} / Target volume / T_V / volume）

单位：mL

机制：目标潮气量仅用于自适应呼吸（即自适应控制呼吸，自适应辅助呼吸和自适应支持呼吸）。呼吸机自动调节吸气压力，以使实际潮气量与目标潮气量相匹配。请参考内容 7.2.3。

备注：目标潮气量仅用于自适应模式，而容量模式中使用的是 V_T。

9.2.4 与基线压力有关的常见控制参数

呼气末正压

术语：呼气末正压（呼吸机上的名称：PEEP）

单位：cmH_2O

机制：PEEP 定义了预期的基线压力。吸气压力被间歇性地施加于基线之上。这个控制参数适用于所有的通气模式。请参阅内容 7.2.5。

备注：PEEP 能强烈影响氧合。

PEEP 能保持肺泡的开放并恢复有所降低的 FRC。对于所有通气的患者，适度的 PEEP（3 ~ 5 cmH_2O）被认为是有益于所有通气患者的。治疗患有限制性肺病的患者可能需要较高的 PEEP，譬如患有 ARDS 或急性肺损伤的患者。PEEP 可以被设定为零，但应该避免应用零 PEEP。

在压力支持呼吸中，患者可以基于 PEEP 自主呼吸，而没有压力支持。

稳定的 PEEP 对压力触发至关重要。

9.2.5 与氧气有关的控制参数

吸入气氧分压

术语：吸入气氧分压（呼吸机上的名称：F_iO_2 / O_2% / %O_2 / O_2conc / Oxygen）

单位：%

机制：F_iO_2 定义了吸入气体中预期的氧气浓度。它可以设置于 21% ~ 100%。F_iO_2 适用于所有的呼吸模式。

备注：很明显，F_iO_2 依赖于氧气供应，可以极大地影响氧合。

9.2.6 常见的次要控制参数

升压时间

术语：升压时间（呼吸机上的名称：Rise time/P_{ramp}/Slope/P%/T inspiratory rise/Insp Rise）

单位：%，s 或 ms

机制：升压时间定义了管路或气道加压的预期速度（见图 9.2）。应它适用于压力类呼吸和自适应类呼吸，但不适用于容量类呼吸。

备注：不是所有呼吸机都有这个控制参数，因为在一些呼吸机中，升压时间的设置已被事先固定。

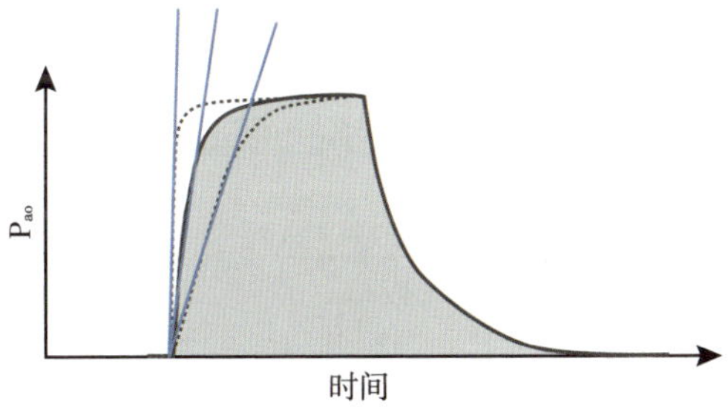

图 9.2　临床工作者通过调节升压时间的设置，可以影响吸气压力的上升速度

升压时间主要对主动呼吸的通气患者有助益，尤其是有强烈呼吸驱动者。如果升压时间设置合理，它可以提高患者的舒适度。

过快的上升时间可导致压力过冲，这是机械通气不应出现的并发症。

流量波形

单位：无

机制：流量波形定义了预期的吸气流量，仅适用于容量类呼吸。最常见的波形是方波，也被称为“恒流”。其他可能的流量模式包括递减波、递增波和正弦波（见图 9.3）。

备注：许多呼吸机没有这一控制参数，因为他们只用单一波形，即方波。

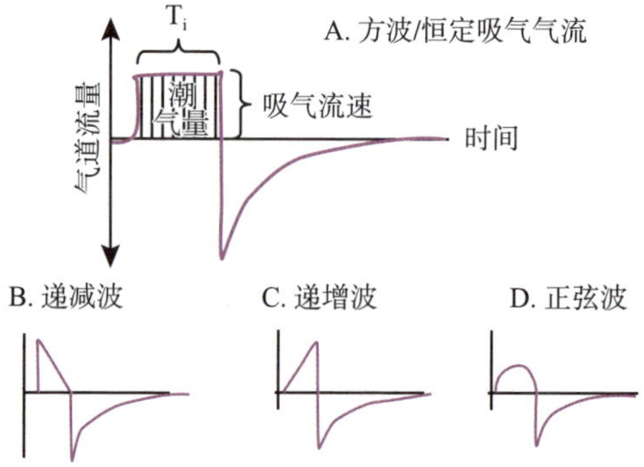

图 9.3　容量类呼吸有 4 种常见的吸气流量波形

9.2.7　双相模式的常见控制参数

双相模式的关键特性是基线压力的自动切换。通常设定 4 个控制来定义这种变化：高 PEE、低 PEEP、高 PEEP 时间和低 PEEP 时间（见图 9.4）。

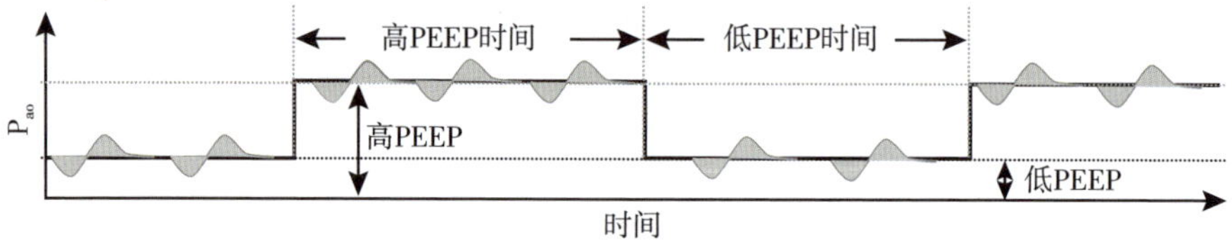

图 9.4　双水平模式有 4 个特殊的控制来定义基线压力的自动切换

高 PEEP

术语：高 PEEP（呼吸机上的名称：Phigh/P_{high}/P_H/P_{HIGH}/Pres High）

单位：cmH_2O

机制：高 PEEP 定义了预期的高水平基线压力。

备注：高 PEEP 还有一个名称——IPAP，常见于无创通气。

高水平的 PEEP 仍然是 PEEP。与 PEEP 一样，其计算相对于大气压。这与吸气压力不同，后者的计算相对于 PEEP。

患者可以基于（高）PEEP 自主呼吸。

低 PEEP

术语：低 PEEP（呼吸机上的名称：P low/P_{low}/P_L/P_{LOW}/Pres Low）

单位：cmH_2O

机制：低 PEEP 定义了预期的低水平基线压力。

备注：PEEP 还有一个名称——EPAP，常见于无创通气。

低 PEEP 与传统或自适应通气模式中的 PEEP 相当。其计算相对于大气压。

高 PEEP 时间

术语：高 PEEP 时间（呼吸机上的名称：Thigh/T_{high}/T_H/Thigh/Time High）

单位：s

机制：高 PEEP 时间定义了高位 PEEP 的预期持续时间。

备注：通常，在 BiPAP 模式中，高 PEEP 时间较短，而在 APRV 模式中，高 PEEP 时间较长。

低 PEEP 时间

术语：低 PEEP 时间（呼吸机上的名称：T low/T_{low}/T_L/Tlow/Time Low）

单位：s

机制：低 PEEP 时间定义了低位 PEEP 的预期持续时间。

备注：通常，在 BiPAP 模式中，低 PEEP 时间较短，而在 APRV 模式中，低 PEEP 时间非常短。

10 特殊通气功能

10.1 简介

除了通气模式和控制，呼吸机通常还有另外几种功能。它们不太容易归类，因为它们可以在部分或全部模式中都发挥着作用，属于最常用的功能。在本书中，我们将其称为“特殊的通气功能”。

本部分内容介绍了其中 5 种常见功能：待机、叹息、富氧、窒息后备通气和 TRC。

10.2 待机

待机是指在机械通气时的有意暂停。这有时在临床上是必要的。典型例子是对机械通气患者进行开放气道吸引。

在呼吸机运行时，如果我们直接断开气道，会发生什么呢？呼吸机并不知道断开连接是故意为之，在非定容模式下，呼吸机会将气体输出增至最大，以补偿气体泄漏。临床工作者会面临“分泌物喷溅”的风险，恼人的持续警报，以及呼吸机的不必要的大量气体消耗。

当然，我们可以关掉呼吸机，完成气道吸引后再开机。问题是很多呼吸机需要约一分钟才能完成重新启动。每隔数小时就重启一次呼吸机在现实中是不可接受的。

待机功能让我们在呼吸机运行状态下，能轻松地暂停和恢复机械通气。

待机被使用的次数较多，故此呼吸机面板上甚至有一个专用待机按键（见图 10.1）。该键的标识是标准电源符号或英文“STANDBY”或“STBY”。待机键在某些呼吸机中也可用来开机和关机。

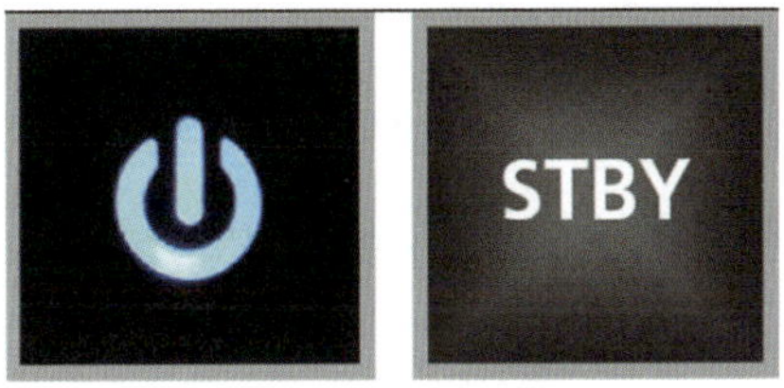

图 10.1　待机键符号

在机械通气过程中，无论当前是哪种通气模式，随时可用待机暂停通气。

10.2.1　两步激活待机

为了避免机械通气的意外暂停，激活待机通常需要两步（见图 10.2）。

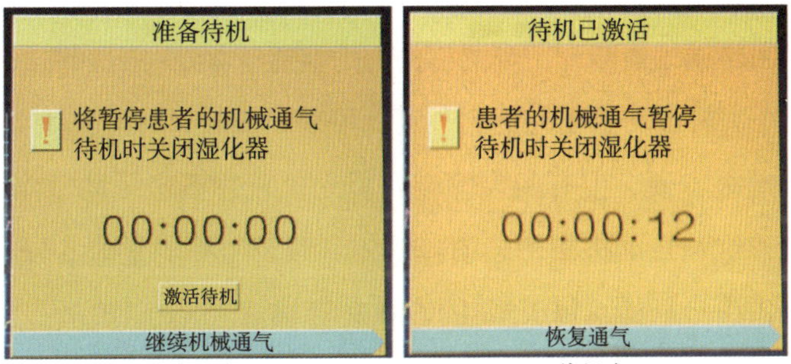

预待机窗口　　待机窗口

图 10.2　分两步激活待机（GALILEO 呼吸机）

第 1 步：预待机状态

预待机状态是待机实际开始之前的临时状态。

通常情况下，临床工作者按下待机键，启动预待机状态。呼吸机的反应是打开预待机窗口。

注意：处于预待机状态时，机械通气仍在继续。然后，临床工作者决定进入待机状态或取消预待机状态。预待机状态通常是有时间限制的。

第 2 步：待机状态

一旦临床工作者确认其意图，呼吸机进入待机状态，即机械通气暂停。呼吸机屏幕清楚显示其处于待机状态。此时，大多数报警被暂时抑制以避免声音干扰。

注意：如果使用了主动加湿器，在进入待机状态前必须将其暂停，否则呼吸机管路会被过度加热。待机结束后务必恢复湿化器工作。

10.2.2 取消待机

在待机期间，临床工作者应能随时恢复机械通气。有许多方法都可以做到，其中最常见的是再按下待机键。呼吸机会立即恢复机械通气，其设置如前。

有些呼吸机能够监测是否重新连接了患者，以实现自动恢复机械通气。在待机期间它们会持续释放一个低气流（即 2 ~ 6 L/min），并监测气道或回路压力。如果回路或气道断开，则测得的压力接近于零。一旦回路或气道被重新连接，回路压力升高。当压力达到预定阈值时，机械通气就自动恢复。

这种机制很方便，但有两大弊端。首先，它并不像手动暂停和恢复那么可靠。其次，这种自动机制持续消耗气体。假设监测流量为 6 L/min，该功能每小时消耗 360 L 气体，每天消耗 8640 L 气体。

10.3 叹息

叹息就是深呼吸。健康成年人每小时叹息 6 ~ 8 次，以防止微小的肺不张。

在机械通气中，叹息是呼吸机的一种功能。在整个机械通气过程中，呼吸机间歇递送一次较大呼吸。

有人认为，在规则的机械呼吸过程中间歇插入一次深呼吸可以起到简单肺复张的作用。在 20 世纪 60—70 年代，在机械通气中流行应用叹息，近年来人们对这一功能的兴趣又复燃。虽然人们期盼叹息呼吸能改善氧合和减少肺不张，但其实际的临床收益依然存有争议。

叹息功能通常由两个参数定义：叹息的频率和叹息呼吸的大小。但是，在不同的呼吸机中这一功能并未得到统一。

一般而言，叹息频率的设置为：

- 每 50 或 100 次呼吸后递送一次叹息。
- 每小时插入的叹息次数（例如，每小时递送 4 ~ 6 次叹息呼吸）。

在不同类型的通气模式中，叹息呼吸的大小定义不同。

例如：在定容模式下，叹息呼吸的 V_T 可以是设置 V_T 的 1.5 倍。在定压模式下，叹息呼吸的吸气压可以比设置的吸气压（压力控制或压力支持）高 10 cmH_2O。为防止过度膨胀，如果设定的 V_T 在 10 ~ 12 mL/kg 之间或对于新生儿患者，不建议应用叹息功能。

此外，叹息必须手动激活或取消。

10.4 临时富氧

所有 ICU 呼吸机都允许临床工作者在 21% ~ 100% 范围内设置和改变 F_iO_2。一旦设定，F_iO_2 保持不变。

此外，大多数 ICU 呼吸机都有一个特殊功能——临时富氧。它允许临床工作者暂时提高氧浓度，以满足临床上对于短暂氧合的需求。一个典型范例是在开放气道吸引前后进行氧合。

在机械通气的任何时间，临床工作者都可以手动激活富氧功能，不论是哪种通气模式、控制设置和患者类型。常用的激活方法是按面板上的富氧键，其标识可以是“100% O_2”“富氧”“氧呼吸”或“增氧”。

该功能由两个参数定义：目标氧浓度和富氧时长（见图 10.3）。一旦手动激活，呼吸机就会：

- 将氧浓度从设置水平快速提升到目标水平。
- 维持氧浓度在目标水平。
- 富氧时间结束后，F_iO_2 回归设置水平。

在成人和儿童患者中，富氧功能的目标氧浓度通常为 100%。由于担心氧中毒，新生儿患者的目标浓度可能低于 100%。例如，在 HAMILTON-C2 呼吸机的富氧目标是设置氧浓度的 1.25 倍。

临时富氧的时长一般在 1 ~ 3min，取决于呼吸机品牌和型号。

当规定的富氧时间结束时，富氧自动终止。在富氧期间，临床工作者也可手动终止这一功能。

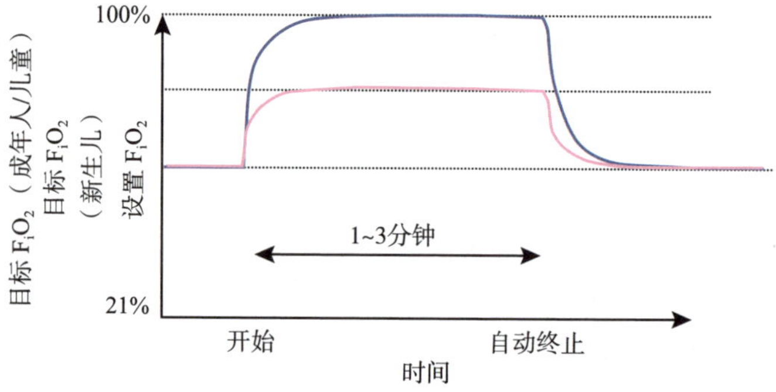

图 10.3 临时富氧

10.5 窒息后备通气

窒息报警和窒息后备通气是 ICU 呼吸机的安全特性。在本节中，我们将深入探讨窒息、窒息检测、窒息报警和窒息后备通气。

10.5.1 窒息的不同定义

在医学生理学中，窒息被定义为“呼吸暂停”。

然而，在机械通气中，窒息有不同的定义。在设置的窒息时间内，如果呼吸机未能监测到患者的呼吸活动，就是窒息。

还有两个另外的标准用于定义呼吸机中的窒息：(a) 通气患者现在必须是自主呼吸；(b) 在目前模式下窒息必须是可能的，也就是说它必须是支持模式或设置呼吸频率非常低的 SIMV 模式。

我们可以从该定义中得出 4 个重要结论：

- 机械通气中的窒息完全依赖于呼吸机监测。如果监测因任何原因出现问题，窒息检测可能失败。这就解释了为什么当患者明显在呼吸时，呼吸机却出现了窒息报警。

- 窒息监测取决于窒息时间的设置，这是一个重要的报警设置。
- 窒息仅与主动呼吸的患者相关。
- 在辅助 / 控制模式或设置较高呼吸频率的 SIMV 模式下，窒息不会发生。

10.5.2 窒息监测和报警

呼吸机只是一台机器，它并不知道通气患者有没有自主呼吸。

这里我们需要解释两个关键的概念（术语）：BCT 和设置的窒息时间。

BCT 是机械通气时一次呼吸的时间，包含 T_i 和 T_e 两部分。对呼吸机而言，它就是从一次有效触发到下一次有效触发点之间的时间（见图 10.4）。详情请参阅内容 7.2。

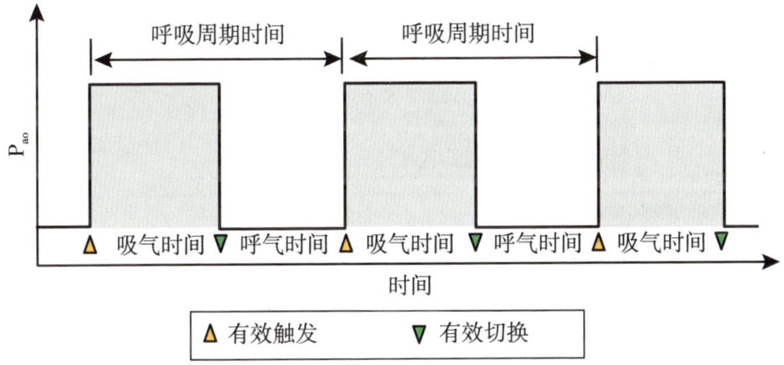

图 10.4 机械呼吸的时长取决于其有效触发和有效切换

这里，“有效”二字至关重要，由于种种原因，患者的吸气努力不一定能触发一次机械呼吸，进而导致触发努力无效。

窒息时间是一个报警参数，用于定义最大可接受的 BCT。窒息时间设置的单位为 s，它对成年人、儿童和新生儿患者应有所不同。图 10.5 显示了 HAMILTON-G5 呼吸机报警窗口中的窒息时间设置。

在机械通气过程中，设置的窒息时间被用作一把“时间尺”（见图 10.6）。每次机械呼吸时，呼吸机都会拿这把尺比较实际的 BCT。窒息监测的规则十分简单：

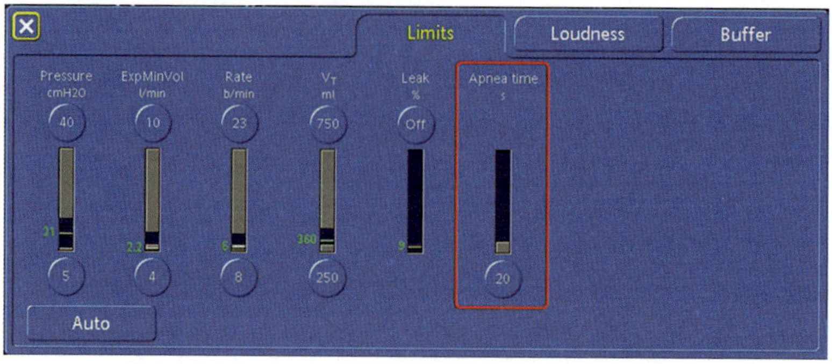

图 10.5　HAMILTON-G5 呼吸机，报警窗口中设置的窒息时间

- 如果 BCT 短于设置的窒息时间，则窒息监测为阴性。
- 如果 BCT 达到设置的窒息时间，即在规定的窒息时间内呼吸机没有检测到有效触发，则窒息监测为阳性。

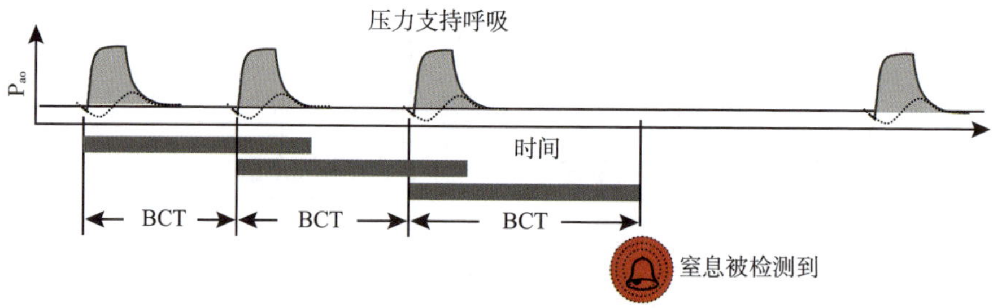

图 10.6　设置的窒息时间被用作时间尺，以测量每次机械呼吸的实际时间
如果呼吸时间长于标尺，窒息报警会被激活

10.5.3　窒息报警

窒息报警是呼吸机的标配功能。出于安全考虑，一般无法关掉。

一旦呼吸机监测到窒息（即当前 BCT 达到设置的窒息时间），立即发出声光窒息报警。

10.5.4　窒息后备通气

为了最大限度地保证患者的安全，大多数呼吸机都有一种自动机制——后备通气。它可让呼吸机在支持模式和后备模式之间自动转换。

如上所述，这种机制完全依赖于窒息监测。通常情况下，临床工作者可以将其打开或关闭。

支持模式和后备模式

支持模式适用于自主呼吸的患者。呼吸机可给予或者不给予压力支持。对于自主呼吸的患者这种模式非常舒适。然而，如果呼吸机未能监测到患者的吸气努力，就会发出窒息报警。典型的支持模式是 PSV 模式。

后备模式是适用于没有自主呼吸的患者的强制性通气模式。在这种模式下，呼吸机根据设置间歇性递送机械呼吸。呼吸机可以接受，但不依赖患者触发。在后备模式下窒息不会发生，因为最大 BCT 也不会超过窒息时间的最短设置。典型的后备模式是容量和压力辅助 / 控制模式。

支持 – 后备模式的配对

现在有几种支持模式，还有几种后备模式。要实现窒息后备通气，呼吸机需将支持模式和后备模式配对。这种组合可以是“全对一”，也可以是“一对一”。

“全对一”是指所有支持模式共用一个后备模式。这种方法很简单，但如果支持模式是定压的，后备模式是定容，模式转换可能会干扰患者。

“一对一”是指支持模式和后备模式按其控制类型配对（即容量对容量、压力对压力）。“一对一”配对得到广泛应用。

支持 – 后备模式配对是预先固定在呼吸机设计内的。临床工作者并不能操控它，但需要了解其机制。

窒息后备通气的激活和设置

当激活窒息后备通气时，你不仅要打开它，还要检查和调整后备模式的参数设置。由于支持模式与后备模式的控制类型相同，你可能只需设置几个参数。例如，如果支持和后备模式是“一对一”配对的，你只需设置 3 个对控制呼吸至关重要的参数：

- 时间触发（即呼吸频率）
- 时间切换（I∶E ratio、T_i 或者吸气时间百分比）

◆ 目标潮气量或吸气压

后备模式与现在目前的支持模式共享其余参数，诸如 F_iO_2 和 PEEP。

图 10.7 显示 HAMILTON-G5 呼吸机的窒息后备通气的控制。当前支持模式为 P-SIMV，后备模式为 P-CMV（或 P-A/C）。黄框内为窒息后备通气的三个控制设置。支持模式和后备模式共享的控制包括 PEEP、F_iO_2、P-Trigger 和 P_{ramp}。

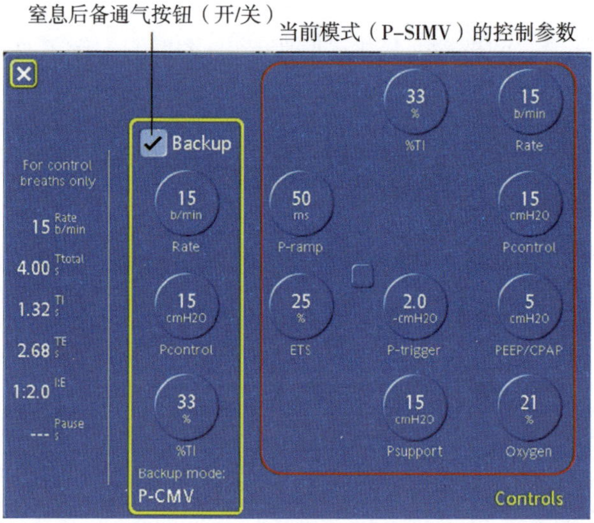

图 10.7　HAMILTON-G5 呼吸机窒息后备通气模式的控制参数

通气模式的自动切换

窒息后备通气的机制很简单：只要监测到窒息，呼吸机立即发出窒息报警，并自动从目前的支持模式切换到后备模式。不需要任何人为干预。

按传统的呼吸机设计，一旦上述自动切换发生后，呼吸机会维持后备模式，直到临床工作者将其转回支持模式。患者的自主呼吸恢复后，如果操作者没有及时转换模式，就可能出现人机对抗 。这种情况称为单向窒息后备通气（见图 10.8）。

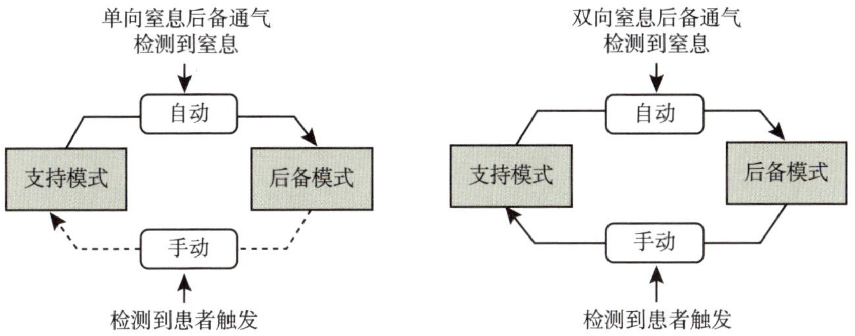

图 10.8　单向窒息后备通气（左）和双向窒息后备通气（右）

双向后备通气的设计解决了这一潜在问题。如果呼吸机监测到窒息，就自动从支持模式切换到后备模式。如果呼吸机监测到患者触发，就自动从后备模式切换回支持模式。模式切换是全自动的。机械通气的患者和临床医务人员，特别是护理人员，都受益于双向后备通气。

10.5.5　令人困惑的窒息报警

正如我们所见，窒息监测的基础是 BCT 与设置的窒息时间的比较。BCT 是连续两次有效触发之间的时间。

如果对患者触发的监测出了问题，会导致错误的 BCT 定义和窒息监测，以至于窒息报警会被意外激活。

有这样一个病例，一名气管插管的新生儿在支持模式下接受机械通气治疗。患者有明显的呼吸困难，但呼吸机却发出窒息警报。呼吸机没有响应患者的呼吸努力。患者自主呼吸很强烈，怎么会窒息呢？临床工作者感到困惑和气愤。

在调查中，两个并存的问题被确定（见图 10.9）：

- 新生儿的气插管没有气囊而且过细，以至于无法密封气道。施加正压时，气管与插管之间出现严重漏气。
- 较细的气插管有部分扭曲，产生了较大的气道阻力。这不仅阻碍双向的气流，也阻碍了患者呼吸信号的传递。

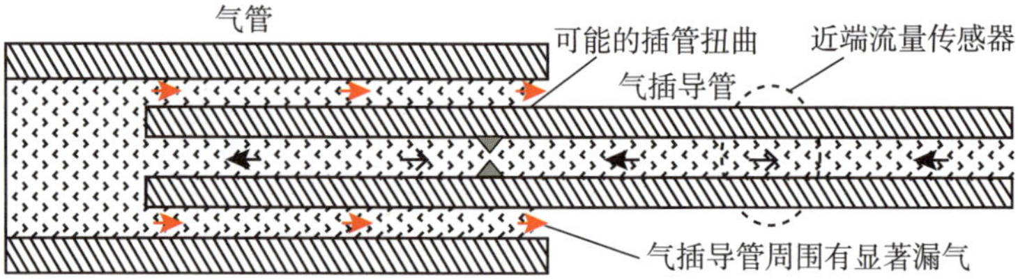

图 10.9　可能发生气道泄漏或部分气道阻塞，导致不良后果

呼吸机没有如期监测到患者的有效触发，因此发出窒息报警。此时，BCT 超过设置的窒息时间。

在这个例子中，唯一正确的解决办法就是更换一根较粗的气管插管。换管后所有异常立即消失。

根据前文所知，在支持模式下，窒息随时都可能发生。在 SIMV 模式下，窒息可能发生，也可能不发生，其取决于指令呼吸的频率设置。窒息不会在后备模式下发生。这种模式分类的新方式对我们理解窒息后备通气很重要。

10.6　气管插管阻力补偿（TRC）

10.6.1　什么是插管阻力

气管插管是指置于气管内的管子，可以是气插插管，也可以是气切插管（见图 10.10）。事实上，我们可以将气管本身视作另一根管子。

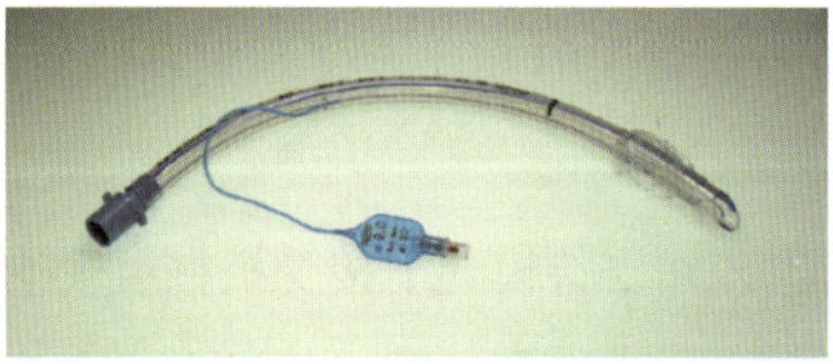

ETT

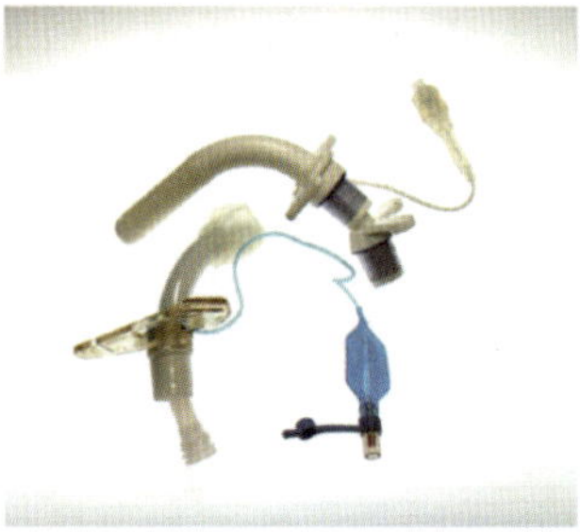

TT

图 10.10　两种类型的气管插管

要将一根管子置入另一根管子，内管的外径必须小于外管的内径（见图 10.11）。由于内管有自己的管壁，所以内管内径必定比外管内径小得多，两者的横截面有显著差异。

气管是自然气道的一部分，而气管插管是一种人工气道。不同的内径或横截面意味着对通过气流有不同的阻力。

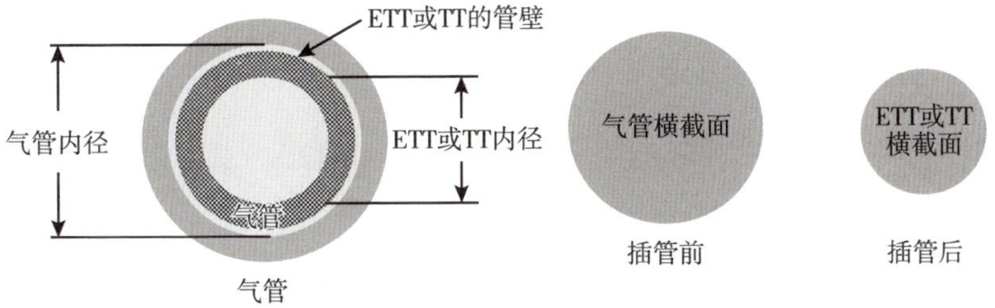

图 10.11 插管减少了气道的横截面，导致气道阻力增加

泊肃叶定律表明，如果一根管子的内径减少一半，其阻力会增加 16 倍。

$$R=\frac{8nl}{\pi r^4}$$

公式中：R 为阻力，n 为黏滞系数，l 为管子长度，r 是管子半径。

插管后，气道总阻力包含两部分，即自然气道阻力和气管插管所加的额外阻力。这个阻力一直都存在，与所用的呼吸机品牌、通气模式和控制无关。

为了尽量减少插管阻力，应选用尽可能粗的气管插管。

我们可以尝试通过一根气管插管呼吸，这样很容易感受到管子的阻力。为了让空气通过管道，通过插管呼吸会比正常呼吸费力。这表明需要较高的患者呼吸做功以克服插管阻力。

10.6.2 什么是插管阻力补偿

TRC 是一种较新的呼吸机功能，能自动抵消气管插管的阻力。

在不同的呼吸机中，插管阻力补偿有不同的名称，如：

- 自动插管补偿，ATC。
- 插管补偿，TC。
- 气道阻力补偿，ARC。
- 人工气道补偿，AAC。

尽管它们的技术细节可能稍有不同，但其目的和工作原理相同。

一般而言，TRC 并不是一种通气模式，而是一种选择性附加功能（有时被称作“模式附加”），在大多数或所有通气模式中，它都能被激活或取消。

10.6.3 TRC 的应用指征

TRC 适用于有自主呼吸的通气患者（见图 10.12）。总体而言，患者的呼吸活动越强，这个功能就越有益。

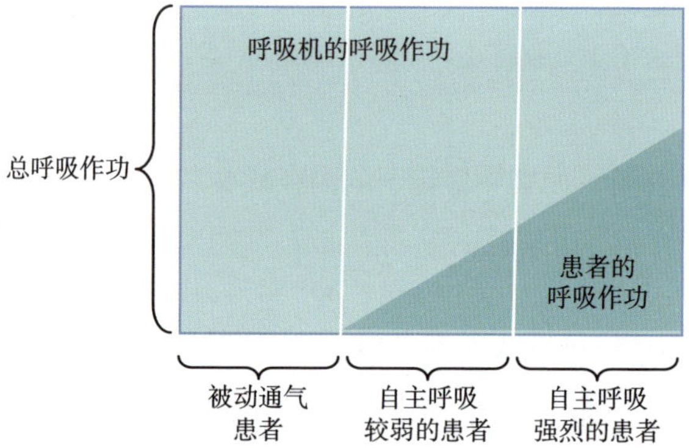

图 10.12 插管阻力补偿（TRC）适用于主动呼吸的患者，尤其是呼吸活动强烈者患者

即使通气患者没有自主呼吸，你也可以启用 TRC，只是对患者并无益处，因为呼吸机系统已承担了所有呼吸做功，包括克服插管阻力。

无创通气是 TRC 的禁忌证，因为没有使用气管插管。

10.6.4 TRC 如何工作

插管的额外阻力

我们已经学过，气流取决于两个因素：阻力和压差。当气流为层流时，欧姆定律可以被用来表达它们之间的关系：

$$I=V/R$$

或

流量 = 压差 / 阻力

这意味着，要保持相同的流量，阻力越低，所需的压差越小，阻力越高，所需的压差越大。

在有创机械通气时，气管插管连接着呼吸机和患者的呼吸系统。患者一侧压力为 P_{alv}，呼吸机一侧的压力为 P_{ao}。

插管两端的压差（P_{ao}–P_{alv}）和插管的阻力共同决定了气体流动的方向和速率（即流量）。

在正常呼吸时，这个压差源于 P_{alv} 的变化。而在被动的机械通气时，这个压差源于 P_{ao} 的变化，表 10.1 总结了这些情况。

表 10.1　在 P_{alv} 和 P_{ao} 之间产生压力梯度的方法

呼吸类型	吸气（$P_{ao} > P_{alv}$）	呼气（$P_{ao} < P_{alv}$）
正常人自主呼吸	P_{alv} 减小	P_{alv} 增加
无自主呼吸的通气患者	P_{ao} 提高	P_{ao} 下降
有自主呼吸的通气患者	P_{ao} 提高 +P_{alv} 可能减小	P_{ao} 下降 +P_{alv} 可能增加

人在正常呼吸时，P_{ao} 就是恒定的大气压，而 P_{alv} 是变化的。吸气时，吸气肌收缩产生 P_{alv} 负压，将空气吸入肺部。呼气时，吸气肌舒张。肺和胸壁的弹性回缩力产生 P_{alv} 正压，将气体排出肺部。

当患者通过气插管呼吸时，要保持相同的气体流量，我们必须更加努力地呼吸，以产生克服管道阻力所需的更大的 P_{alv} 变化。

在图 10.13 中，较小的 P_{alv} 改变，以实线显示，代表了克服自然气道阻力所需的功。而较大的 P_{alv} 改变，以虚线表示，代表了克服气管以及插管阻力所需的功。白色箭头所示的两条曲线之间的差值代表克服插管阻力所需的额外做功。请注意，额外的 P_{alv} 随时间而改变。

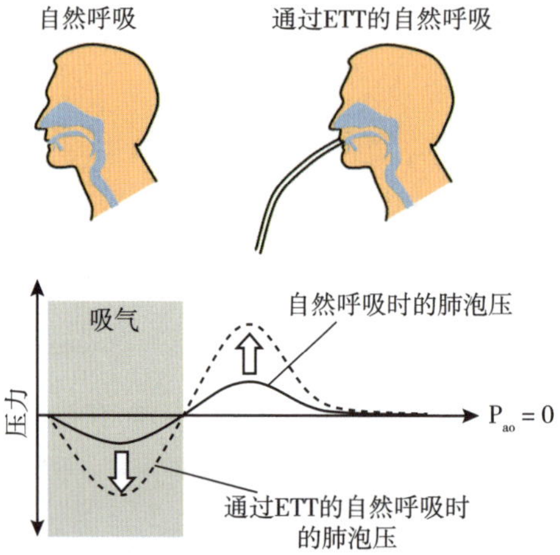

图 10.13 使用或不使用气管插管进行自然呼吸时，P_{alv} 的变化

假设我们有一种装置，能在正常的 P_{alv} 变化之上，自动产生上述额外的 P_{alv} 变化。这样当通过气管插管呼吸时，感觉插管仿佛消失了，因为额外的功由该装置代做了。理论上，这就是插管阻力如何被补偿的。

但是，上述模型并不适用于机械通气，因为如图 10.14 所示，呼吸机改变的是 P_{ao}，而 P_{alv} 随之变化。

注意：P_{ao} 和 P_{alv} 之间的差值反映了插管阻力的影响。如果通气患者有自主呼吸，情况更为复杂了，因为他可以自主改变 P_{alv}。

我们知道气管插管施加了额外阻力，也知道需要应用额外的 P_{ao} 来克服这个阻力。然而，每次自主呼吸都是独特的，而且气管插管也有不同尺寸。那么需要多少额外的 P_{ao} 呢?

为了解决这个问题，TRC 的基础是气管插管标准化和气道瞬时流量监测。

气管插管的标准化

好消息是，所有市售气管插管都按照国际标准 ISO 5361（气管插管）和 ISO 5366（气切插管）生产的。这意味着，气管的长度和内径非常相似（见表 10.2）。

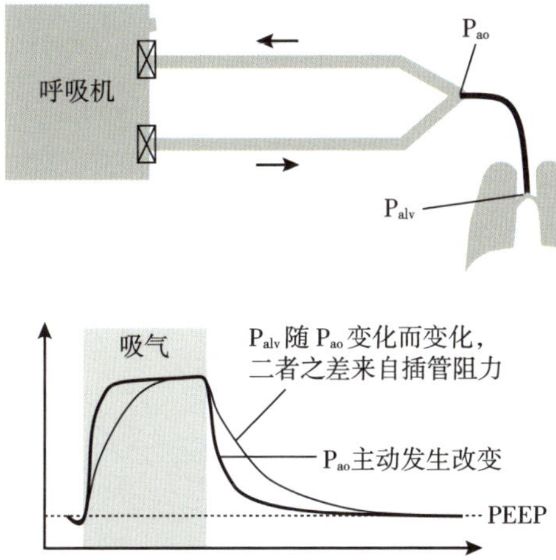

图 10.14 机械通气时 P_{ao} 和 P_{alv} 变化

表 10.2 气管插管规格

FR	8	10	12	14	16	18	20	22	24	26	28	30	32	34	36	38	40
ID(mm)	2.0	2.5	3.0	3.5	4.0	4.5	5.0	5.5	6.0	6.5	7.0	7.5	8.0	8.5	9.0	9.5	10.0
OD(mm)	2.7	3.3	4.0	4.7	5.3	6.0	6.7	7.3	8.0	8.7	9.3	10.0	10.7	11.3	12.0	12.7	13.3
L(mm)	140	145	165	185	210	225	245	275	285	295	310	315	330	330	330	330	330

FR：French（导管直径单位）；ID：内径；OD：外径；L：管长。

标准气插管和气切管的阻力都被人们进行了深入研究。图 10.15 概述了这一点，它显示了完全克服不同阻力的插管所需的驱动压（ΔP）。

不同的曲线代表了不同尺寸的气插管或气切管 。阻力表示为预期流量和所需的压差（ΔP）。从这两张图表可以看出：

- 管道阻力取决于气流，气流 – 阻力关系是非线性的。
- 管道阻力与管道内径有关 。为了驱动气体以预期的流量流过，管道越细，阻力越大，反之亦然。
- 如果内径相同，气插管的阻力高于气切管。

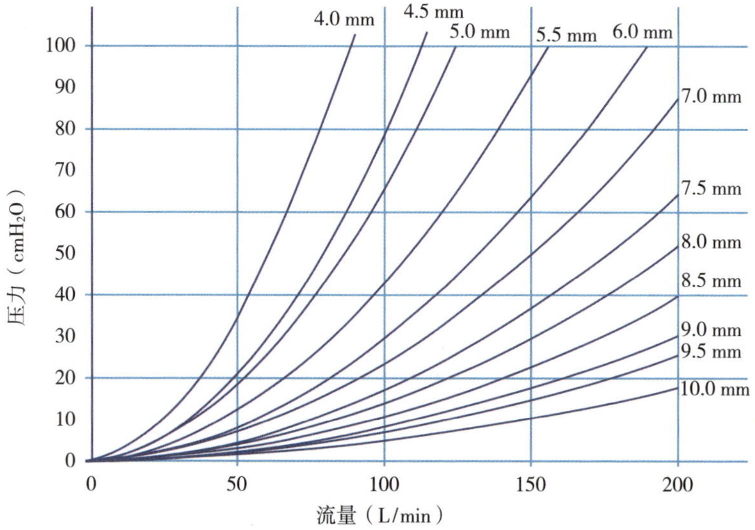

（a）标准气插管

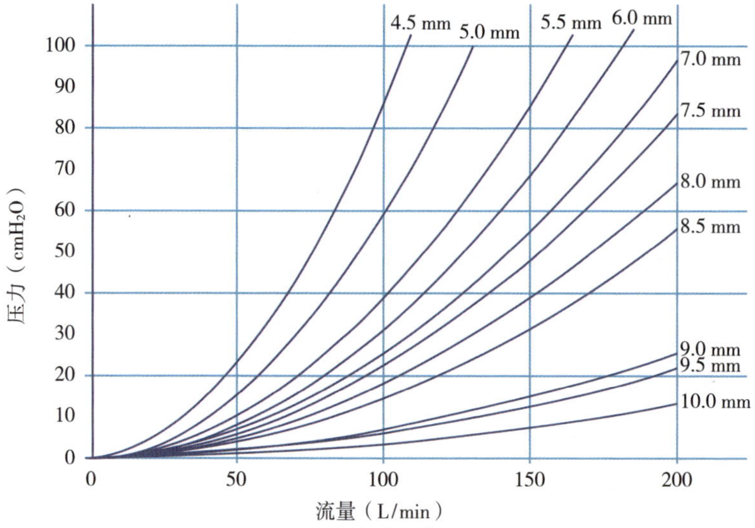

（b）全切管

图 10.15　展示预期流量与气体通过标准气插管气切管所需压差之间的关系

需要注意的是，这些图表显示的插管的物理特性是在实验室条件下测得的。被测插管是新的、干净的、干燥的。而在临床实践中，管道是湿的、粘有分泌物的、可能是弯曲的，因此实际的插管阻力可能高于图表上的数据。

气道流量测量

在机械通气中，直接在 Y 型管处测量气道流量最为理想。另一种选择是比较吸气气流和呼气气流，间接测量气道流量。要了解以下要点：

- 气道气流的方向和流量有规律地发生改变。
- 测得的气道流量是患者当前通气需求的良好指标。
- 在插管患者中，插管阻力影响着测得的气道流量。

通过结合上述气流 – 阻力图和测得的气道流量，呼吸机就能计算并自动和即时施加额外的 P_{ao}，以克服当前气体流量下的插管的力。TRC 可被视为气道流量的放大器，测得的气道流量越高，额外的 P_{ao} 越大，反之亦然。

图 10.16 显示了 P_{ao} 和 P_{alv} 曲线，左侧没有应用 TRC，右侧应用了 TRC。仔细比较两图的曲线，我们会看到两个重要的区别。首先，TRC 会使 P_{ao} 曲线的形状发生驼峰样改变。它出现于吸气早期和呼气早期，对应于最高的吸气气流和呼气气流。其次，TRC 使 P_{alv} 曲线上升和下降更快，表明由于更高的吸气气流和呼气气流，令肺充盈和收缩得更快。

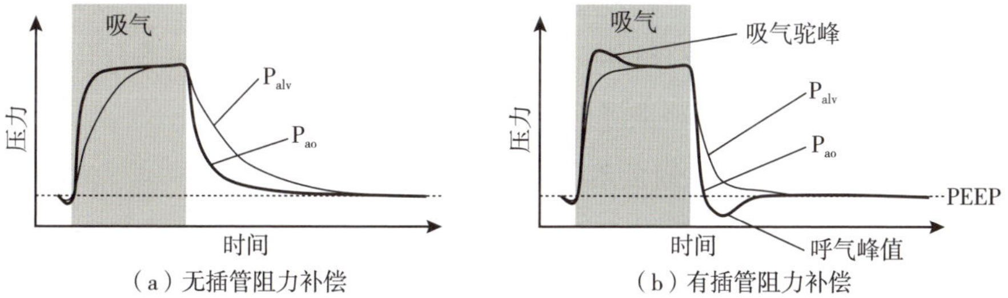

图 10.16　无插管阻力补偿时和有插管阻力补偿时，P_{ao} 和 P_{alv} 的曲线

操作者的设置

操作者需手动激活 TRC，并进入设置 TRC 的界面（见图 10.17）。这些设置包括：(a) 插管类型——气插管或气切管；(b) 插管尺寸（内径）；(c) 预期补偿水平——全补偿（理论上为 100%）或部分补偿。

启用 TRC 后，测量的 P_{ao} 和计算的 P_{alv} 被同时显示。双波形表示 TRC 已被激活。

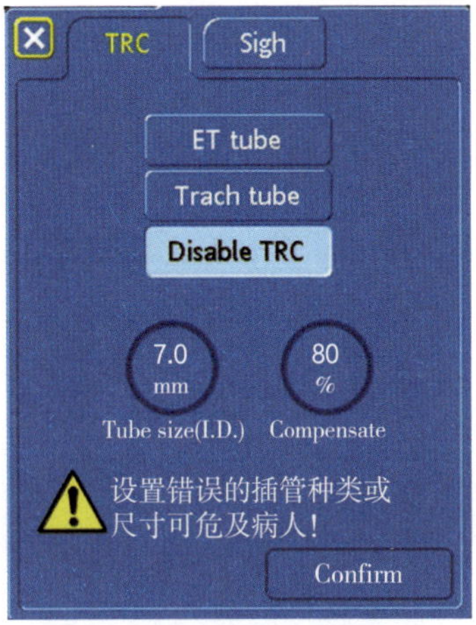

图 10.17　TRC 设置界面（HAMILTON-G5 呼吸机）

所需条件

只有当以下条件被满足时，TRC 才能正常工作：

a. 气道流量测量是连续和准确的。

b. 整个呼吸机运行正常，没有明显气体泄漏或管路阻塞。

c.TRC 设置适当。

d.气管插管标准和完整（例如没有被剪短）。

如果以上任何一个条件没有得到完全满足，不要启用 TRC。因为它可能产生的问题更多。

特别说明

TRC 的目的是补偿插管的阻力，而不是自然气道的阻力。

注意：TRC 是一种近似补偿。在现实世界中，我们面对的是一个动态系统，而不是实验室模型。

从捕捉气道流量信号到相应气动效应的出现，不可避免地会有几十毫秒的延迟。故此，补偿总是略微滞后。

在定容模式下，TRC 通常不能被启用，因为 TRC 与固定的吸气流量和定容呼吸的式样相冲突。

在某些呼吸机中，TRC 仅在吸气时有效，而在另一些呼吸机中，TRC 在吸气和呼气时都有效。

呼气时 TRC 会导致向下的“驼峰”。呼气时 TRC 的活动区间仅限于当前的 PEEP 和大气压之间。因此，如果 PEEP 设置较低，呼气时 TRC 可能不足。

吸气时 TRC 的驼峰略微增加峰压。

10.6.5　插管阻力补偿（TRC）的作用

图 10.18 和图 10.19 中的 4 幅图显示了 TRC 在成年志愿者中的效果，其设

置如下：模式 = PSV，压力支持 = 10 cmH_2O，PEEP = 4 cmH_2O，流量触发灵敏度 = 2 L/ min，流量切换或 ETS = 50%，压力上升时间（P_{ramp}）=50 ms。

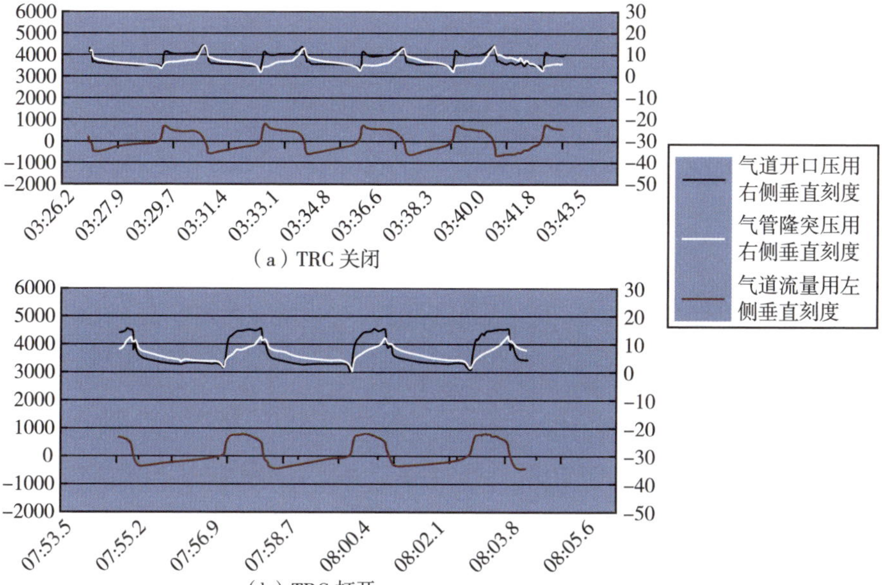

（a）TRC 关闭

（b）TRC 打开

图 10.18　成年人平静自主呼吸时的压力和流量波形

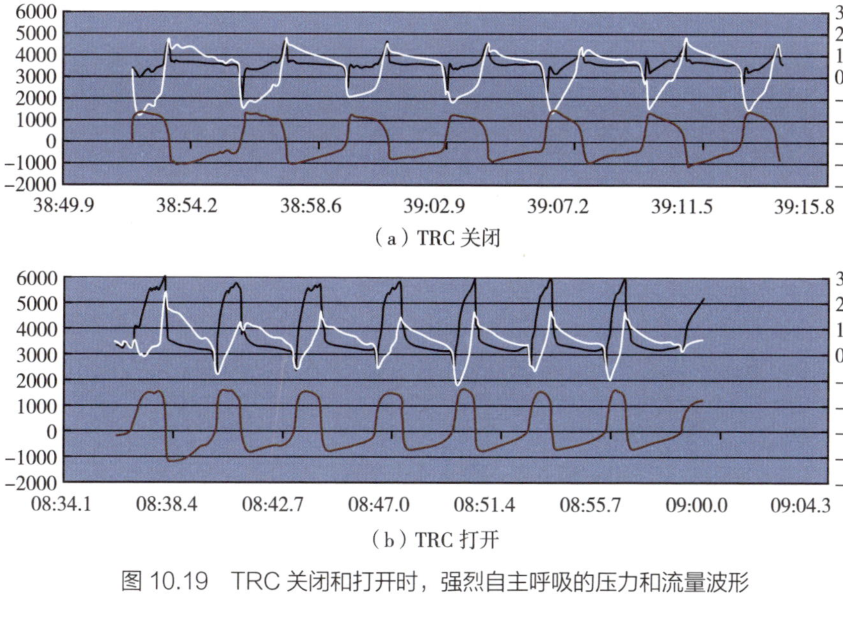

（a）TRC 关闭

（b）TRC 打开

图 10.19　TRC 关闭和打开时，强烈自主呼吸的压力和流量波形

在平静呼吸时，吸气和呼气流量均低，插管阻力和其补偿都弱。唯一可见的区别是吸气时的 P_{ao}（黑色曲线）在没有 TRC 的情况下微凹，但启用 TRC 时它是凸的。

当自主呼吸变强时，吸气和呼气的峰流量均显著增加，插管阻力也随之增加。其直接后果是一种叫作“流量饥渴”的现象，如图 10.19 所示。在吸气时，P_{ao}（黑色曲线）未能如预期上升。不过，我们可以从流量曲线辨认出吸气相。计算出的 P_{alv}（白色曲线）显著下降，表明患者的呼吸做功大增。

在 TRC 被启动后，它的效用体现在：

a. P_{ao} 的预期形状再次出现。

b. P_{alv} 下降减少，说明患者的呼吸做功减少。

c. 吸气和呼气峰流量均略有增加。

11 呼吸机监测

11.1 前言

在机械通气过程中，呼吸机中的气体压力、容量和流量不断改变。我们无法用肉眼直接看到这些气体动力学的信号，但是我们可以用特殊的监测装置来观察它们。

呼吸机监测指一组特殊的呼吸机功能，涉及在特定部位监测气体动力和非气体动力信号，并以各种方式加以展现。

呼吸机监测设备可能与呼吸机同样研发历史悠久。图 11.1 显示了不同年代的呼吸机，它们都自带监测设备。红框勾勒出其监测结果的显示。

呼吸机监测是呼吸机技术发展最快的领域之一，向三个方向扩展。第一，监测新类型的信号，如氧浓度、$PetCO_2$（呼气末二氧化碳分压）、气体温度和 SpO_2（血氧饱和度）；第二，从直接监测的信号中提取的新信息；第三，改进监测的可视化，使之更易理解。

关于第三点，HAMILTON-G5 呼吸机上的“动态肺”（见图 11.2）是一个很好的例子。通常，呼吸系统顺应性和气道阻力的监测结果都以数值表示。而该新功能以图形显示监测结果。临床工作者能从支气管树和肺的形状一目了然地获得了有价值的信息。

本部分内容将重点介绍呼吸机监测的基础知识，包括：

- 监测的一般概念。
- 呼吸机监测系统。

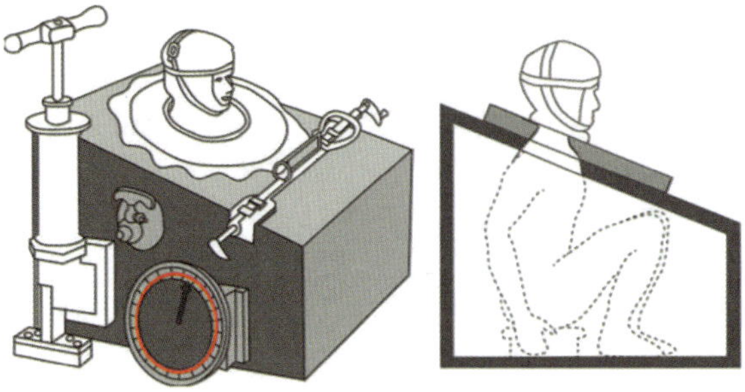

（a）测量并指示箱内压力的气压计

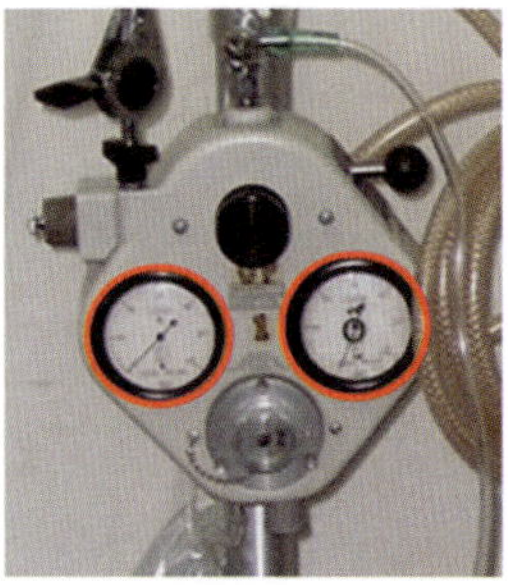

（b）1948年上市的Bennett TV-2P呼吸机，这可能是工业化生产的第一种呼吸机

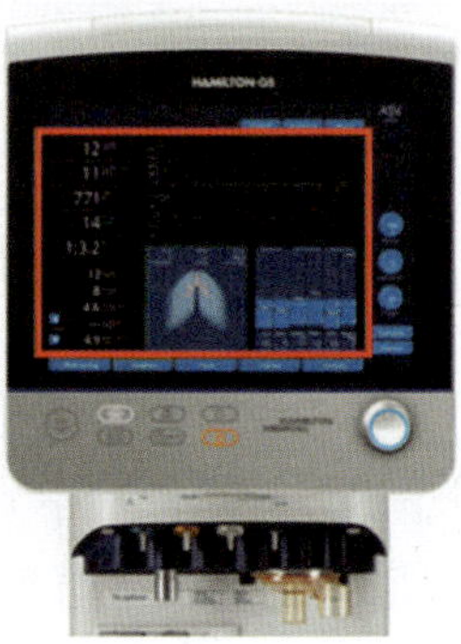

（c）HAMILTON-G5呼吸机的用户界面面板疗

图 11.1　呼吸机监测的演变

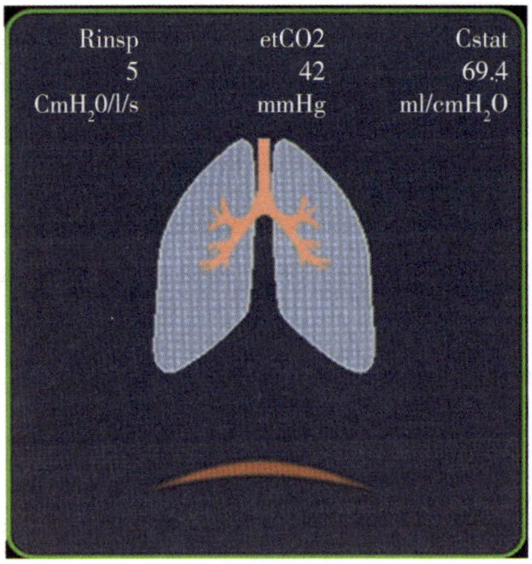

图 11.2　HAMILTON-G5 呼吸机的动态肺图

- 监测所需条件。
- 监测结果的展示。
- 呼吸机监测的常见参数。

11.2　监测的一般概念

在开始讨论呼吸机监测之前，让我们先定义几个与监测技术相关的一般概念。

11.2.1 四个常见术语的定义

当谈及呼吸机监测时，技术人员经常使用一些专业术语：

- 监测是准确的。
- 监测是可重复的。
- 监测具有高分辨率。
- 监测是精确的。

它们到底是什么意思？它们是相同的还是不同的？让我们逐一讨论。

准确性

呼吸机准确性是指真实值与监测结果之间的偏差。如果偏差足够小，则监测准确。否则，监测不准确。

可重复性

如果在相同的条件下我们多次测量同一物体，仍然可能得到不同的结果。呼吸机可重复性是指测量结果的变异。变异越小，测量的可重复性越高。

精确度

精确度通常与可重复性同义。测量系统可以是（a）准确但不精确；（b）精确但不准确；（c）既不准确也不精确；（d）既准确又精确。

分辨率

呼吸机分辨率是“分辨”测量结果差异的能力。分辨率高的测量设备使用更多的分级来报告其测量结果。理解分辨率的一个很好的方法是观看手表的刻度（见图 11.3）。分辨率与准确度无关——分辨率低的手表未必不准确，而分辨率高的手表也未必准确。

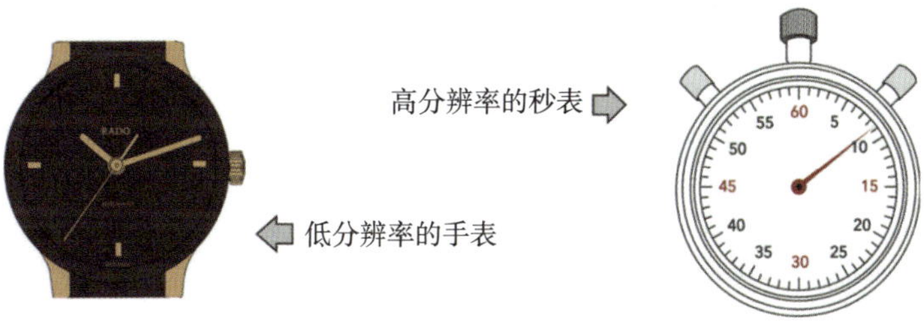

图 11.3 两个例子来说明分辨率的含义

我们可以通过飞镖游戏理解呼吸机监测的准确性、可重复性或精确度和分辨率之间的差异（见图 11.4）。蓝色中心代表真实值，而红点代表测量结果。

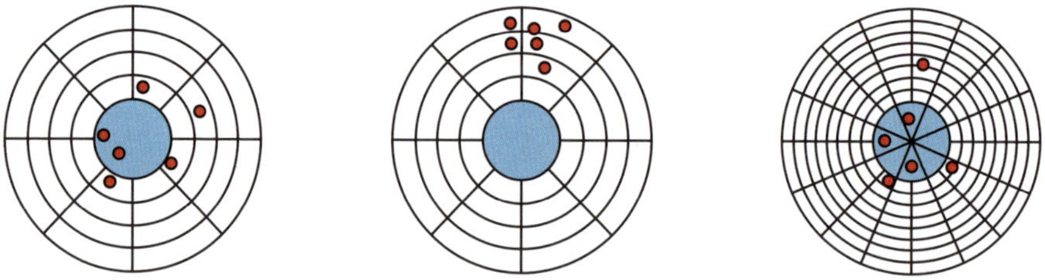

准确，但不可重复　　可重复或精确，但不怎么准确　　准确，可重复，分辨率高

图 11.4　准确度、可重复性和分辨率之间的关系

11.2.2　技术公差

在理想状态下，测量应该自始至终绝对准确和精确。然而，在许多情况下，绝对准确既不可行，难以负担，亦非必要。例如，如果一次呼吸的真实潮流气量是 500mL，而监测的结果是 501mL 或 499mL，这微小的差异在临床上很关键吗？在实践中，“足够”准确通常可以让人满意。术语“公差”或“技术公差”指一个可接受范围，在该范围内的测量也被认为是准确的。

让我们来看一个例子。呼吸机手册规定压力监测的公差为“± 2 cmH_2O 或 ± 10%，以较大者为准”。这意味着什么？

在图 11.5 中，*x* 轴显示真实气道压力，*y* 轴显示测量的气道压力。浅蓝线代表绝对准确。

手册中所描述的公差是 ± 2 cmH_2O 和 ± 10% 两个范围的组合。± 2cmH_2O 的范围由平行于蓝线的两条红线定义。± 10% 的范围由两条黄线表示，该范围随着压力增加而变宽。

这里公差是一个浅蓝色区域，由这两个范围定义。所有落在该区域内的测量数据都被认为是足够准确的，而在该区域之外的测量数据被认为不够准确。

当我们讨论公差时，我们需要考虑测量的相关范围。例如，气道压力的正常范围为 0 ~ 40 cmH_2O。这里，± 2 cmH_2O 的公差可能是合适的。然而，气

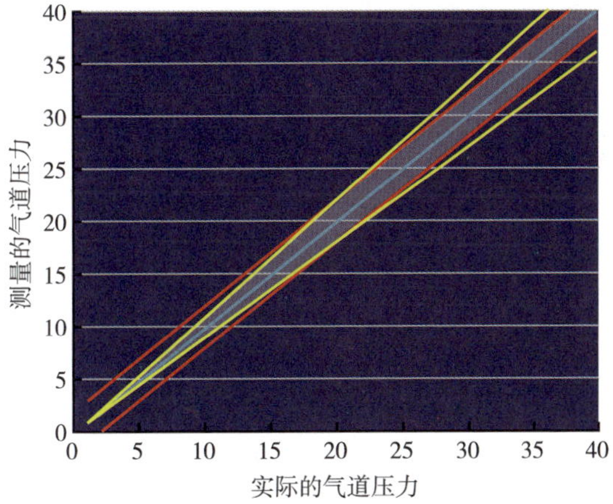

图 11.5　绝对准确度和技术公差

瓶的压力范围为 0 ~ 200 巴（bars），同样的测量公差可能不适用。

公差概念不仅被应用于呼吸机监测，也适用于呼吸机的气体递送。

11.2.3　校准

呼吸机有各种传感器，如流量传感器、氧传感器和二氧化碳传感器。它们测量着特定部位的目标信号的强度或浓度。

呼吸机制造商通常会建议定期校准这些传感器，以确保呼吸机监测准确性。那么什么是校准呢？为什么有必要校准呢？

校准是检查或调整测量设备准确性的行为。校准涉及将测量仪器与标准参数进行比较。适当的校准可以提高呼吸机系统的监测准确度，因此遵照建议进行校准是明智的。

11.3　呼吸机监测系统

在呼吸机内部，监测系统应在功能上独立于气动系统，如此显示的数值能反映真实情况。

呼吸机监测的物质基础是一个由三部分组成的子系统：（a）传感器；（b）信号处理器；（c）显示器。它们通常被串联连接。

11.3.1 传感器

传感器是一种装置，能够感知目标信号的强弱或大小，将其转换为电子信号，并将该信号输给信息处理器。

通常，所有呼吸机都测量气压、流量和氧浓度。现代 ICU 呼吸机可测量更多类型的信号，如 $PetCO_2$、气体温度和 SpO_2。Maquet SERVO-i 呼吸机有一种 NAVA 新技术，其中特殊的食管导管传感器探测神经（生物电）信号。

流量传感器是呼吸机系统的常用设备，用于测量气体通道内的气体动力信号，通常为气体流量和压力。流量传感器可以应用不同的工作原理，如固定或可变孔口、电热丝或超声技术。每种技术都有其优缺点。作为临床呼吸机操作者，我们可能无须了解这些传感器的工作原理的细节。如果想了解更多，可从其他地方获取更丰富的信息。

我们需要知道的是，在实验室条件下和在临床条件下，传感器的表现可能非常不同。例如，当通过的气体清洁而干燥时，流量传感器可以完美地运行。但是，如果通过的气体含有水分、分泌物和药物气溶胶，相同的流量传感器可能效果不佳或根本不工作。这解释了为什么安装在回路呼气支中的流量传感器的监测质量会随着时间而变差。

在大多数情况下，传感器有规定的部位。例如，监测 F_iO_2 的 O_2 传感器应装在吸气端，监测 $PetCO_2$ 的二氧化碳传感器应在气道。

通常，呼吸机有一对流量传感器。第一个始终位于吸气端（吸气流量传感器）。第二个可以位于呼气阀或者位于气道（见图 11.6）。位于呼气阀处的流量传感器通常被称为远端流量传感器。位于气道的流量传感器称为近端流量传感器。第二个流量传感器的位置可以显著影响监测。表 11.1 总结了这种差异。

一个流量传感器只能测量流经它的气体，这可能造成临床工作者的困惑。例如，假设我们在 P-SIMV 模式下对新生儿患者进行通气。气管插管周围有漏气，这并不罕见，因为针对新生儿患者的插管通常没有气囊。呼吸机报告监测到的 V_T 低得吓人，仅为 5 mL，并发出低 V_T 报警。而我们估计 V_T 约为 20 mL，担心婴儿可能在如此低的 V_T 下无法存活，于是我们会开始怀疑该呼吸机是不是出了故障。

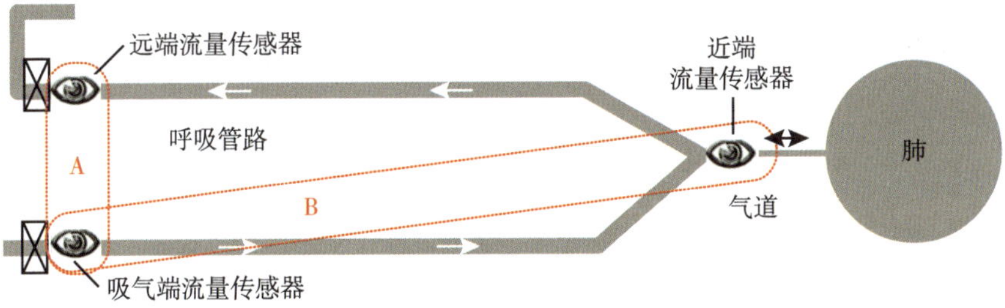

图 11.6　流量传感器的位置

表 11.1　近端和远端流量传感器的比较

	远端流量传感器	近端流量传感器
应用	大多数呼吸机	大多数新生儿呼吸机和 Hamilton 呼吸机
优点	◆传感器装入呼吸机 ◆不需要近端流量传感器，它被视为一个额外的附件，并可能存在潜在问题	◆直接测量气道的流量和压力 ◆更好的信号 – 噪声比 ◆对管路漏气不太敏感 ◆在定容量模式下，V_T 监测受管路顺应性的影响最小
缺点	◆气体流量不是直接测量的，而是根据测量的吸气流量和呼气流量之间的差值计算出来的 ◆在类似条件下，信号 – 噪音比较差 ◆对管路漏气敏感 ◆在定容模式下，由于管路的顺应性，患者吸入的 V_T 低于呼吸机递送的 V_T（参见内容 5.3.4）。额外的校准是必要的	◆该传感器被视为一个额外的附件 ◆气道断开的概率增加 ◆气道无效腔增加（参见第 5.3.5）

出乎意料的是，技术人员告诉我们呼吸机工作正常。报告的 V_T 如此之低，是因为气管插管周围漏气，只有部分呼出气通过流量传感器并被（准确）测到（见图 11.7）。在这种情况下，呼吸机监测功能正常，但传感器并未测到呼出气的全部。消除漏气后，流量和容量数值恢复正常。

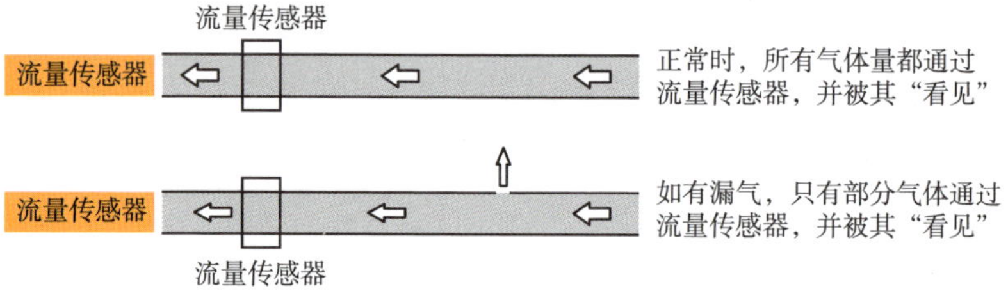

图 11.7 流量传感器只能检测到通过它的气流

11.3.2 信号处理器

现代 ICU 呼吸机显示许多监测参数。可将它们归为三类：

a. 直接测量。

b. 从直接测量的数据中提取的监测参数。

c. 从直接测量的数据计算的监测参数。

直接测量的信号类型不多，通常包括气流、气压和 F_iO_2。其他可能的信号类型包括 $PetCO_2$、气体温度和 SpO_2。直接测量是连续和实时的。其结果可以图形方式显示，例如波形。原始信号往往较弱，且富含噪音，故此常常需要先进行信号放大和过滤。

呼吸机通过提取和计算处理这些直接测量的数据，产生其他监测参数（见图 11.8）：

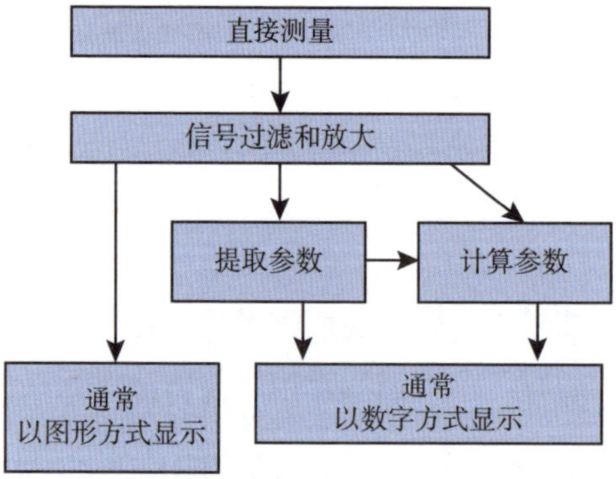

图 11.8 信号的感知、处理和显示一览

- 提取的参数：呼吸机根据定义的方式，从直接测量的结果中提取某些信息。典型的例子是气道峰压。
- 计算的参数，呼吸机使用特殊数学模型计算结果。典型的例子是呼气 V_T。

提取和计算出的监测参数通常被显示为数值。

11.3.3 显示器

显示器被用于展示监控数据。该设备可以是仪表盘，数字显示器或 LCD。它们有不同的形状、颜色和大小。偶尔，监测数值以声音信号呈现。

现代呼吸机通常有一个 LCD。它为数值显示提供了更多的可能性。在内容 11.5，我们将深入讨论监测结果的展示。

11.4 呼吸机监测的必备条件

呼吸机监测是有条件的：只有当所有必要条件被充分满足时，它才会按预期设想工作。如果显示的监测结果超出预期范围，则有三种可能性：

a. 监测系统故障，其原因包括：

- 一个或多个组件缺失、不兼容或不工作。
- 元件连接不正确或不牢固。
- 传感器的位置不对。
- 流量传感器的内表面有水分、分泌物或雾化药物。
- 没有按照建议对监测系统进行校准。

b. 监测系统功能正常，但呼吸机系统出现故障，原因包括：

- 一个或多个所需部件缺失、不兼容或不工作。
- 部件连接不正确或不牢固。
- 呼吸系统有明显漏气。
- 呼吸系统管路明显阻塞。

c. a 和 b 同时存在。

11.5 监测结果的展示

呼吸机监测的结果必须以人类能看到并理解的方式展示。通常为数字和图形两种方式。

11.5.1 数值参数

数值参数是展现监测结果的最常见方法。显示的参数是从直接测量中提取或计算出来的。在每次机械呼吸后，这些参数通常都会被更新。

对于每个监测参数，有三个组成部分：名称、测量单位，以及目前的数值（信号强度或浓度），如图 11.9 所示。

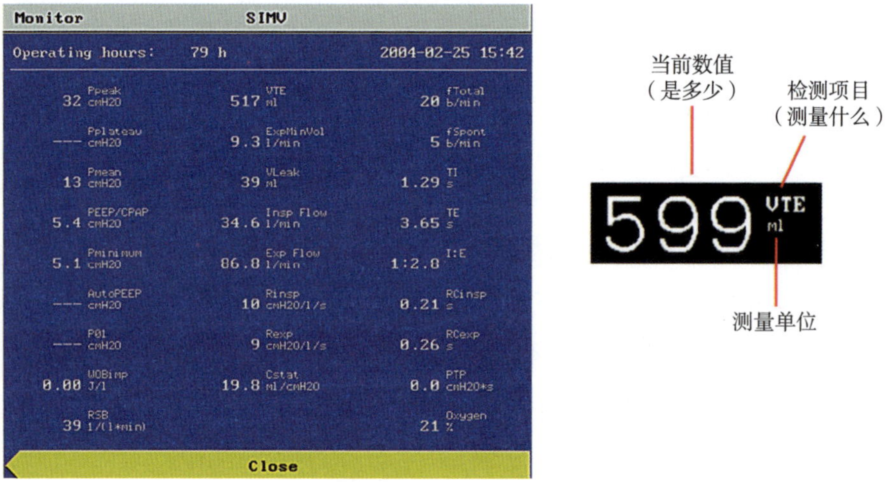

图 11.9 GALILEO 呼吸机的监测窗

数字化呈现的主要优点是数字精准，但这并不一定意味着监测结果具有高准确度。

数字化呈现的主要缺点是很难将显示的数值与患者的临床状况联系起来。此外，数值参数只是一个瞬时的结果，即它不会随时间而变化。例如，500mL 的 V_T 对于一位成年患者似乎是正常或可以接受的。但如果 10 分钟前，他的 V_T 是 800mL，而且呼吸机设置没有更改，那么这可能是个问题的信号。

注意：有些呼吸机的控制参数和监测参数共用相同的术语（如 PEEP、F_iO_2、呼吸频率和 V_T）。作为控制参数的 V_T 表示预期或目标潮气量，而作为监测参数的 V_T 表示实际 V_T。因此，如果有人告诉你患者的 V_T 是 600mL，一定要问他是指设定的 V_T 还是监测的 V_T。

11.5.2 图形展示

监测数据的图形展示有三种常见形式：波形、动态环和趋势曲线。

波形

波形是直接测量参数的最常用图形展示方式，典型的呼吸机波形是气体的压力、流量和（计算的）容量（见图 11.10）。$PetCO_2$，SpO_2, 气体温度和其他参数也亦可被显示为波形，不过是选择性的。

要看懂一个波形，我们必须确定四个基本要素：（a）显示的参数；（b）测量单位；（c）纵轴 x 和横轴 y；（d）这些轴的标尺。

所谓波形是在二维图上运行的曲线。二维图的横轴 x 为图表时间，纵轴 y 为监测参数。一般而言，两个或三个波形共享同一时标，这样我们就可以同时观察它们。

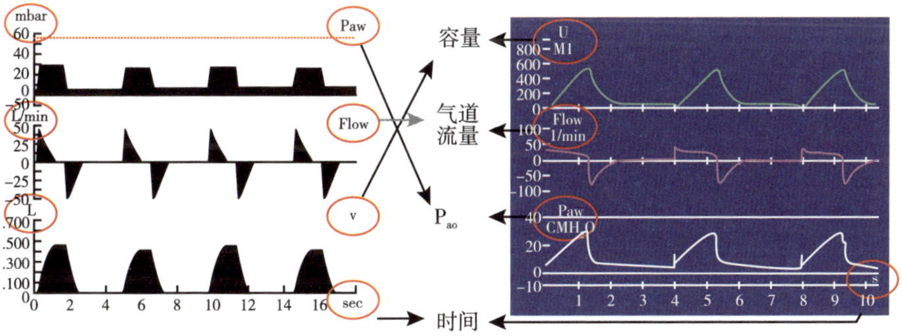

（a）德尔格Evita 4呼吸机　（b）哈美顿GALILEO 呼吸机的压力、流量和容量波形

图 11.10　呼吸机的压力、流量和容量波形

通过仔细比较这些波形，我们可以发现 4 个差异：

- 图形展示方式不同，配色不同，Evita 4 中的波形是被填充后的波形。

◆ 两台呼吸机展示 3 个相同的参数，但顺序不同。

◆ Evita 4 的容量波形以 L 为单位，而 GALILEO 的容量以 mL 为单位。

◆ 两种波形的时间标尺略有不同：Evita 4 为 16s，GALILEO 为 10s。

注意：*x* 轴或 *y* 轴标尺不同可使同一波形看起来非常不同。图 11.11 所示的两个波形完全相同，但 *y* 轴的标尺不同，左图的 *y* 标尺范围为 0 ~ 16 cmH_2O，右图的 *y* 标尺范围为 0 ~ 64 cmH_2O。

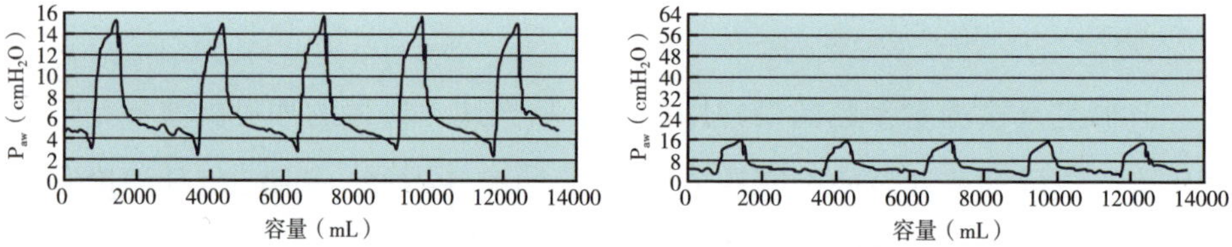

图 11.11　使用不同 *y* 标尺，同一波形可以看起来很不一样

假如监测准确，波形的形状或轮廓主要取决于 4 个因素：

◆ 患者的呼吸力学（如呼吸系统顺应性和气道阻力）。

◆ 呼吸机系统的功能状况。

◆ 呼吸机的设置，主要是通气模式和控制参数。

◆ 患者的呼吸活动。

4 个因素的任何改变都会导致波形的相应变化。

波形富含有用的信息。分析和解释波形需要对机械通气、呼吸机系统及它们之间的相互作用有深刻的理解。对波形的深入分析超出了本书的范围，但我们可以在许多已有的信息源中找到。

波形是运行的曲线。它们被持续更新，旧的波形数据被不断遗弃，除非用特殊设备保存。

正常波形的形状

我们必须完全熟悉正常波形的形状，否则无法辨识波形异常。波形的形状与机械呼吸类型直接相关。我们曾在内容 7.3 中讨论过呼吸类型，并在表 11.2 中进行了总结。图 11.12 显示了一些正常的波形类型。

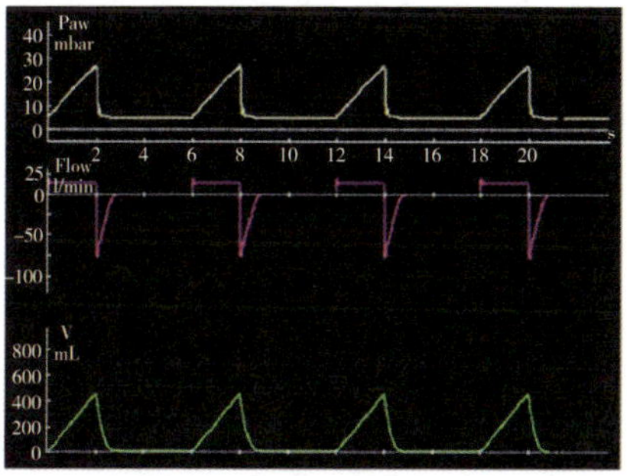

（a）容控呼吸（恒流）于被动通气患者

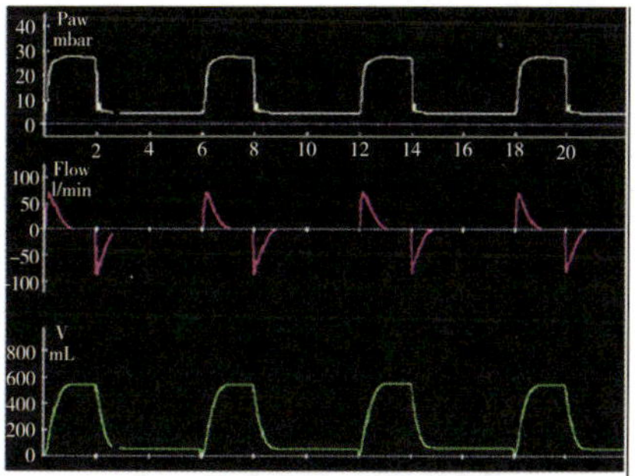

（b）压控呼吸于被动通气患者

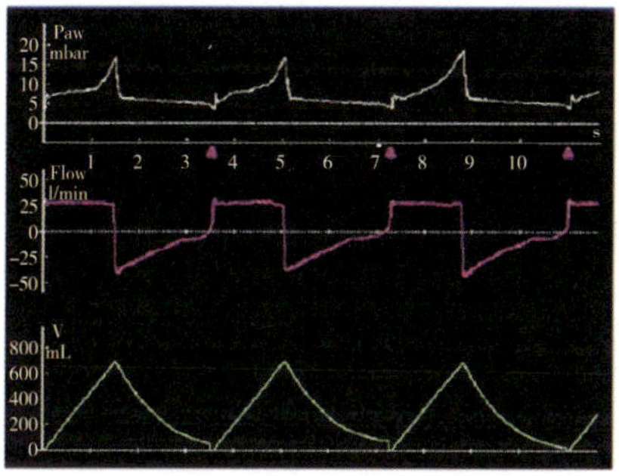

（c）容控呼吸（恒流于主动呼吸患者

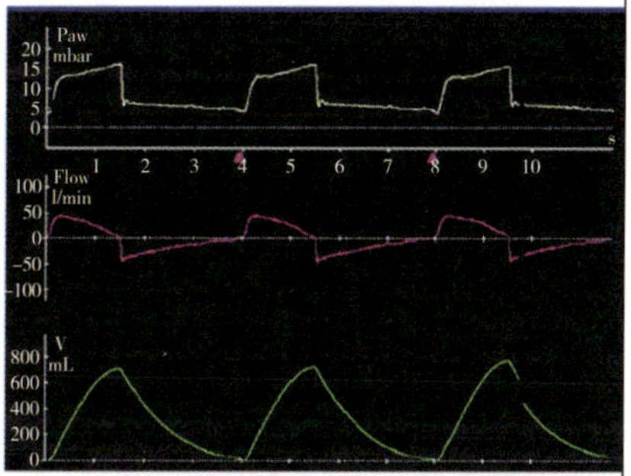

（d）压控呼吸于主动呼吸患者

注：在所有的屏幕截图中，黄色波形表示气道压力，粉色波形表示气道流量，绿色波形表示容量。
在压力时间图的X轴上的粉色三角形表示患者触发。
在容量辅助呼吸中，患者的吸气努力不仅导致吸气压力下降，还可能导致峰压降低。这也发生在压力辅助呼吸中，但影响不那么明显。

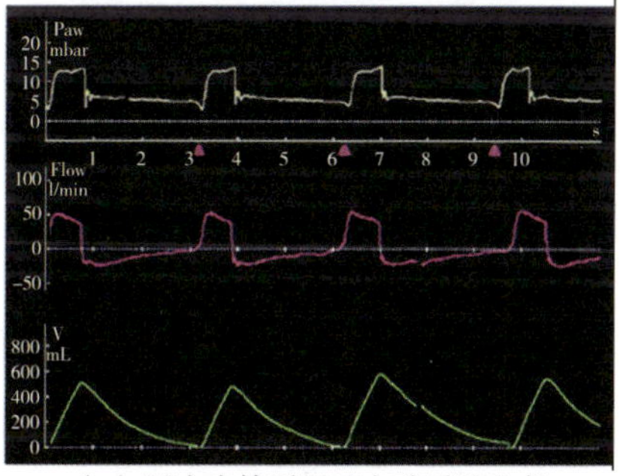

（e）压力支持呼吸于主动呼吸患者

图 11.12　各类呼吸的正常波形于被动和主动（呼吸）的患者

表 11.2　八种呼吸类型及其基本变量

类型	模式	触发	切换	控制类型
A	容量控制	时间触发	时间切换	定容
B	压力控制	事件触发	时间切换	定压
C	容量辅助	患者触发	时间切换	定容
D	压力辅助	患者触发	时间切换	定压

续表

类型	模式	触发	切换	控制类型
E	压力支持	患者触发	流量切换	定压
F	适应控制	时间触发	时间切换	适应
G	适应辅助	患者触发	时间切换	适应
H	适应支持	患者触发	流量切换	适应

动态环

监测数据，主要是直接测量的参数，也可以以动态环的形式展现（见图 11.13）。图中常见的数据类型包括气道压、流量、容量。

动态环在二维图上显示。其中一种参数被用作为横轴 *x*，另一种参数为纵轴 *y*。随着数据的不断获得，该环就会实时动态显示。

这 3 个参数可有好几种组合。而在临床实践中，只有两种动态环被广泛使用和研究：压力 – 容量环和流量 – 容量环。

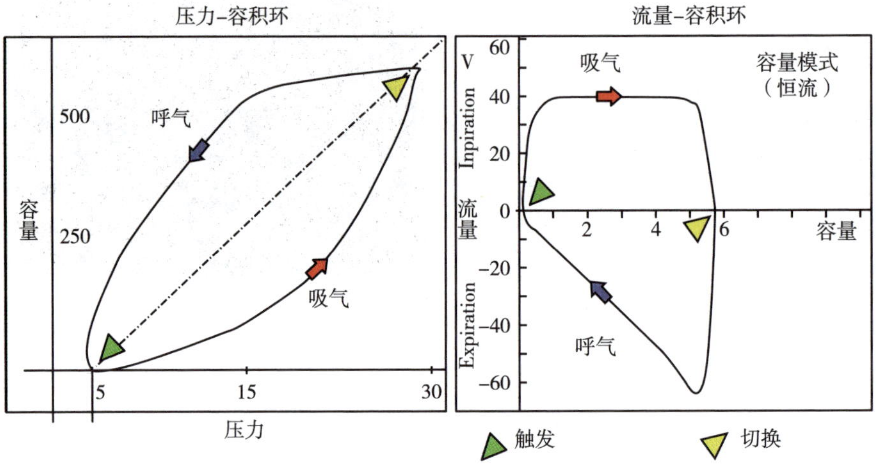

图 11.13　两类常见的动态环

压力 – 容量环

在压力 – 容量环，监测到的气道压力被记为横轴 *x*，容量被记为纵轴 *y*。吸气相的曲线向上，呼气相的曲线向下。

没有压力支持的自主呼吸按顺时针方向走，正压通气按逆时针方向走。

环的底部是设定的 PEEP 水平，它可以为零或正值。如果我们在环的中间画一条斜线，其右侧区域代表吸气阻力，左侧区域代表呼气阻力。

流量 – 容量环

在流量 – 容量环，流量被记为纵轴 y，容量为横轴 x。吸气曲线高于水平线，呼气曲线低于水平线。吸气曲线的形状与呼吸机设置相匹配。呼气流量曲线的形状代表被动呼气。在不同呼吸类型中，压力 – 容量环的形状亦不同。在自主呼吸时，流量 – 容量环是圆形的。

就像波形一样，动态环也包含丰富且有用信息。对动态环的分析和解释需要对机械通气和呼吸机有深刻的理解。

趋势图

波形和动态环都属于短期显示：一次或几次呼吸。相比之下，趋势图展示的是某个监测参数在一个较长时段内的变化 。然而，它们不一定能准确地显示未来将会发生什么。

正如我们所看到的，每次呼吸后很多监测参数的数值都会被更新。新的数值可能与以前的数值相同或不同。

趋势图是以时间为横轴 x，监测参数为纵轴 y 的二维图形。趋势曲线由许许多多小竖条构成（见图 11.14）。每根竖条都代表着监测参数的一个读数或几个连续读数的平均值。

随着不断获得新的数值，趋势曲线很缓慢地向左匀速移动，最右侧竖条是最新数值，而最左边的条形图显示的是最“老”的数值。

趋势图显示了监测参数在一个既定时间段的变化，如 1 小时、6 小时、12 小时或 24 小时。

通常情况下，选择和定义趋势图有 4 个步骤：

- 激活趋势图功能。
- 选择要显示为趋势图的监测参数。
- 设置所需的趋势图的时间长度。

◆ 确认设置。

有些呼吸机允许同时显示多条趋势曲线。

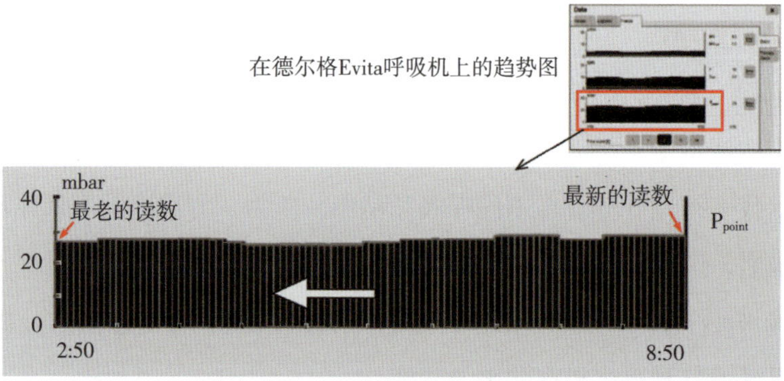

图 11.14 趋势图由很多竖条组成，每根竖条代表该单位时间内的该监测参数的数值

基于很多原因，趋势图很有用。比如临床工作者能够通过趋势图了解昨晚患者的机械通气状况。趋势图可以显示在观察期间呼吸机设置的改变，还可以显示患者对于某种特殊治疗的反应（如支气管扩张剂或气道内吸引对患者呼吸力学的效用）。

请不要混淆趋势图和波形。

波形冻结和光标测量

波形和动态环是不断更新的。更新的速度可能很快，以至于在其消失之前，我们几乎来不及仔细观察有趣的细节。

波形冻结和光标测量是两个相互关联的功能，旨在解决这个问题。

波形冻结功能可以在不中断机械通气的情况下，暂停正在运行的波形或动态环，使我们可以仔细观看这些波形。冻结状态可以被手动或自动取消。

光标测量是一种图形工具，主要用于分析被冻结的波形。光标是冻结波形上的一条指示线，如图 11.15 所示。当光标被激活后，你可以左右移动光标，并读取波形在所选时间点的数值。

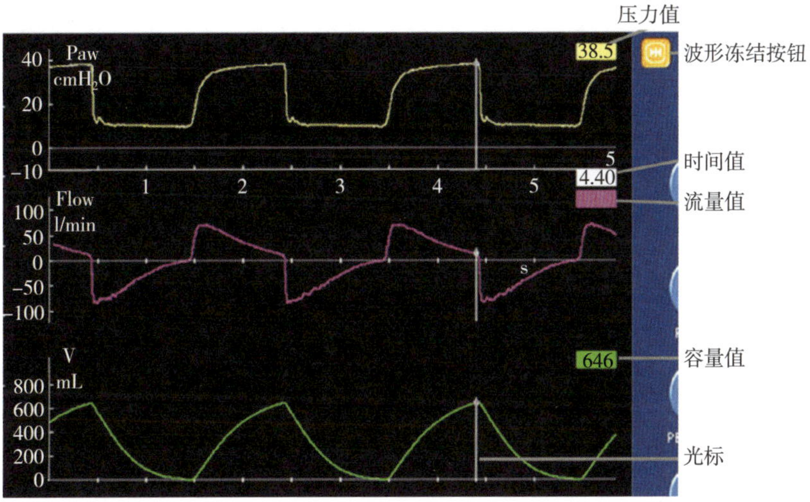

图 11.15 HAMILTON-G5 呼吸机中的波形冻结和光标测量

波形冻结和光标测量是监控功能，它们对机械通气是没有任何影响的。

11.6 常用的压力监测参数

接下来让我们认识一下呼吸机的常见监测参数。

呼吸机显示的压力参数是从连续监测的管路压力或气道压力中提取或计算出的。在正常情况下，管路压力和气道压力几乎相等，故此管路压力常被用作气道压力的同义词。

常见的压力监测参数包括 PIP（peak inspiratory pressure，吸气峰压）、平台压、PEEP 和 MAP（mean airway pressure，平均气道压）（见图 11.16）。每次机械呼吸后，这些参数都会被更新。

11.6.1 吸气峰压（PIP）

PIP 指在一次机械呼吸中测得的最高气道 / 管路压力，也称峰压、最大吸气压、最大气道压和管路峰压。常用的缩写是 PIP 和 Ppeak。

吸气峰压有 3 个组成部分：

◆ PEEP。

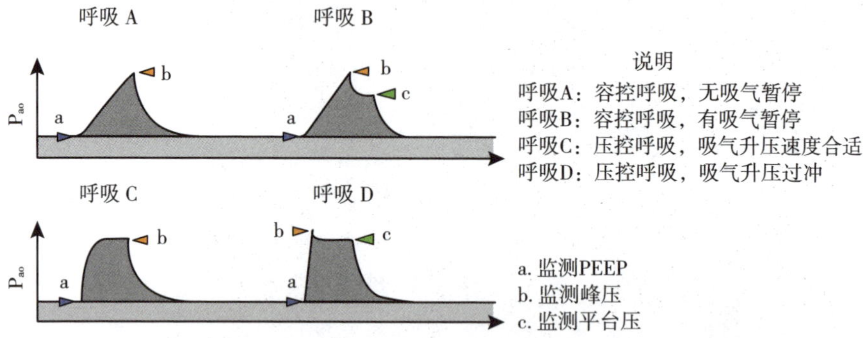

图 11.16 PIP、平台压和 PEEP 的波形

◆ 呼吸机施加的最大吸气压力。

◆ 异常压力过冲或峰值，如果存在的话。

PIP 在定压呼吸和定容呼吸中的临床意义不同。

PIP 在定容呼吸中

在定容模式下，临床工作者设置 V_T 和吸气流量或吸气时间。呼吸机以设定的吸气流量在设定的时间内提供递送所需的容量。PIP 是可变的，取决于：（a）设置的 V_T、吸气时间或吸气流量；（b）当前患者的呼吸力学；（c）患者的呼吸活动。在其他条件不变时，这 3 个因素中的任意一个发生改变，PIP 都可能随之变化。

PIP 在定压呼吸中

在压力模式下，临床工作者设定目标吸气压，即 PIP 和 PEEP 之间的差值。呼吸机向呼吸管路递送吸入气，使达到设定的目标压力。V_T 是可变的，取决于：（a）设置的吸气压；（b）当前患者的呼吸力学；（c）患者的呼吸活动；（d）偶尔设置的吸气时间。在其他条件不变时，这 4 个因素中的任意一个发生变化，V_T 都可能随之变化。

PIP 过高有两种形式：压力过冲（pressure overshooting）和压力尖峰（pressure spike）（见图 11.17）。向呼吸管路加压过快会导致吸气开始时的压力过冲。压力尖峰出现在吸气后期，仅见于自主呼吸患者，是人机不同步的一种表现。

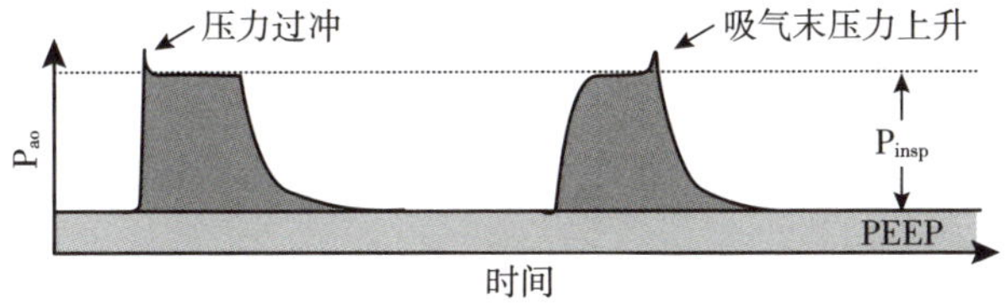

图 11.17　异常高吸气峰压（PIP）的两种形式

表 11.3 总结了 PIP 上升或减少的常见原因。

表 11.3　PIP 上升或减少的常见原因

	在定容呼吸时	在定压呼吸时
导致 PIP 上升的原因	◆设定的 PEEP 增加 ◆设定的 V_T 增加 ◆气道阻力增加 ◆呼吸系统顺应性降低 ◆设定的 T_i 减少 ◆设定吸气流量增加 ◆患者存在自主呼吸	◆设定的 PEEP 增加 ◆设定的吸气压（压力控制或压力支持）增加 ◆发生压力过冲或压力尖峰 ◆开启 TRC ◆患者存在自主呼吸
导致 PIP 下降的原因	◆通气管路漏气或断开 ◆设定的 PEEP 降低 ◆设定的 V_T 降低 ◆气道阻力减小 ◆呼吸系统顺应性增加 ◆设定的 T_i 增加 ◆设定的吸气流量减少 ◆患者存在自主呼吸	◆呼吸机管路明显漏气或断开 ◆设定的吸气压力减少 ◆设置的 PEEP 下调 ◆患者存在自主呼吸

11.6.2　平台压

平台压指吸气末流量为零时的管路 / 气道压力 。在此条件下，P_{ao} 和 P_{alv} 达到平衡。平台压的测量单位为 cmH_2O。平台压也可以被称为 Ppause、吸气末压力、Pplat、plateau、Pi end 或者 Ppl。

平台压在临床上很重要，因为它代表肺部充盈时的 P_{alv}。它可以用来评估当前的静态呼吸系统顺应性。

平台压只能在被动通气患者中监测。一种传统的方法是在定容模式下，在吸气时间中增加暂停期（pause）来测得平台压（见图 11.18）。另一种不常用的方法是在定压模式下，如果 T_i 足够长，气道流量为零时，也可以测得平台压。在这种情况下，PIP 与平台压相等。

在机械通气过程中，我们应尽一切可能降低平台压，以避免造成肺的气压伤。

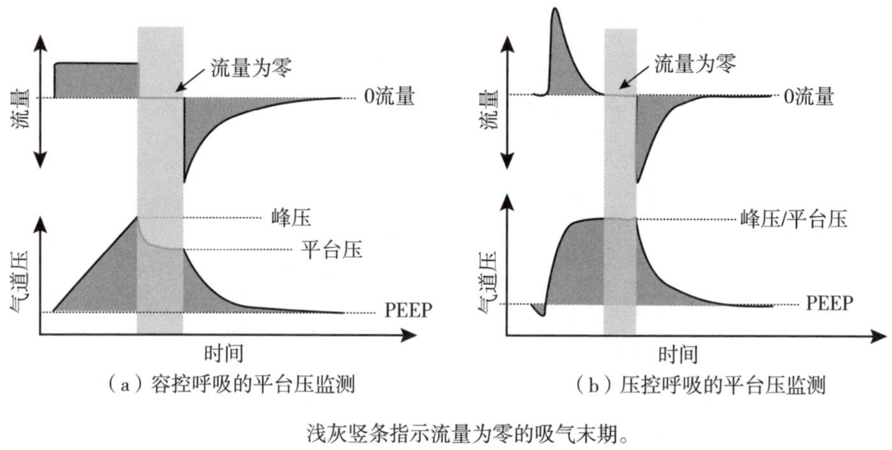

图 11.18　通常，平台压的监测是在定压模式通过吸气暂停来完成。但是，如果吸气时间足够长，也可以在压控模式下监测平台压

11.6.3　PEEP

PEEP 指呼气结束时监测的管路 / 气道压力。以 cmH_2O 或 millibars 表示。

明确区分设定的 PEEP 和测量的 PEEP 非常重要。设定的 PEEP 是指目标或期望的 PEEP，而后者是实际的 PEEP。在正常情况下，两者应该相等或非常接近。

如果测量的 PEEP 与设定的 PEEP 之间有很大差异，则表示呼吸机存在故障，需要排除。导致 PEEP 设定和实际测量存在差异的常见原因包括严重漏气、人机不同步或呼吸机故障。

11.6.4 平均气道压力（MAP）

MAP 是指一次机械通气时的平均压力。它以 cmH_2O 或 millibars 表示。它也被称为平均压，平均管路压，P_{mean}，PMEAN 和 mPaw。

MAP 分两步计算（见图 11.19）。首先，将 BCT（即一次呼吸的持续时间）分成若干个等长的时间片段。其次，将所有时间片断的压力值合计，并将此合计除以片断数。换言之，气道峰压是一次呼吸时所施加的平均压力。PEEP 是平均气道压的一部分。

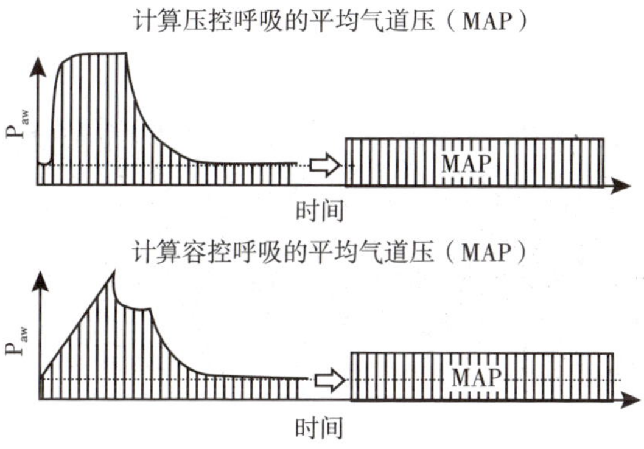

图 11.19　MAP 是一次机械呼吸时的平均气道压力

MAP 是反映胸腔内结构受压程度的指标。心脏、大血管和肺是位于胸腔内的柔软结构。施加在气道和肺的正压会压迫循环器官。高 MAP 可引起肺血管阻力增加，心排血量减少，甚至血压下降。为了消弭这种负面作用，应在临床可接受的前提下，保持尽可能低的 MAP。

在过去，MAP 都是在定容模式下手工计算的。在现代呼吸机中，这项烦琐的工作已实现自动化。每次呼吸后，显示的 MAP 都会得到更新。

11.7 常用的流量监测参数

当谈论通气中的“流量”监测时，我们指的是气道气流的流量。如前所述，气道流量可以由近端流量传感器直接测量，也可以通过同时测量管路的吸气支和呼气支的气流流量，然后计算两者差值而获得。

监测的气道流量通常显示为流量 – 时间波形。偶尔，吸气和呼气的峰值流量会被显示为数字参数。两种参数均以 L/min 表示，并在每次呼吸后更新。气道流量监测也是计算 V_T 的基础。

吸气峰值流量和呼气峰值流量是反映呼吸机系统气动学变化的有用而敏感的指标，对排除故障尤其有用。峰值流量的趋势图较有帮助，因为它们显示了峰值流量怎样随时间变化。

图 11.20 展示了压力和流量的波形。

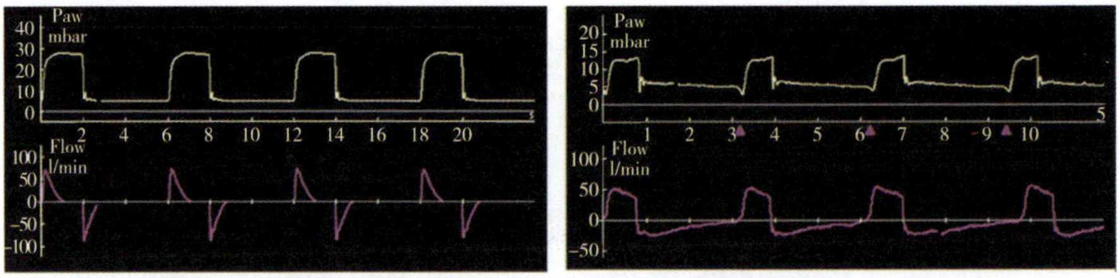

压力辅助/控制模式，于模拟肺　　　　呼吸支持模式，于成年人患者

图 11.20　典型的压力 – 时间波形（黄色）和流量 – 时间波形（粉色）

11.7.1　吸气峰值流量（Insp flow）

吸气峰值流量指一次机械呼吸中监测到的吸气流量的最高（最正）数值。在容量呼吸时，吸气流量和吸气气流方式被预先设定，因而吸气峰值流量是固定的。在定压呼吸中，吸气峰值流量是可变的。取决于以下几个因素：

- 设定的吸气压力。
- 设定的压力上升时间。
- 当前患者的气道阻力和呼吸顺应性。
- 患者的呼吸活动。

- 吸气管路或气道阻塞。
- 呼吸机系统中有显著漏气。
- TRC。

11.7.2 呼气峰值流量（Exp flow）

呼气峰值流量是指一次机械呼吸中监测到的呼气流量的最低（最负）数值。

被动通气的患者，呼气通常是一个被动过程，由胸廓和肺的弹性回缩力驱动，呼气流量通常急剧下降到最大的负值，然后呈指数性地回归到零。无论是定容呼吸还是定压呼吸，这个过程是相同的。

如通气患者有自主呼吸，患者可以通过呼气肌来影响呼气，导致呼气峰值流量是可变的。

以下因素可以影响呼气峰流量。

- 实际 V_T 或吸气压力。
- 当前患者的气道阻力和呼吸顺应性。
- 患者的呼吸活动。
- 气道或呼气管路阻塞。
- 呼吸机系统有显著漏气。
- TRC。

在临床上，呼气峰值流量是衡量气道通畅度的一个绝好指标。在患有阻塞性疾病，如 COPD 和哮喘的患者，其读数远低于正常值。对该参数趋势图可比单次呼吸的数值更有帮助。

11.8 常用的容量监测参数

我们知道，肺通气就是通过周期性自然或人工呼吸，将一定量的气体移入或移出肺。

V_T 只是肺通气的几个关键参数之一。图 11.21 展示了 V_T、呼吸率、无效腔、肺泡 V_T、（分钟）肺泡通气量和分钟通气量之间的关系。

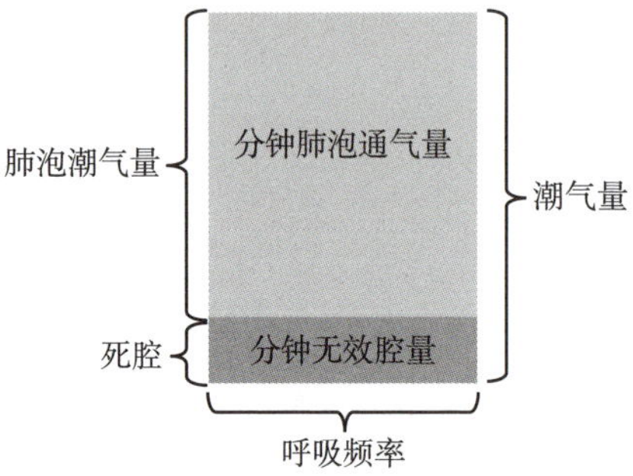

图 11.21 V_T、频率和无效腔之间的关系
注：分钟通气量包括浅灰和深灰两部分

二氧化碳清除与肺泡通气量直接相关。在正常情况下，肺泡通气量增加会导致 $PaCO_2$ 降低，反之亦然。

常见的容量监测参数包括 V_T 和分钟通气量。

11.8.1 呼气潮气量（VTE）

在呼吸生理学中，V_T 是指在一次呼吸中吸入（吸气潮气量）或呼出（呼气潮气量）的气体量。正常情况下，两种 V_T 近乎相等。呼吸机所显示的 V_T 是对生理 V_T 的估计。如果满足所有要求的条件，监测的 V_T 可以非常接近实际的 V_T；否则，两者可能有很大的差异。图 11.7 是这种情况的一个例子。

监测的 V_T 有两种：吸气潮气量和呼气潮气量。

吸气潮气量是被监测到的，在一次呼吸中进入肺的气体量。它代表通气患者可能获得的最大 V_T，通常呼吸机显示 VTI。

呼气潮气量是被监测到的，呼出肺的气体量。它代表了通气患者可能获得的最小潮气量，通常呼吸机显示 VTE，因为其被认为更具有临床相关性。

呼气潮气量的英文符号包括 VTE、V_{TE} 和 TVexp，它以 mL 或 L 表示。

V_T，包括吸气潮气量和呼气潮气量，并非直接测量的，而是根据随着时间变化的气道流量计算出来的，如图 11.22 所示。

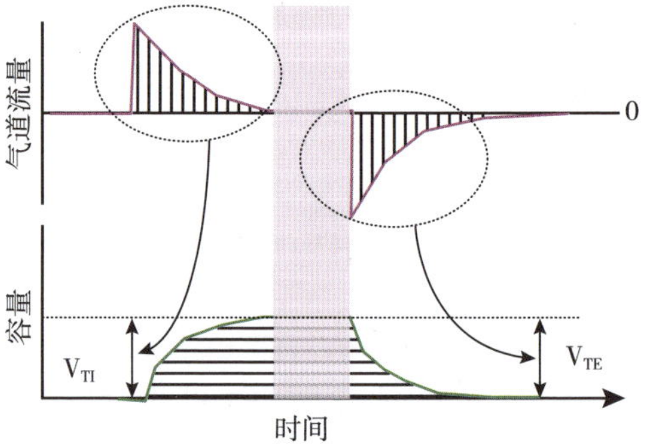

图 11.22 V_T 是监测的流量随时间的积分

如果呼吸机系统有漏气，显示的呼气潮气量可以远低于预期，因为：

（a）漏气降低了施加的正压；（b）流量传感器可能只检测到部分而不是全部呼出气体，如图 11.7 所示。在这种情况下，作为其直接的后果，低 V_T 和低气道压报警会被激活。

11.8.2 呼气分钟通气量

呼气分钟通气量指在一分钟内所有机械呼吸的呼气潮气量总和。它代表了在该分钟内患者至少累计呼出气的总量。在技术上，呼气分钟通气量是过去 5 ~ 10 次连续呼吸的呼气潮气量的移动平均值，并外推为分钟通气量。每次呼吸后，显示的呼气分钟通气量都会更新。

呼气分钟通气量的其他英文术语包括 ExpMinVol、VE TOT、MV、VE、MVe 和 MVexp。它的单位是 L/min。

呼气分钟通气量表示患者肺通气的最低水平。如果患者没有自主呼吸，每分钟呼气量是监测的呼气潮气量和呼吸频率的乘积。如果患者有自主呼吸，呼出分钟通气量可以变更，因为患者的呼吸频率和呼气潮气量都可能发生动态变化。

与 V_T 一样，监测到的呼气分钟通气量也包含了因无效腔而产生的无效部分，这部分不参与气体交换。在解释监测呼气分钟通气量时需一并说明。

11.9 常见的与时间相关的监测参数

在机械通气过程中，所有的气动学参数，如压力、流量和容量，都会随时间变化而变化。常见的与时间相关的参数包括呼吸频率、T_i、T_e、I : E 和自主呼吸频率。

时间参数分两类，一类是用作控制的时间参数，另一类是用于监测的时间参数。两类可以有相同的术语，譬如频率、I : E 和 T_i。前者是临床工作者对呼吸机下的指令，而后者是监测的实际结果。区分这两类很重要。因此，如果我们听到“频率为 15”，我们需要问这是呼吸机设置值还是监测值。

11.9.1 吸气时间（T_i）和呼气时间（T_e）

与其他参数一样，区分 T_i 和 T_e 的设置值与监测值很重要。在本次讨论中，我们专指监测值。在机械通气中，监测 T_i 定义为从一个有效触发点到下一个切换点之间的时间，而 T_e 是一个有效切换点到下一个有效触发点之间的时间。T_i 和 T_e 的单位均为 s。

识别 T_i 和 T_e 的最好方法是用流量 - 时间波形，其中 T_i 是正流量的部分，T_e 是负流量的部分（见图 11.23）。当通气患者自主呼吸活动强烈时，在压力 - 时间波形上识别 T_i 和 T_e 可能会让人困惑或误解。

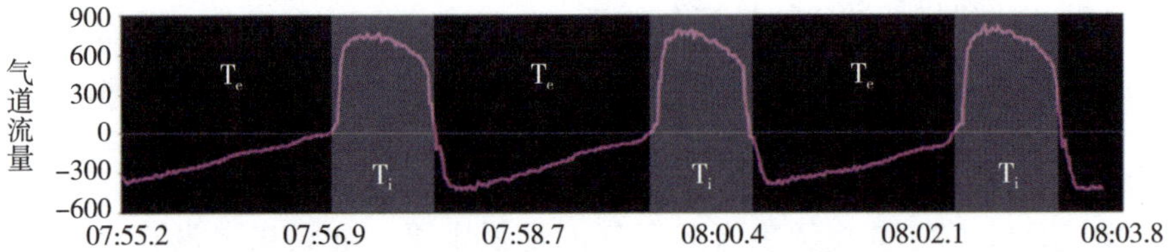

图 11.23 在自主呼吸时，对于识别吸气时间和呼气时间，流量波形比压力波形更加容易和可靠

肺扩张和肺回缩都需要时间。如果 T_i 太短，吸气过程就不完全。在压力模式下，导致 V_T 低于预期。同样，如果 T_e 太短，呼气过程就不能完全，导致内源性 PEEP。

自然状态下呼吸时，T_i 通常比 T_e 长。在机械通气过程中，我们也可以有意地将 T_i 设置为比 T_e 长，这被称为反比通气（IRV）策略。反比通气被认为可以改善 ARDS 患者的氧合。

11.9.2 总频率（fTotal）

监测到的总呼吸频率有时称为总频率（fTotal），以此区别于设定频率（Rate）。总频率的其他英文术语包括 RR、Rate 和 fTOT。

总频率，以每分钟的呼吸次数表示，通常以最近的 8 ~ 10 次呼吸的移动平均时间来推算出一分钟的呼吸频率。在每次呼吸后总频率都会更新。

对于有自主呼吸的患者，监测到的总呼吸频率往往高于设定的频率。

在（压力或容量）支持模式下，如果呼吸机未能检测到患者的吸气努力，则监测频率可能异常低。如果存在自动触发，则监测频率可能异常高。

11.9.3 指令呼吸频率（fControl）和自主呼吸频率（fSpont）

fControl（指令呼吸频率）是一分钟内控制呼吸和辅助呼吸的次数。根据 8 ~ 10 次呼吸的移动平均值计算出来的。

fSpont（自主呼吸频率）是指一分钟内的支持性呼吸次数。它也是从 8 ~ 10 次呼吸的移动平均数计算出来的。其他英文术语包括 RR spont 和 Spon Rate。

$$\text{fTotal} \approx \text{fSpont} + \text{fControl}$$

如果患者没有自主呼吸，fTotal 等于 fControl，fSpont 为零。

如果患者有自主呼吸，fTotal 等于 fSpont，fControl 为零。

如果患者自主呼吸不稳定，fTotal 是 fSpont 和 fControl 之和。两者均大于零。

图 11.24 展示了总呼吸频率、自主呼吸频率和指令呼吸频率之间的关系。

在临床上，fSpont 是患者呼吸活动的良好指标，也可能展示对呼吸机的需求。如果：（a）存在自主触发；（b）患者呼吸活动太弱以致无法触发；（c）呼吸机监测有问题，呼吸机显示的监测呼吸频率可能是假象。

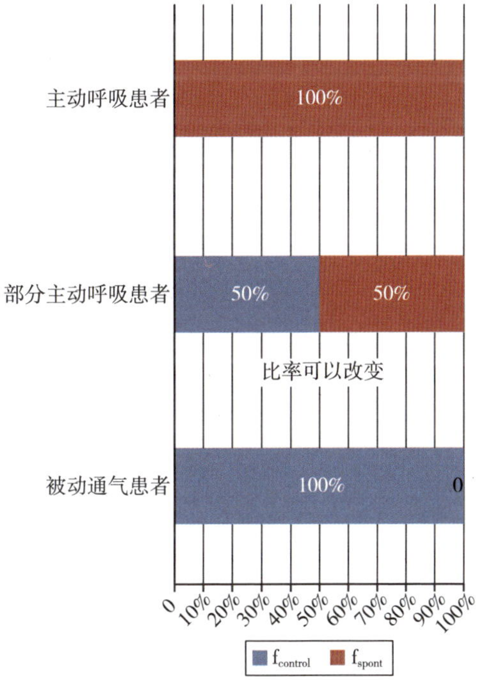

图 11.24 总呼吸频率、自主呼吸频率、指令呼吸频率之间的关系

11.10 氧气浓度

氧气浓度是指患者吸入气体的氧浓度，它也被称为 F_iO_2、O_2 或 $O_2\%$，以百分比表示。

同样，我们需要区分设置氧浓度和监测氧浓度，正常情况下，即使不完全相同，两者也该非常接近。在氧浓度设置被改变后，监测氧浓度和设置氧浓度可以有短暂分离。

氧浓度监测的关键部件是氧电池或氧传感器，其使用寿命是有限的。氧电池需定期校准以确保其准确性，如果多次校准失败，则应更换氧电池。请注意，氧电池校准需要使用纯氧气体。

12 报警和安全机制

12.1 前言

呼吸机报警是呼吸机必备的一组重要功能。这些功能是为了保障机械通气患者的安全。呼吸机报警完全依赖于呼吸机的监测功能，故后者必须正常运行。内容 11 中已介绍了呼吸机监测。

对许多临床工作者来说，呼吸机报警就是一个让人困惑和头疼的“黑箱”。临床医生可能不明白为什么呼吸机会报警，它报警时又该如何应对。这种尴尬局面是由于临床工作者缺乏对呼吸机报警功能相关知识的基本培训，又很难得到有关各类报警（譬如高 V_T、低 V_T 等）的常见原因以及干预措施的信息。

本部分内容将揭示呼吸机报警的各种原因。首先介绍的是呼吸机报警的基本知识；其次逐个介绍各种常见报警。读完本部分内容，我们应对最常见的呼吸机报警有一个清晰的认识。

12.2 呼吸机报警系统

12.2.1 一般原理

呼吸机报警基于一个相当简单的愿望：当患者有与机械通气相关的潜在危险时，呼吸机会提醒我们。

实现这一目标需要解决以下问题：

a. 报警条件——存在可能导致通气患者不适、损伤，甚至死亡的情况。

b. 如何检测报警条件，包括：（a）使用哪些监测参数；（b）定义这些参数的正常范围（非报警区）。

c. 时间——如果检测到报警条件，应在何时启动报警（即立即或略有延迟）。

d. 报警信息的显示。

例如，让我们来看看高峰压报警，我们简单地称之为“高压”报警。

众所周知，气道压力过高会造成肺的气压伤。所以我们希望呼吸机在峰值压力过高时提醒我们。当然，这种报警应该基于气道峰压的监测。在呼吸机报警功能的设计中，我们认识到需要一个阈值以区分正常和高的气道峰压。在不同的临床条件下，这个阈值可能不同，所以应由负责的临床工作者来设定该阈值。为了防止报警过于敏感，我们决定只有当监测到的峰值压力连续两次超过阈值时，呼吸机才发出“峰压过高”警报。

有了这样的设计，每次呼吸后，呼吸机都会将监测的峰值压力与临床工作者设定的阈值进行对比。只有当规定的报警条件被检测到时，呼吸机才会发出声光报警。否则，它保持沉默。

以上原理适用于所有类型的呼吸机报警，无论是简单的还是复杂的。

12.2.2 技术报警和应用报警

一台呼吸机可能有很多类型报警。它们可被粗略地分为两类：技术报警和应用报警（见表 12.1）。

表 12.1 两种报警类型

技术报警	应用报警
呼吸机及附件的技术问题（设计、生产、维护） 电力供应问题 气体（空气和氧气）供应问题	呼吸机系统有漏气或阻塞，但呼吸机及各种附件并无异常 患者呼吸系统出了问题，譬如气胸 呼吸机设置不当

技术报警

技术报警与呼吸机本身、供电或供气（空气和氧气）的异常有关。呼吸机的异常有多种来源，如呼吸机的设计开发问题、生产问题、设备维护和服务问题等。

应用报警

在这一点上，让我们回到关于机械通气的一些基本认识。我们知道，机械通气所需的设备是一个由六大部分构成的呼吸机系统。呼吸机只是其中之一。只有当以下三个条件都满足时，呼吸机系统才能正常工作：

a. 所有部件均在位、功能正常、兼容且妥善连接。

b 呼吸机系统内部的气体通道无漏气，无阻塞。

c. 呼吸机系统的操作是根据患者的临床情况进行适当的、个性化的调整。

知道何时呼吸机系统功能不正常显然很重要。应用报警的目的是在系统功能异常时，提醒临床工作者。注意，呼吸机发出应用报警时，它本身往往没有技术问题。

应用报警的发生频率远高于技术报警，但是应用报警的原因可能不太为人所知。

技术报警通常由技术人员（如呼吸机制造公司的工程师和医院技术人员）处理；应用报警则由临床工作者（呼吸机操作者）处理，所以本部分内容将重点介绍应用报警。

12.2.3 非报警区和限值

在为特定的报警选择了一个监测参数后，需要定义一个非报警区（图12.1）。非报警区是指所选监测参数的正常或临床可接受范围。只要所选参数的值在此范围内，该报警就不会被激活。

双限值的非报警区

在大多数情况下，非报警区由一个上限和一个下限来定义。这两个限值均需定量。如果监测参数的当前数值高于上限或低于下限，呼吸机就发出警

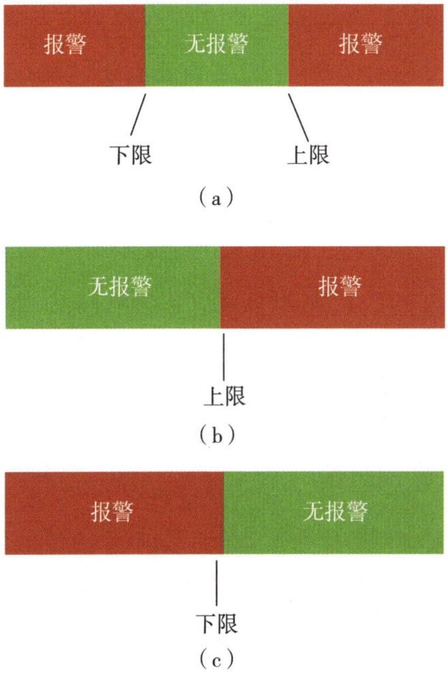

图 12.1　定义无报警区的三种方法

报，同时显示相应的报警信息。

比如，气道峰压是“峰压过高”和“峰压过低”的监测参数。我们预期气道峰压约为 25 cmH_2O，所以将上限设置为 40 cmH_2O，下限设置为 15 cmH_2O，只要监测的峰压值在 15 ~ 40 cmH_2O，呼吸机不会报警。当峰压的监测值高于 40 cmH_2O 时，呼吸机就会发出“峰压过高”警报，而当峰压的监测值低于 15 cmH_2O 时，就会发出“峰压过低”警报。

单限值的非报警区

不太常见的是非报警区可以由单一的限值来定义。如果非报警区只有一个上限，则只在监测值高于该限值时，呼吸机才会报警，典型案例是基于时间监测的窒息报警，如果非报警区只有下限，则只在监测值低于该限值时，呼吸机才会报警；典型案例是基于内部电池电量监测的“低电池电量”报警。

应用报警的限值可有 3 种定义方式。

- 出厂默认值。报警限值在出厂时已预设，临床工作者不能改动。这些是不可变报警。所有技术报警和部分应用报警都属于这一类。例如低电量报警。
- 临床工作者设置。在机械通气过程中，临床工作者可以改变常见应用报警的限制。这些都是可变报警。
- 配置默认值。某些呼吸机允许操作者通过一些特殊步骤，预设或配置报警限值和其他重要的呼吸机设置。每次开机时，呼吸机就会应用这些配置的报警限值。注意，配置默认值可以被修改，但在机械通气过程中不可以修改。

12.2.4 报警的算法

呼吸机报警的基础是监测参数的输入。监测值输入的更新可以是连续不断的，也可以发生于每次呼吸完成之后。

为了检测是否存在报警状况，呼吸机软件对照监测值和设定的限制，根据预定义的规则或逻辑算法决定如何做出反应。这些逻辑算法可以是简单的，也可以是复杂的。

最简单和最常见的算法是："如果发生或检测到 A，则执行 X。" 这里 A 是一个监测值，X 是一个预定义的反应。例如，如果监测到的气道峰压的当前值超过了设定的报警上限，呼吸机就会发出 "峰压过高" 的报警。

更复杂的报警算法形式可以是 "如果同时检测到 A、B、C，则执行 X、Y、Z"，或者 "如果同时检测到 A、C 而没有 B，则执行 X、Z 而没有 Y"。这里 A、B、C 是检测值过限的事件，X、Y、Z 是预定义的反应。

12.2.5 报警信号

当检测到预定义的报警条件时，呼吸机会用声光信号提醒临床工作人员。

声音报警

呼吸机通常有一个内部扬声器和一个蜂鸣器来制造声音报警信号。

扬声器发出程序化的旋律，而蜂鸣器则发出特定的音调。警报信号的音量通常可根据医院环境进行调整（如夜间的报警音量较低）。

可视报警

LED 是一种简单的呼吸机可视报警。当检测到警报时，相应的 LED 灯会亮起或闪烁。图 12.2 显示了 Hamilton Medical 公司的 AMADEUS 呼吸机的报警面板。

LCD 已成为最常见的可视报警显示装置。显示屏可以是彩色或单色的，都能以数字和图形方式展示多种类型的信息。图 12.3 显示了 HAMILTON-C2 呼吸机的 LCD 屏幕。

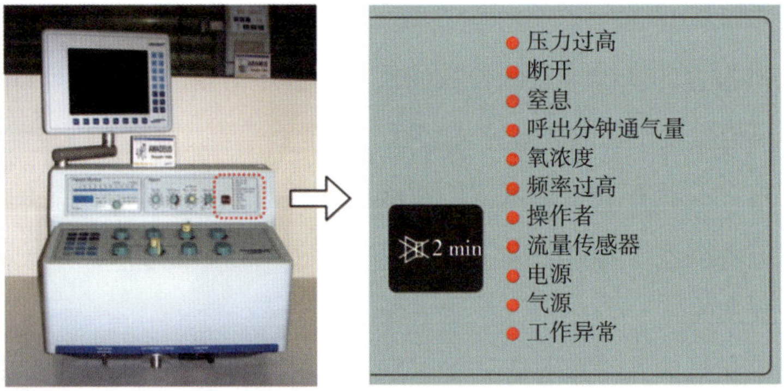

图 12.2　AMADEUS 呼吸机有一列 LED 灯，上面有预定义的报警信息

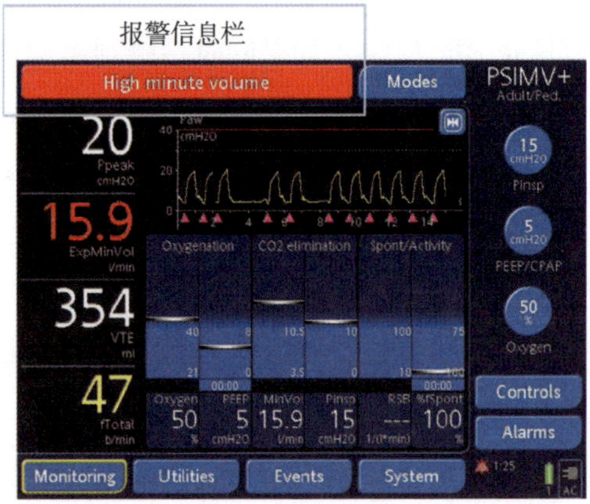

图 12.3　HAMILTON-C2 呼吸机的 LCD 屏幕。警报信息栏位于左上方

报警信息会显示哪个或哪些报警条件被检测到。如果同时有多个报警，则报警信息可轮流显示或在一个特殊窗口中一起显示。

HAMILTON-G5 呼吸机的报警灯位于可分离显示板的顶部（见图 12.4）。每当报警激活时，警报灯就会亮起。如果室内有多台呼吸机同时工作，报警灯可让人轻松识别正在报警的呼吸机。

12.2.6　报警静音

在日常实践中，报警静音可以说是使用最为频繁的呼吸机功能。临床工作者可以用它暂停警报的声音信号，而该报警依然仍处于激活状态。如果医务

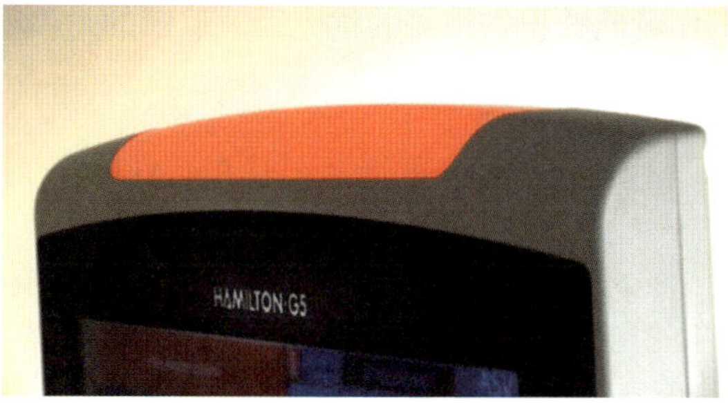

图 12.4 HAMILTON-G5 呼吸机显示板顶部的报警灯

人员已赶到床边，静音可以避免不必要的干扰。报警静音和取消静音一般都通过按下静音键或按钮完成。图 12.5 显示了一些典型的静音符号。

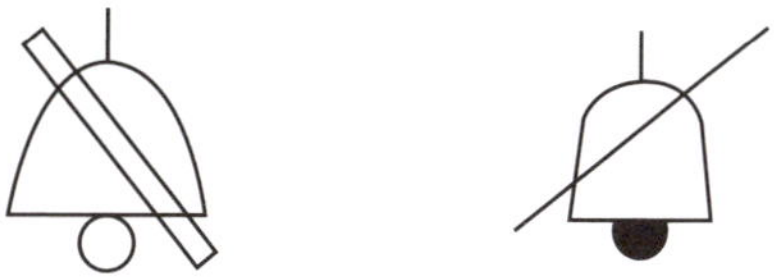

图 12.5 报警静音符号

报警静音的时长为 1 ~ 3 分钟，这取决于呼吸机的品牌。在规定的静音时间结束后，如果该报警情况仍然存在，声音报警自动恢复。

报警静音一般由临床工作者激活。在某些情况下，它也可以被自动激活，以避免不必要的声音报警。例如：(a) 呼吸机开机后的规定时间内；(b) 变更通气模式后的规定时间内，声音报警都会被自动静音。

注意：某些关键的报警不能静音，因为那可能会危及患者的生命。

重要信息：报警静音功能经常被过度使用和错误使用。当引发报警的条件消失时，报警会自行终止。盲目地反复使报警静音并不能真正地消除报警。

12.2.7 报警优先级

我们知道，呼吸机报警可以是技术报警，也可以是应用报警。它们可以是（临床工作者）可调节报警，也可以是不可调节报警。

呼吸机报警的第三种分类方法是按优先级划分。假定有一个确定的报警条件出现，它的后果可能只是患者不舒适，也可能会立即危及患者的生命。报警优先级关乎报警条件的严重程度。

呼吸机警报可以分为高、中、低三类优先级。每类报警都有特定的报警方式，这样临床工作者能够识别报警的优先级。遗憾的是，在实际操作中，临床工作者往往无法区分不同的优先级。

表 12.2 总结了该优先级方案，并展示了其在 GALILEO 呼吸机中的应用。

表 12.2　Hamilton Medical 的 GALILEO 呼吸机的报警优先级

优先级	含义	典型例子	可视报警	声音报警
高	后果可能是严重损伤或死亡	供电或供气问题 分钟通气量过低 窒息（呼吸暂停） 管路断开	报警信息栏为红色	5 声哔哔声为一组，并按此顺序重复： □□□-□□—□□□-□□……
中	如果该异常持续存在，可能有严重后果	呼吸频率过高 PEEP/CPAP 偏差 F_iO_2 偏差	报警信息栏为黄色	3 声哔哔声为一组，并按此顺序重复： □□□—□□□……
低	如果该异常持续存在，后果可能是中等程度的	顺应性 / 阻力改变 V_T 过高	报警信息栏为黄色	2 声哔哔声为一组，不重复： □□……

12.2.8　用户信息

除了发出不同优先级的警报之外，呼吸机在正常运行时，还可以显示用户消息或用户信息，诸如“正在进行流量传感器校准”“自动调零”和“氧电池校准正常”。

12.2.9　报警设置

临床工作者可以设置或调整报警的限值及其他与报警相关的参数，如声音报警的音量。

要改变报警限值，通常要打开一个报警设置窗。例如，在 GALILEO 呼吸机上，通过主屏幕上标有“Alarm”的箭头进入该窗（见图 12.6）。

报警设置窗展示了所有可调节的报警，包括：

- 报警名称和描述。
- 测量单位。

◆ 当前限值。

◆ 当前监测值。

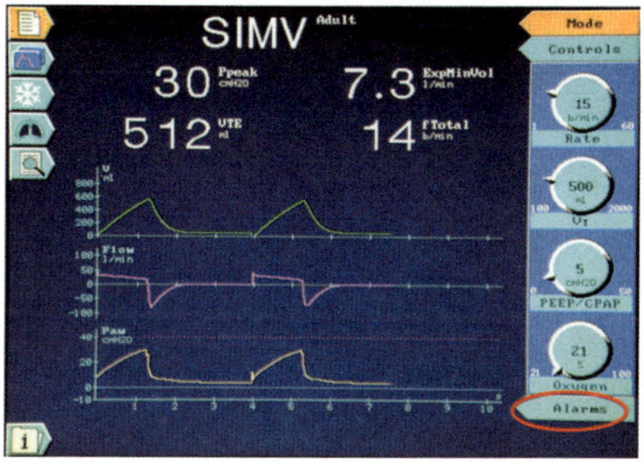

图 12.6　所示箭头打开 GALILEO 呼吸机的报警设置窗口

图 12.7 是典型的报警设置窗。

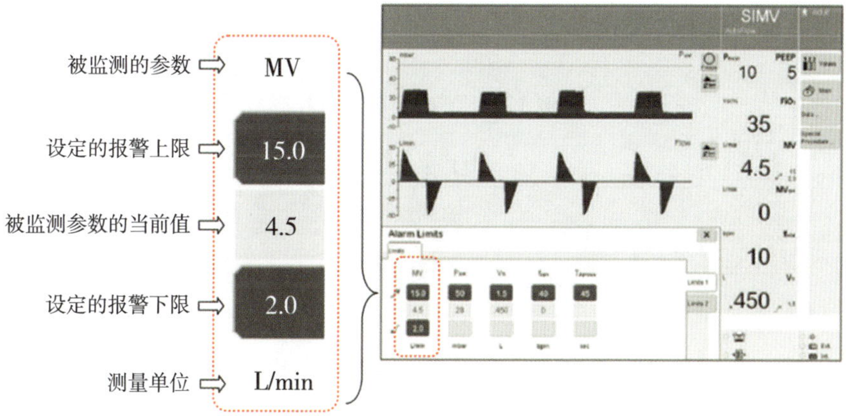

图 12.7　Evita XL 呼吸中的报警设置窗

每个报警的限值都有既定的设置范围和分辨率。分辨率是指用于增加或减少设置值的最小步骤。

当呼吸机被用于新患者时，报警限值会自动设置为默认值，以便立即开始机械通气。之后，如果临床情况允许，临床工作者可以检查报警限值并进行必要的调整。

一般而言，改变一个报警限值有三步：(a）选择并激活目标限值；(b）将限值调整到所需水平；(c)确认该变化。

注意，确认后，修改后的报警限值可能立即生效，即使报警窗仍然是打开的。

12.3 真报警还是误报警

我们对呼吸机报警系统有什么期望？只有当检测到预定的报警条件时，呼吸机才报警。这的确是呼吸机报警设计的终极目标。

在大多数但非所有情况下，现代ICU呼吸机的报警系统都能如期望那样工作。虽然呼吸机的异常报警不常见，却提出了一个新问题。我们如何区分罕见的异常报警和正常的呼吸报警呢？

呼吸机异常报警有两种形式：一种是无异常而有报警（假阳性），另一种是有异常而误报警（假阴性）。表12.3列出了可能的组合。

表12.3 真报警和误报警

报警状态	有报警条件	无报警条件
有警报	真阳性	假阴性
无警报	假阳性	真阴性

显然，我们不能完全靠呼吸机报警系统来提醒我们所有的异常情况。密切的临床观察或监测仍然至关重要。

我们可能有这样一种令人沮丧的经历：呼吸机反复报警，但却找不到原因。在这种情况下，我们自然怀疑呼吸机是否出现了故障。

判断报警是否正确，往往需要细致深入地排除故障。找不到报警条件的原因并不意味着没有原因，也可能只是我们还不认识或不了解它。

我们不应该马上指责呼吸机乱报警，因为报警的真阳性和真阴性的可能性远远大于假阳性和假阴性。相反，我们应该向更有经验的同事、医院技术人员或制造商寻求帮助 。

盲目报警静音是有害的，它不解决根本问题。

12.4 常见的呼吸机报警

应用报警最为常见。它们是由于 5 个关键因素进行了复杂的作用而引起的：

a. 呼吸机系统的完整性和功能状态出现问题。

b. 患者的呼吸需求发生重大变化（如代谢性酸中毒）。

c. 患者的肺部力学发生明显变化（如气道阻力或顺应性）。

d. 患者的自主呼吸活动发生显著变化。

e. 呼吸机设置不当（通气模式、控制参数和报警）。

第一个因素是所有技术报警的共同原因。它指出了机械通气治疗的一个基本前提条件，但这个前提条件往往被忽视：一个正常运行的呼吸机系统。各种设备的完整性问题源于严重的气体泄漏或管路断开，气体通道阻塞，管路积液。

我们可以通过调整呼吸机的设置以适应当前的临床状况，来消除上述因素 c、b 或 d 引发的报警。事实上，这正是因素 e 中提到的优化呼吸机设置。在机械通气过程中，不断优化呼吸机设置是临床工作者的常规工作。

表 12.4 对常见的呼吸机报警进行了分类。

表 12.4 常见呼吸机报警分类

技术报警		应用报警
供气故障报警	◆空气供应失败 ◆氧气供应失败 ◆空气和氧气供应失败 ◆ F_iO_2 过高 / 过低	◆气道峰压过高 / 过低 ◆ V_T 过高 / 过低 ◆分钟通气量过高 / 过低 ◆呼吸频率过高 / 过低 ◆窒息 ◆呼吸管路 / 气道脱开 ◆呼气道阻塞
供电故障报警	◆供电失败 ◆电池电量不足	
呼吸机运行异常	各种技术报警	

12.4.1 技术警报

呼吸机系统的正常运行需要稳定而持续的压缩氧气和空气供应。两种压缩气体的正常工作压力通常在2bar或3～6bar或6.5bar，亦即200kPa或200～600kPa或650kPa，29PSI或43.5～87PSI或94PSI。（见表12.5和表12.6）

1. 空气供应或氧气供应故障

表12.5 空气或氧气供应失败

报警信息	空气供应失败	氧气供应失败
其他可能的报警信息	◆丧失空气供应 ◆空气供应故障 ◆丧失空气	◆氧气供应下降 ◆氧气供应故障 ◆丧失氧气
意义	空气供应压力低于2bar或3bar	氧气供应压力低于2bar或3bar
报警分类	◆不可调节的报警 ◆供气报警	◆不可调节的报警 ◆供气报警
推荐设置	—	—
常见原因	空气供应压力过低： ◆中心空气供应意外中断 ◆空气供应管路（如软管或接头）严重漏气或断开 ◆气瓶内空气几乎用尽 ◆空气压缩机故障	氧气供应压力过低： ◆中心氧气供应意外中断 ◆氧气供应管路（如软管或接头）严重漏气或断开 ◆气瓶内氧气几乎用尽
纠正措施	◆请医院技术人员恢复空气供应 ◆解决漏气或连接问题 ◆更换空气气瓶 ◆更换空气压缩机	◆请医院技术人员恢复供氧 ◆解决漏气或连接问题 ◆更换氧气瓶
备注	如果氧气供应正常，应使用100%氧气继续机械通气	如果空气供应正常，应使用空气继续机械通气

2. 空气和氧气供应同时故障

表12.6 空气和氧气供应同时故障

报警信息	空气和氧气供应失败
其他可能的报警信息	◆丧失气体供应 ◆供气压力：低
意义	空气和氧气供应压力均低于2bar或3bar

续表

报警信息	空气和氧气供应失败
报警分类	◆不可调节的报警 ◆供气报警
推荐设置	—
常见原因	空气和氧气供应压力都过低
纠正措施	◆立即将患者和呼吸机断开，改用其他方法继续通气，例如呼吸皮囊 ◆请医院技术人员恢复正常的空气和氧气供应
备注	警告：如果两种供气气体同时故障，呼吸机系统将不能继续运行

3. F_iO_2 过高 / 过低

上述供氧故障报警与氧气供应的压力有关，而 F_iO_2 报警表明当前 F_iO_2 超出设定范围（见表 12.7）。

表 12.7　F_iO_2 的报警

报警信息	F_iO_2 过高	F_iO_2 过低
其他可能的报警信息	◆递送气氧浓度过高 ◆ F_iO_2 过高 ◆氧浓度过高	◆递送气氧浓度过低 ◆ F_iO_2 过低 ◆氧浓度过低
意义	在规定时间内，如 30s，监测的 F_iO_2 比设置高 5% ~ 7%	在规定时间内，如 30s，监测的 F_iO_2 比设置低 5% ~ 7%
报警分类	◆不可调节的报警	◆不可调节的报警
推荐设置	—	—
常见原因	◆呼吸机氧气混合功能故障 ◆氧气浓度监测故障，如氧电池缺陷或未得到校准	◆呼吸机氧气混合功能故障 ◆氧浓度监测故障，如氧电池缺陷或未得到校准 ◆氧气来自制氧机，而其氧浓度无法达到要求的 95% 以上
纠正措施	◆校准或更换氧电池 ◆请医院技术人员排除故障	◆校准或更换氧电池 ◆请医院技术人员排除故障 ◆停止使用制氧机作为氧气供应源
备注	—	—

4. 电力供应故障

电力供应是呼吸机系统六大组成部分之一。电力供应来自外接的交流电源和呼吸机的内置电池。如果两者都出现故障，呼吸机运行将立即停止（见表 12.8）。

表 12.8　电力供应故障报警

报警信息	丧失交流电源	电池电量过低
其他可能的报警信息	交流电源断电	电池容量有限
意义	呼吸机启动，但没有交流电源供电	如果丧失交流电源供电，呼吸机转由内部电池供电，继续进行机械通气。在电池电量快耗尽前，呼吸机发出警报
报警分类	◆不可调节的报警 ◆供电故障报警	◆不可调节的报警 ◆供电故障报警
推荐设置	—	—
常见原因	◆（交流电）停电 ◆呼吸机电源插头被意外拔掉 ◆插座未接电源 ◆呼吸机未接电源	◆交流电源故障，内部电池几乎耗尽
纠正措施	◆时刻准备应对意外停电 ◆确保所有的呼吸机都有内置电池 ◆尽快恢复供电	如果供电无法立即恢复，立即将患者和呼吸机断开，改用其他方法继续通气，例如呼吸皮囊
备注	停电确实会发生，但并不频繁，充分准备是关键	◆确保内部电池始终处于满电状态。即使在不用时，也应始终将呼吸机连接交流电源 ◆电池会老化，电池的工作时间会逐渐缩短 ◆定期对呼吸机进行保养。根据呼吸机制造商的建议更换旧电池

5. 呼吸机故障（见表 12.9）

表 12.9　呼吸机故障报警

报警信息	呼吸机故障报警
其他可能的报警信息	◆呼吸机问题 ◆技术故障
意义	呼吸机检测到严重的技术问题，无法正常运行

续表

报警信息	呼吸机故障报警
报警分类	◆不可调节的报警 ◆技术报警
推荐设置	—
常见原因	严重的呼吸机硬件或软件问题
纠正措施	◆立即将患者和呼吸机断开，改用其他方法继续通气，例如呼吸皮囊 ◆对呼吸机进行检修
备注	如果该警报被激活，呼吸机自动进入周围环境状态（见表 12.6）。

12.4.2 应用警报

如前所述，呼吸机系统的常见报警里大部分都属于应用警报，包括气道峰压过高/过低、V_T过高/过低、分钟通气量过高/过低、呼吸频率过高/过低、窒息、呼吸管路/气道脱开、呼气道阻塞。

1. 气道峰压过高/过低（见表 12.10）

表 12.10　气道峰压过高/过低

报警信息	气道峰压过高	气道峰压过低
其他可能的报警信息	◆管路压力高 ◆气道压力高 ◆高峰压 ◆高气道压	◆管路压力低 ◆气道压力低 ◆低峰压 ◆低气道压
意义	监测到的峰压高于峰压报警的上限	监测到的峰压低于峰压报警的下限
报警分类	◆用户可调节的报警 ◆应用报警	◆用户可调节的报警 ◆应用报警
推荐设置（成人）	◆对被动通气患者，设置该报警上限 10 cmH_2O 高于预期峰压 ◆如果患者有活跃自主呼吸，设置该报警上限 15 cmH_2O 高于预期峰压	◆对被动通气患者，设置该报警下限 5 cmH_2O 低于预期峰压 ◆如果患者有活跃自主呼吸，设置该报警下限 5 ~ 10 cmH_2O 低于预期峰压

续表

报警信息	气道峰压过高	气道峰压过低
常见原因	◆患者咳嗽 ◆人机不同步 ◆在容控模式下： – 气道阻力升高，如气插管弯折 – 肺顺应性降低 – 吸气流量设置过高 – T_i 设置过短 ◆呼吸管路中积水 ◆设置的报警上限太接近实际峰压	◆呼吸机系统严重漏气或断开 ◆人机不同步 ◆在容量模式下： – 气道阻力降低 – 肺顺应性增加 – 吸气流量设置过低 – T_i 设置过长 ◆设置的报警下限太接近实际峰压
纠正措施	◆找出并消除根本故障： – 气道阻力大 – 肺部顺应性低 – 呼吸管路中积水 ◆改善人机同步性 ◆检查并调整模式和参数设置 ◆检查并调整报警设置	◆找出并消除根本故障，如漏气或断开连接等 ◆改善人机同步性 ◆检查并调整模式和参数设置 ◆检查并调整报警设置
备注	这是定容模式下的关键报警。气道峰压过高，且持续存在，可导致肺部气压伤 在紧急情况下，应立即将患者与呼吸机断开，并使用其他的呼吸机进行通气，如呼吸皮囊	这是定压模式下的关键报警。它通常是肺通气不足的信号，特别是伴随着 V_T 过低或分钟通气量过低报警 在紧急情况下，应立即将患者与呼吸机断开，并使用其他方法进行通气，如呼吸皮囊

2. V_T 过高 / 过低

V_T 高低的报警是基于逐个呼吸的 V_T 监测。

V_T 报警主要适用于 V_T 变化的定压通气模式。定容模式一般都能保证 V_T，所以在正常情况下，V_T 报警不应被激活。但是，假如峰压达到设置的报警上限时，会触发过早切换，导致 V_T 骤减。

如前所述，V_T 监测可以是吸气潮气量或呼气潮气量。吸气潮气量是指患者能获得的最大气体量，而呼气潮气量是指患者能获得的最起码的气体量。通常情况下，V_T 报警是基于呼气 V_T 的。如果你不确定呼吸机的 V_T 报警是基于哪种 V_T，请向制造商咨询（见表 12.11）。

表 12.11 呼气潮气量过高 / 过低

报警信息	呼气潮气量过高	呼气潮气量过低
其他可能的报警信息	◆高潮气量 ◆潮气量高 ◆高 V_T ◆高呼气潮气量	◆低潮气量 ◆潮气量低 ◆低 V_T ◆低呼气潮气量
意义	V_T 的监测值高于其报警上限	V_T 的监测值低于其报警下限
报警分类	◆用户可调节的报警 ◆应用报警	◆用户可调节的报警 ◆应用报警
推荐设置	◆如果成人患者被动通气，V_T 报警的上限设置为比预期 V_T 高 100 ~ 150mL ◆如果成人患者有活跃自主呼吸，V_T 报警的上限设置为比预期 V_T 高 50%	◆如果成人患者被动通气，V_T 报警的下限设置为比预期 V_T 低 100 ~ 150mL ◆如果成人患者有活跃自主呼吸，V_T 报警的下限设置为比预期 V_T 低 50%
常见原因	◆在定压通气模式下： – 患者的实际需求远高于预期 – 气道阻力降低 – 肺顺应性增加 – 人机不同步 ◆ V_T 报警上限值设置过于接近实际 V_T ◆潮气量监测有故障或不准确	◆呼吸机系统有严重漏气 ◆在定压通气模式下： – 气道阻力增加 – 肺顺应性降低 – 人机不同步 ◆ V_T 报警下限值设置过于接近实际 V_T ◆ V_T 监测有故障或不准确
纠正措施	◆改善人机同步性 ◆检查和调整通气模式和控制参数设置 ◆检查和调整报警设置 ◆检查容量监测 ◆检查流量监测	◆保证充分有效的肺通气 ◆找出并去除漏气或阻塞的原因 ◆改善人机同步性 ◆检查和调整通气模式和控制参数设置 ◆检查和调整报警设置 ◆检查流量监测
备注	V_T 过高报警在定压模式下是有意义的。它可能表明肺损伤的潜在风险	在定压模式下，V_T 过低是一个关键报警。其后果是肺通气不足

3. 呼气分钟通气量过高 / 过低

呼气分钟通气量过高 / 过低的报警完全基于呼气分钟通气量的监测，它是反映当前肺通气水平的最佳指标（见表 12.12）。

表 12.12　呼气分钟通气量过高 / 过低

报警信息	呼气分钟通气量过高	呼气分钟通气量过低
其他可能的报警信息	◆高分钟通气量 ◆ MV 高 ◆高 Ve	◆低分钟通气量 ◆ MV 低 ◆低 Ve
意义	呼气分钟通气量的监测值高于其报警上限	呼气分钟通气量的监测值低于其报警下限
报警分类	◆用户可调节的报警 ◆应用报警	◆用户可调节的报警 ◆应用报警
推荐设置	◆如果患者被动通气，呼气分钟通气量报警上限设置比预期的分钟通气量高 20% ◆如果患者有活跃自主呼吸，呼气分钟通气量报警上限设置比预期的分钟通气量高 50%	◆如果患者被动通气，呼气分钟通气量报警下限设置比预期的分钟通气量低 20% ◆如果患者有活跃自主呼吸，呼气分钟通气量报警下限设置比预期的分钟通气量低 50%
常见原因	◆在定容通气模式下： – V_T 设置过高 – 呼吸频率设置过高 ◆在定压控模式下： – 患者有较高的呼吸需求，如酸中毒 – 设定的吸气峰压较高，尤其是 COPD 或肺气肿患者 ◆自动触发 ◆设置的报警上限值太接近预期的分钟通气量 ◆容量监测故障	◆人机不同步 ◆在定容模式下： – V_T 设置过低， – 呼吸频率设置过低 ◆在定压模式下： – 设置的吸气峰压不足 – 设置的 T_i 过短 – 气道阻力增加 – 呼吸顺应性降低，如 ARDS 或 ALI ◆呼吸机系统有严重漏气 ◆明显的气道阻塞 ◆报警下限设置太接近预期的分钟通气量 ◆容量监测故障
纠正措施	◆检查并调整通气模式和控制参数的设置 ◆纠正自动触发 ◆检查并调整报警的设置 ◆检查容量监测	◆改善人机同步性 ◆检查患者回路和气道，排除漏气或阻塞 ◆检查并调整通气模式和控制的参数设置 ◆检查并调整报警设置 ◆检查容量监测
备注	这个报警在定压模式下是有意义的。这可能提示肺容量损伤的潜在风险	这个报警在定压模式下极为关键，表明可能肺通气不足，需要立即纠正。若无法立即解决通气不足问题，应迅速将患者与呼吸机断开，并使用其他方法进行通气，如呼吸皮囊

4. 呼吸频率过高 / 过低

呼吸频率过高低或过低警是基于监测到的所有有效机械呼吸的总频率。呼吸频率直接影响分钟通气量。

机械通气有两种触发方式：时间触发和患者触发（流量或压力）。时间触发是可靠的、刚性的，而患者触发并不完全可靠。可能会有漏触发和误触发（见表 12.13 和表 12.14）。

表 12.13　呼吸频率过高 / 过低

报警信息	呼吸频率过高	呼吸频率过低
其他可能的报警信息	◆高频率 ◆频率高	◆低频率 ◆频率低
意义	监测的总呼吸频率高于频率报警上限	监测的总呼吸频率低于频率报警下限
报警分类	◆用户可调节的报警 ◆应用报警	◆用户可调节的报警 ◆应用报警
推荐设置（成人）	◆如果患者被动通气，呼吸频率报警上限设置呼吸比预期的总呼吸频率高 10 次 / 分 ◆如果患者有活跃自主呼吸，呼吸频率报警上限设置比预期的总呼吸频率高 15 次 / 分	◆如果患者被动通气，呼吸频率报警下限设置呼吸比预期的总呼吸频率低 10 次 / 分 ◆如果患者有活跃自主呼吸，呼吸频率报警下限设置比预期的总呼吸频率低 15 次 / 分
常见原因	◆自动触发 ◆设置的呼吸频率很高 ◆设置的报警上限太接近实际呼吸频率	◆自主呼吸暂停（窒息） ◆漏触发 ◆呼吸频率设置过低 ◆设置的报警下限太接近实际呼吸频率
纠正措施	◆检查并调整频率和触发灵敏度设置 ◆检查和调整报警上限设置 ◆如果存在误触发，应排查其原因	◆检查并调整频率和触发灵敏度设置 ◆检查和调整报警下限设置 ◆找出并排查漏触发的原因
备注	总频率非常高时，呼气时间可能太短，以至于无法完成呼气过程，导致肺过度膨胀和内源性 PEEP	总频率很低会导致肺通气不足，需要及时纠正

5. 呼吸管路断开和呼气端阻塞报警

表 12.14　呼吸管路断开和呼气端阻塞报警

报警信息	呼吸管路断开	呼气端阻塞
其他可能的报警信息	呼吸机管路断开	呼气管路阻塞
意义	呼吸管路断开，造成大量漏气。PEEP 和峰压明显低于设定值	正常情况下，在呼气早期管路或气道压力急剧下降。如果呼气端阻塞，压力下降必定缓慢或根本不下降
报警分类	◆不可调节的报警 ◆应用报警	◆不可调节的报警 ◆应用报警
推荐设置（成人）	—	—
常见原因	◆呼吸管路连接断开 ◆呼吸管路大量漏气	◆呼气阀故障或阻塞 ◆呼气管折扭 ◆呼气端过滤器阻塞
纠正措施	◆重新连接呼吸管路 ◆终止呼吸管路漏气	◆更换呼气端过滤器 ◆检查呼气阀 ◆更换呼气管
备注	回路断开很容易识别	这是紧急情况，因为呼气变得非常困难或不可能 如果不能迅速找到并纠正故障，应立即将患者与呼吸机断开，并用其他方法继续通气，如呼吸皮囊

6. 呼吸暂停报警

详见“10.5　窒息后备通气”。

12.5　呼吸机报警的应对措施

12.5.1　充分准备

与任何医疗设备一样，呼吸机及其报警功能也可能出故障。由于呼吸机是维持生命设备，呼吸机故障的后果可能是致命的。的确，在机械通气的全过程中，各种各样的问题都可能发生。所以呼吸机的问题不是会不会发生故障，而是何时发生，以及是哪一种故障。

有句老话：预防胜于治疗。它完全适用于此。最起码我们要落实以下 3 个预防措施：

- 为每一个机械通气的患者准备一个呼吸皮囊，并定期检查其功能。
- 确保所有参与机械通气的工作人员定期接受有关机械通气和呼吸机的培训，了解如何预防和解决呼吸机问题。这种培训应具有高度的实用性和实践性。
- 请有资质的技术人员定期检查和维护呼吸机及配件。这样简单的例行检查可能会挽救许多生命。

12.5.2 应对呼吸机报警

以下是一些应对呼吸机报警的一般原则（见图 12.8）：

a. 立即接近机械通气患者，并静音声音报警。

b. 如果报警原因很明显（如呼吸管路断开），则消除故障。机械通气恢复后，患者应该轻松下来。

c. 如果无法快速识别或消除根本故障，应检查患者是否有严重 ARDS 的症状。

d. 如果患者表现出 ARDS 症状，立即将患者与呼吸机断开，并确保用其他方式（如呼吸皮囊或其他呼吸机）继续充分地进行肺通气。然后使用模拟肺检查被换下的呼吸机，排除其故障。

e. 如果不能迅速确定根本故障，且患者并没有严重的呼吸困难，临床工作者应谨慎地排除故障；报警信息往往提供了其故障的有用提示。同时，呼叫同事帮助。在排除故障时，注意患者反应。如果患者的病情恶化，立即返回步骤 d。

在所有的情况下，如果成功排除了报警的真正原因，报警应该在 1 ~ 2 分钟内停止。

在简单的情况下，呼吸机报警的故障排除相当容易，但在复杂的情况下，这可能非常具有挑战性，因为要考虑设备、患者和设置的多个变量。很明显，排除复杂故障要求对机械通气和呼吸机系统有透彻的了解。

在“13 排除故障和报告错误”中，我们将详细讨论这些关于应对警报的一般规则。

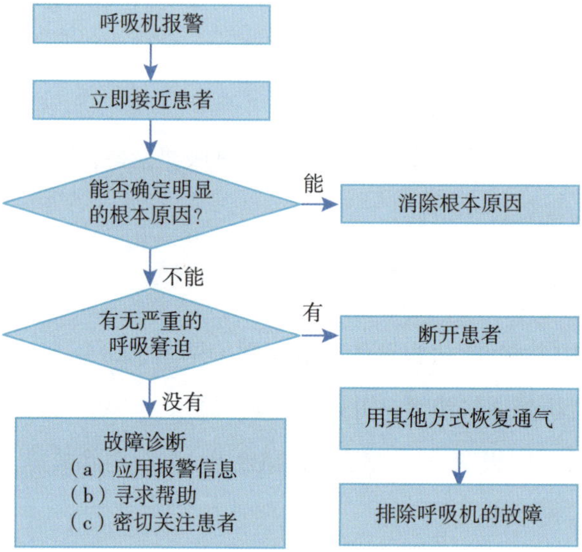

图 12.8 如何应对呼吸机报警

12.6 环境状态

在 IPPV 过程中，患者无论有没有自主呼吸，都必须通过连接的呼吸机系统呼吸——它与周围大气隔绝。那么，如果呼吸机系统完全失效，患者会发生什么？无法呼吸。环境状态是解决这一困境的答案。它是一个事先定义的紧急机制，每当检测到任何规定的条件时，呼吸机就会自动启动这个机制。

12.6.1 环境状态机制

环境状态机制通常包括 4 个动作（见图 12.9）：

a. 关闭吸气阀。

b. 打开呼气阀。

c. 打开安全阀或环境阀。

d. 发出声光警报。

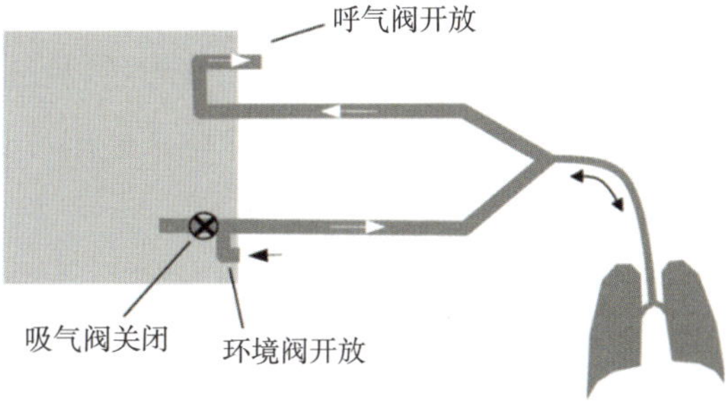

环境状态

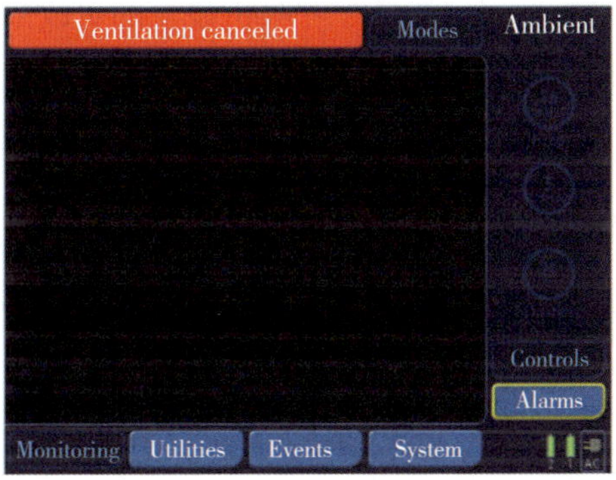

图 12.9　HAMILTON-C2 呼吸机环境状态的原理和显示

在环境状态下，正常的机械通气停止，并且呼吸机不响应临床工作者的指令。在正常运行时，安全阀是关闭的，唯有在环境状态下才会打开，将呼吸管路与室内空气连接起来。有自主呼吸的患者可以通过开放的安全阀吸入室内空气，并通过开放的呼气阀呼气。

12.6.2　启动环境状态的条件

在某些灾难性条件下，呼吸机无法正常运行。如果检测到下列情况之一，呼吸机将自动切换到环境状态：

◆ 呼吸机同时失去空气和氧气供应。

◆ 呼吸机失去电力供应，包括交流电源和内置电池。

◆ 呼吸机本身出现严重技术故障。

警告：环境状态为紧急事故。应立即将患者和出故障的呼吸机断开，并用其他方式确保继续进行有效而充分的肺通气。在患者仍连接时，切勿尝试对该呼吸机系统进行故障排除。该呼吸机应被撤出临床使用，交给具备资质的技术人员检查维修。

12.7 事件记录

事件记录是呼吸机的一种功能，会依次记录所有“事件”。

所谓“事件”可以包括报警激活、呼吸机设置的更改或其他用户操作（例如启用/停用特殊功能、执行测试或校准及其结果）。从开启呼吸机开始，事先定义的事件就会被记录在事件日志中，以便日后查看。事件记录清楚地展示了最近发生的事件及发生的时间。因此，它对分析易发生的问题，可能非常有用。

图 12.10 展示了部分 GALILEO 呼吸机的事件日志。患者是一个自主呼吸的成年人，在压力辅助/控制模式下通气。报警信息中用黄色或红色标志出其优先级。

12-27	12:04:34	Alarms	High frequency	4007
12-27	12:04:33	Alarms	Low minute volume	5006
12-27	12:04:27	Alarms	Disconnection pat. side	5010
12-27	**12:04:27**	**Alarms**	**Low tidal volume**	**4008**
12-27	12:03:42	Special	Alarm silence On	516
12-27	**12:03:33**	**Alarms**	**High pressure**	**5020**
12-27	**12:03:32**	**Alarms**	**Low tidal volume**	**4008**
12-27	**12:03:24**	**Alarms**	**High pressure**	**5020**
12-27	**12:02:52**	**Alarms**	**High pressure**	**5020**
12-27	**12:02:49**	**Alarms**	**Low tidal volume**	**4008**
12-27	**12:02:42**	**Alarms**	**Low tidal volume**	**4008**
12-27	**12:02:41**	**Alarms**	**High pressure**	**5020**
12-27	**12:02:31**	**Alarms**	**Low tidal volume**	**4008**
12-27	**12:02:30**	**Alarms**	**High pressure**	**5020**
12-27	**12:02:00**	**Alarms**	**Low tidal volume**	**4008**
12-27	**12:01:58**	**Alarms**	**High pressure**	**5020**
12-27	**12:01:27**	**Alarms**	**Low tidal volume**	**4008**
12-27	**12:01:26**	**Alarms**	**High pressure**	**5020**
12-27	12:00:21	Setting	Flowtrigger 2.0 l/min	304
12-27	**12:00:16**	**Alarms**	**High pressure**	**5020**
12-27	12:00:15	Setting	P-trigger 2.0 -cmH2O	303
12-27	12:00:15	Alarms	Turn the Flow Sensor	4011
12-27	12:00:14	Alarms	Apnea	5009
12-27	12:00:14	Alarms	Low minute volume	5006

图 12.10　GALILEO 呼吸机的部分事件日志

13 排除故障和报告错误

13.1 前言

机械通气治疗是非常复杂的。任何问题都可能在任何时间发生于任何患病。坏消息是，发生问题的概率要高出我们的想象，而好消息是，大多数问题不会导致灾难性后果。记住我们可能面临问题会有帮助，尽管我们不知道它们何时，以何种方式出现。

本部分内容的重点是排除故障或找出并消除根本原因的过程。它包括以下主题：

- 排除故障的基础知识。
- 紧急处理。
- 常见故障的排除。
- 报告错误。

13.2 机械通气问题概论

为了简单起见，我们将短语“机械通气问题”缩写为“MV 问题”。

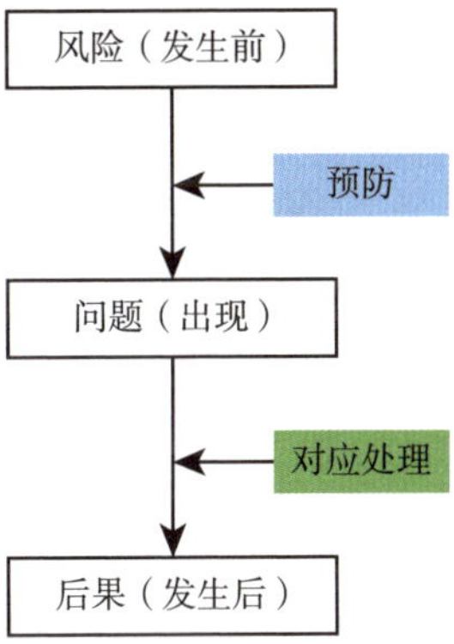

图 13.1 处理问题的两大措施：预防和对应

13.2.1 危险、问题和后果

首先，我们需要区分用于描述任何 MV 问题的 3 个术语——危险、问题和后果。它们代表了不良事件的 3 个阶段（图 13.1）：

- 危险指一个尚未发生，但随时可能发生的潜在问题。
- 问题是目前正在发生的不良事件。
- 后果是问题的结果。后果可能会对患者造成损害。问题后果的严重程度可能差异很大，从轻微到灾难性，在很大程度上取决于医务人员的对应。

例如，气道断开（即呼吸机管路与气管插管脱开）是机械通气的常见问题，可以发生在每个通气患者身上。如果护士立即发现气道断开并重新连接，对患者的影响可能微乎其微的。但是，如果患者没有自主呼吸，没有及时处理的气道断开可以致命。

人人都会出错。在现实中，消除机械通气的所有危险或潜在问题是不可能的。然而，在许多情况下，我们可以通过有效的预防措施避免危险升级为问题。适当和迅速的反应可以大大减少灾难性后果。

预防

在理论上，预防的重要性是不言而喻的。但在实践中，各机构往往因资金或资源短缺而忽略对预防措施的需求。以下是普适的最基本的预防措施：

- 所有从事机械通气的医务人员都应接受充分的培训，这样他们知道如何应对 MV 问题。员工应定期培训。
- 应准备呼吸机的备用配件（如备用管路、接头、过滤器、面罩和呼吸气阀）。
- 应为每位通气患者准备好替代性通气设备，至少应准备呼吸皮囊。应定期检查这些设备的功能。一旦目前的呼吸机出现故障，通气仍可继续。
- 每个 ICU 应有备用的充满的空气瓶和氧气瓶。
- 应有备用电源（如备用柴油发电机）以防意外。

13.2.2 单一和多重根本原因

每个 MV 问题都有其根本原因和后果。如果成功消除了根本原因，则 MV 问题就会消失。

根本原因及其导致的问题有三种可能的关系（图 13.2）。大多数 MV 问题都有单一原因。原因 A、B 和 C 分别导致问题 x、y 和 z。A 引起 x，但它不引起 y 和 z，以此类推。

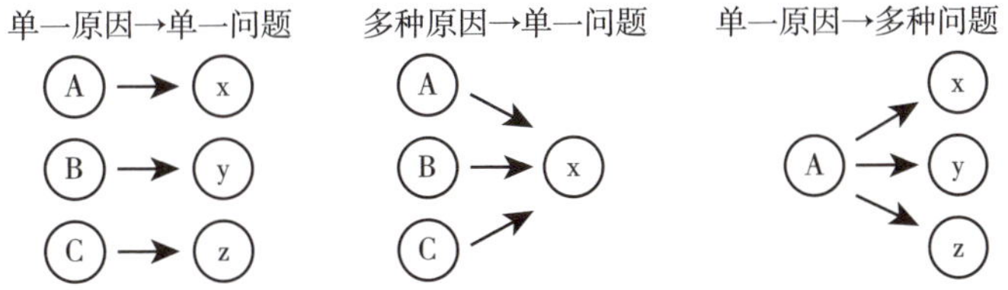

图 13.2　三种可能的因果关系

然而，在罕见的情况下，一个问题的产生可能不止一个原因。例如，只有当原因 A、B、C 同时存在时，问题 x 才会出现。换句话说，如果只有一个原因存在，这个问题就不会出现。在排除故障困难的案例中，我们需要考虑这种可能性。图 13.2 描述了这些关系。

一个原因也可能导致多个问题。例如，在患病气道断开可引发多个报警，如 PEEP 过低、峰压过低、V_T 过低和分钟量过低。重新连接后，所有警报都会消失。

13.2.3　MV 问题分类

MV 问题大致可分为三大类。

设备问题：呼吸机系统不能正常工作。其根本原因可能是某个部件缺失、故障、不兼容，或其他干扰系统正常运行的原因。再次提醒，呼吸机只是呼吸机系统的六大必备组件之一。

操作问题（又称用户错误）：这类问题与气管插管、机械通气和拔管的指征和时间；呼吸机的设置；以及对呼吸机报警的对应有关。在这种情况下，呼吸机系统通常运行正常。

临床问题：通气患病不是一个被动的物理模型。在机械通气过程中，患者的变化是不可避免的。因此，需要调整呼吸机的设置。例如，辅助 / 控制模式适用于无自主呼吸患病，而不适用于自主呼吸的患病。因此，临床问题与操作问题密切相关。在呼吸机术语中，“操作问题”和“临床问题”都被称为“应用问题”。

图 13.3 是 MV 问题的结构性概述。对这一概述的透彻理解是系统性 MV 故障排除的第一步。

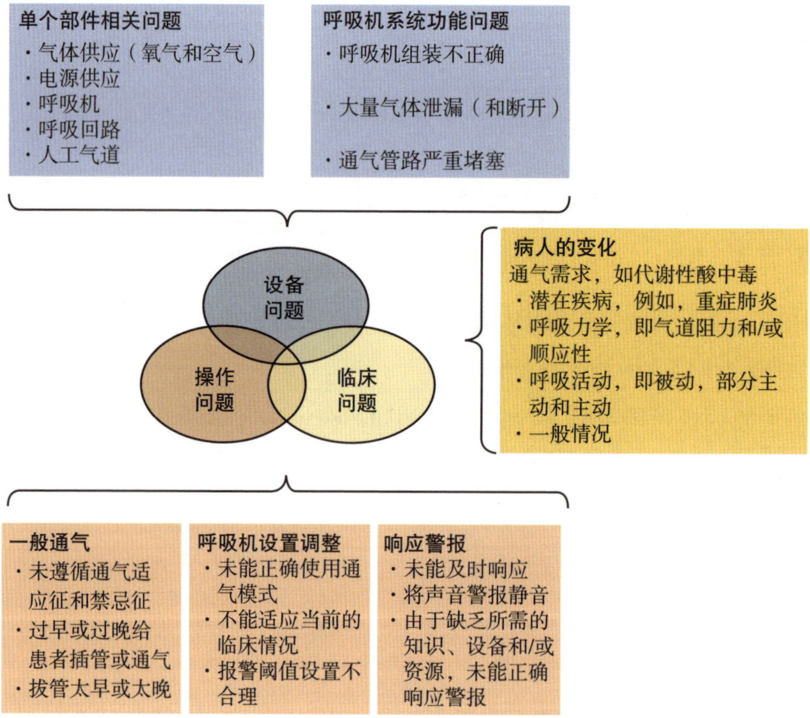

图 13.3　与机械通气有关的常见问题

大多数通气问题是应用（操作和临床）问题，或与呼吸机的设置有关。真正的呼吸机故障相对较少。

13.3　紧急处理

插管的患者必须完全通过连接的呼吸机进行吸气和呼气。换句话说，患者与大气隔绝。

这种安排有其内在的危险：如果呼吸机系统因任何原因发生故障，患者就会受到威胁。为了确保患者的安全，所有直接参与这种治疗的临床工作者必须接受培训，以便在紧急情况下立即做出适当的反应。

图 13.4 归纳了紧急处理的一般原则：

a. 立即走近患者：应密切观察每一位通气的患者，即使呼吸机没有警报。当呼吸机报警触发时，应立即靠近患者。静音呼吸机，然后确定两个关键点。（a）报警原因是否显而易见，（b）患者是否处于突发性 SSRD。

b. 解决明显的问题：在某些情况下，（如意外的气道断开）。在这种情况下，应立即纠正问题。在消除根本原因后，警报会很快停止。

c. 确定患者是否处于突发性严重呼吸窘迫：MV 问题，无论性质和类别如何，都会导致通气不足。自主呼吸的患者会通过加强呼吸活动试图代偿，这就是突发性 SSRD 的病理生理基础。其症状列于表 13.1 中。

需要注意的是，无自主呼吸患者不会出现与自发性呼吸活动的加强有关的症状。如果患者没有自主呼吸，我们必须特别注意监测异常，包括 SpO_2，心率和 $PetCO_2$。

判断通气患者是否处在 SSRD 至关重要，因为它决定着紧急处理的途径选择。

d. 断开患者与呼吸机的连接。如果你确认了 SSRD 的诊断，但无法迅速找出其根本原因，在人工气道处断开患者与呼吸机的连接。应保留气插管或气切导管。

断开患者与呼吸机的连接本身具有诊断价值。如果断开连接后，患者的临床状况立即改善，那么呼吸机系统故障或操作不当很可能是罪魁祸首；但如果断开连接后，患者的临床状况没有改善，则问题涉及患者的气道、肺或胸壁。气插管扭折是一个典型的例子。

e. 重建充分的机械通气：断开连接后，立即用呼吸皮囊或其他呼吸机恢复通气。不要花费宝贵的时间来排除故障。

f. 检查呼吸机：成功解决紧急情况后，请具备相关资质的专业人员检查呼吸机。客观、详细地记录事件经过。在调查完成之前，不要将涉事的呼吸机用于下一个患者。

g. 在连接患者的情况下，对呼吸机系统进行故障排除：如果根本原因不明确，但患者没有明显的突发性严重呼吸窘迫症状，可以尝试在连接患者的情况下按步骤排除故障；参考框 13.1。所列项目是呼吸机正常工作所必需的。它们可被视为呼吸机故障排除的顶级指南。

在排除故障时，请始终关注患者的情况，并在患者病情恶化时迅速做出反应。

任何报警消息均提供了根本原因的有用提示。排除故障中应寻求附近同事的帮助，立即致电呼吸机方面的专家。

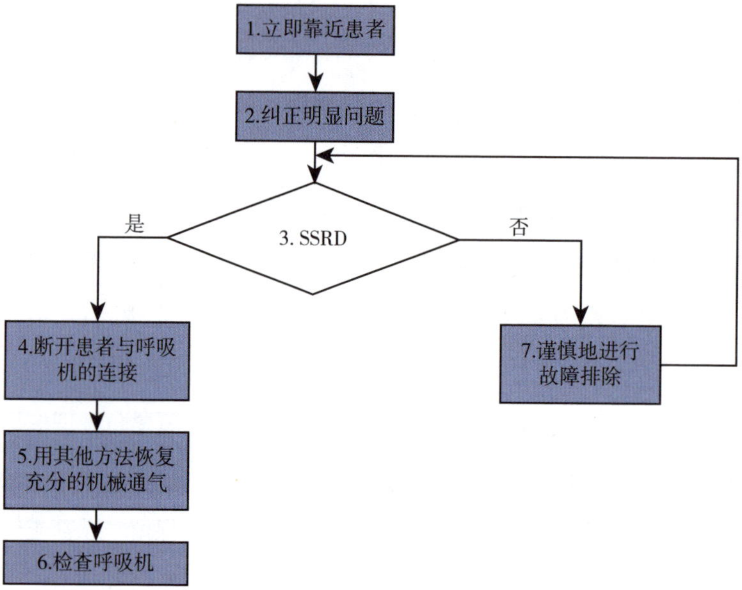

图 13.4　应急管理的一般原则

表 13.1　突发性 SSRD 的临床症状

主要症状	常见的伴随症状
◆呼吸急促 ◆鼻翼扩张 ◆大汗淋漓 ◆辅助肌做功，导致胸骨上、锁骨上和肋间隙凹陷	◆胸腹矛盾呼吸运动 ◆发绀 ◆听诊异常 ◆心动过速 ◆心律失常 ◆低血压

13.4 常见设备故障的排除

接下来重点介绍设备最常见的五类问题:(a)供气故障;(b)供电故障;(c)气体泄漏;(d)阻塞;(e)管路积水。故障排查内容见表 13.2。

表 13.2 故障排查

- ◆所有所需部件齐全且功能正常。
- ◆整个系统组装正确，各部件连接牢固。
- ◆空气和氧气供持续稳定，且在规定的压力范围内。
- ◆交流电源连续稳定，且在规定的电压范围内。
- ◆系统没有明显的气体泄漏。
- ◆管道无明显阻塞。
- ◆患者的肺部可随压力膨胀。
- ◆呼吸机设置（模式、参数、报警限值）合适。

13.4.1 供气故障

气体供应是呼吸机的基本组成部分。大多数正压呼吸机系统需要持续的压缩空气和氧气供应。更多信息请参见内容 5.3.1。表 13.3 列出了常见的供气故障。

表 13.3 常见的供气问题

- ◆供气完全中断。
- ◆气体供应不足。
- ◆供气过湿。
- ◆氧气供应出问题。
- ◆供应气体被污染。

供气故障

由于以下原因，空气或氧气供应可能完全停止：

- ◆ 中心供气中断、空气压缩机故障或气瓶用空。
- ◆ 连接故障（即临床工作人员忘记将呼吸机与气源连接，或气体连接管有较大的泄漏）。

如果其中一个气源出现故障，呼吸机一般会用剩余的气源继续进行机械通气，并发出警报提醒临床工作人员注意这种异常情况。注意：患者只能仅仅使用空气或氧气进行通气。

如果两种气体供应都失败，机械通气将立即停止，并且呼吸机会发出警报。呼吸机切换到环境状态（参见内容 12.6）并发出警报。这是一个紧急情况。应立即断开患者与呼吸机的连接，并用其他方式进行通气。

如果呼吸机由气瓶供气，则应确保连续供气。最好有随时可用的，充满气的备用气瓶。

气体供应不足或受限

在这种情况下，有气体供应，但供气压力太低或供气流量受到限制。常见病因包括：

- 气瓶几乎空了。
- 压缩机性能不佳。
- 供气压力过低。
- 中央供气管网的气体消耗量异常高（如大量泄漏所致）。
- 医院供气管道太细，供气气流受限。

这些供气问题往往会触发连续的或间歇性的供气报警。医院技术人员应解决问题。

“跳舞的流量计”

这个问题的根本原因是中央供氧管路太细。尽管压力可能是正常的，但高阻力还是限制了气体流动。

假设氧气管路的一个分支有几个出口。其中一个出口供应呼吸机，其他出口用于其他氧气治疗。

为了调节氧气治疗用的气体流量，在每个出口处安装了一个重力气流计。它有一个金属球指示目前流量。

有些呼吸机不时以高流量短暂地摄入取氧气。这时，所有安在这一分支的氧气流量计的金属球会瞬间跳动，并发出撞击声。这种现象被称为“跳舞的流量计”。虽然它并不影响呼吸机的性能和氧疗，但却使值班的临床工作人员感到困惑，也让正在接受氧疗的患者感到不安。

彻底解决跳舞流量计的方法是将细管换成粗管。在医院氧气管路设计时需要考虑到这一点。

供气过湿

供给呼吸机的空气和氧气应该是冷的（接近室温）、干燥的、清洁的。湿的供气是不正常的，通常来自性能欠佳空气压缩机，也有少数情况下来自中央供气管道的潮气。在这里，我们特指向呼吸机的供气，而不是呼吸机输向患者的气体。

作为预防措施，可在呼吸机进气口装一集水杯，如图 13.5 所示。水阱通常有一个微粒过滤器，以便在供气进入呼吸机之前捕获气体中的颗粒和液滴。

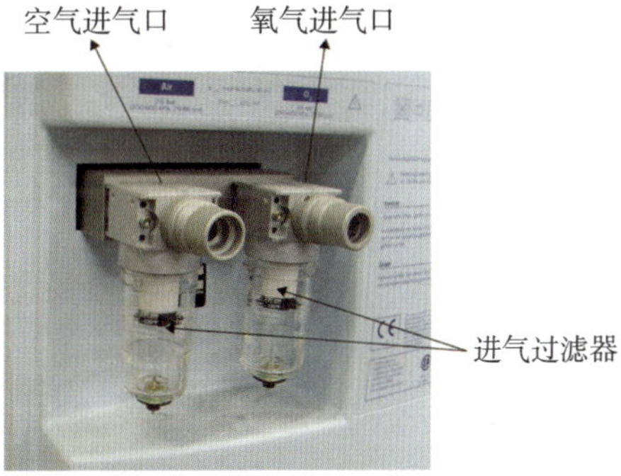

图 13.5 带积水杯的进气口（GALILEO 呼吸机）

如果供气是干燥的，集水杯内罕有积水。如果供气是潮湿的，集水杯会很快被充满。

作为一个常规步骤，临床工作者应定期查看所有运行中的呼吸机的集水杯。如果集水杯将满，可通过按压积水杯底部销钉或拧开螺旋式装置来排空。为了达到最佳效率，应定期由技术人员更换集水杯内的微粒过滤器。

供气潮湿的后果取决于水进入呼吸机的速度和呼吸机的设计特点。有些呼吸机对进气口的意外进水比较敏感。最坏的情况是，受影响的呼吸机因技术故障而无法被继续临床使用。

由氧气浓缩器供氧

压缩氧气通常由中央供氧管路或氧气瓶提供。气体的氧浓度应至少为 98%。

最近一种新型供氧方式问世，正在医院接受测试。一种特殊的氧气浓缩器连续产生压缩氧气。这种创新技术可以消除医院对氧气瓶的依赖。使用氧气瓶不仅存在安全顾虑，还增加了气瓶更换、运输和储存的工作和成本。

然而，这些特殊的浓缩器并不总是能够满足需要。其主要缺点是供应的“氧气”的氧浓度不稳定，通常在 85% ~ 95%，取决于氧气消耗的模式。

呼吸机设计的一个基本假设是供氧的氧浓度为 100%。如果供氧的氧浓度只有 90%，呼吸机就可能因氧气来源的氧浓度不足而报警。此外，不能用这种可疑的供氧来校准氧电池，否则，氧浓度的监测将出现系统错误。

供气污染

中央供气管网的污染是医院的噩梦。这意味着有害细菌或病毒可以通过网络传播，威胁到所有连接的患者。

在呼吸机气体入口处的水杯内安装微型过滤器，可以保护呼吸机和连接的患病免受这种不良事件的影响。

13.4.2 供电故障

电力供应是呼吸机系统的另一个重要组成部分。呼吸机的运行离不开电力。

对于几乎所有的呼吸机系统而言，交流电是主要的电力来源，许多现代呼吸机也有内部电池作为辅助电源，以弥补临时断电。转运呼吸机也可以用救护车或飞机的直流电源供电。

一般来说，供电故障涉及交流电源本身、交流电源和呼吸机之间的连接或者呼吸机的内部电池（表 13.4）。

表 13.4 常见电源问题

◆电源问题。 ◆电源连接问题。 ◆内部电池问题。

电源问题

电源中断：最常见的电源问题是停电或当地或区域性供电的意外中断。无论哪一种原因，供电中断对医院来说都是一场噩梦，因为它影响的不仅是呼吸机，而是所有医疗电器设备和医院设施。因此，即使断电很少发生，医院也必须准备好应急电源。

一个常见的预防措施是应急柴油发电机，一旦当地电源中断时，它应该立即启动使用。然而，使用柴油发电机可能有两个缺点。

第一个缺点是，在电源意外中断后，柴油发电机需要几秒钟才能启动。如果呼吸机没有内置电池，这几秒钟的断电可能会导致呼吸机关机。当恢复电源时，呼吸机需要大约 40s 来完成其重启过程。提醒：在重启过程中没有机械通气。显然，内部电池是这个问题的最佳解。

第二个缺点是，柴油发电机启动时可能会产生初始电力浪涌。过大的浪涌可能会损坏电气设备，包括呼吸机。

交流电压不稳或不足：某些地区的交流电源质量可能较差。交流电压可能会有很大的波动，当用电量达到每日峰值时，交流电压可能会低于额定范围。

一般来说，只要电压保持在额定值的 ±10% 范围之内，医疗电气设备应能耐受电压波动。

电压波动是一种非正常状态。有些人以为，如果一个设备在这种条件下继续工作，就是“好”，否则就是“坏”。这种判断是没有根据的。

医院应努力改进交流电的质量，咨询医院技术人员或呼吸机厂家，了解可能采取的措施。

交流电压和频率不匹配：区域交流电源的电压和频率必须符合呼吸机的规定要求，不匹配将导致呼吸机故障或损坏。医院技术人员在安装呼吸机时一定要注意电压和频率的匹配。

电源连接问题

即使电源和所连接的呼吸机在技术上都没有问题，但由于两者之间的连接缺陷，供电仍可能出问题。可能的连接问题包括：

- 电源线的意外脱开：不小心拔掉电源线可能会导致交流电中断（例如，在日常清洁房间时）。拔脱插头可能发生在电源线的任何一侧，但更多的是发生在墙壁一侧。当电源线被拔下时，呼吸机会发出警报。在这种情况下，内置电池可确保持续的机械通气。
- 连接不良或松动：这可能有多种原因，但结果都一样：呼吸机的供电不可靠，导致呼吸机间歇性工作。
- 无电插座：使用中的插座没有供电。
- 电源线断裂：电源线看似完好无损，但内部电线有问题。
- 插头—插座不匹配：这可能发生在电源线的墙壁或设备侧。

内部电池问题

当电源断电时，呼吸机电池可作为临时电源，以便继续机械通气。然而，内部电池容量有限。在内部电池耗尽之前，必须准备好机械通气的替代方法。

即使呼吸机未连接交流电源，呼吸机也能靠内置电池运行。在这种情况下，呼吸机会反复发出交流电源故障报警。

如果内部电池未充电不足，电池时间将明显缩短。因此，所有呼吸机也应连接交流电源，即使不在临床使用中。

最后，随着使用年限的增长，电池其容量会逐渐减少，不能像新电池那样长时间为呼吸机供电。根据制造商的建议，定期更换电池是很重要的。

13.4.3 气体泄漏

在气动方面，IPPV 系统的核心是一个气体管道系统，其中气体压力有规律地变化，驱使气体按设计移动。这个系统必须是气密性的。气体只能通过呼气阀离开呼吸机系统。

通常情况下，呼吸机系统内的压力大于大气压，吸气时压力较大，呼气时压力较小。有两种例外情况：(a)PEEP 设置为零，不建议这样做（b）患者有活跃的自主呼吸，呼吸驱动强。如果呼吸机系统的任何部分有个孔洞，内部正压都会将气体推出。泄漏气流取决于由阻力（即孔的大小）和压差（内部压力和大气压力之间的梯度）决定。

气体泄漏：位置和方式

呼吸机系统由多个管子、接头和设计的开口组装而成。显然，气体泄漏也可能发生在多个位置。泄漏的常见位置如表 13.5 和图 13.6 所示。

表 13.5 呼吸机系统漏气位置

呼吸回路漏气	气道漏气	肺部漏气
塑料或硅橡胶管磨损	气道断开，即气插管或气切导管	支气管胸膜瘘或通过胸管的异常漏气
管路断开	气插管周围漏气，例如使用无气囊的新生儿气插管，气囊压力过低	模拟肺漏气
不密封呼吸机配件，例如：集水杯盖未拧紧	人工气道中有开裂的物品，例如近端流量传感器、HME、CO_2 探头、封闭式吸引装置	
端口开放，例如湿化灌加水口、温度探头端口或过滤器的侧端口	NIV 过程中张口导致的漏气	

在极少数情况下，气体泄漏可能发生在呼吸机内部或供气通道中。出现内部泄漏的呼吸机应停止临床使用，由技术人员进行维修。

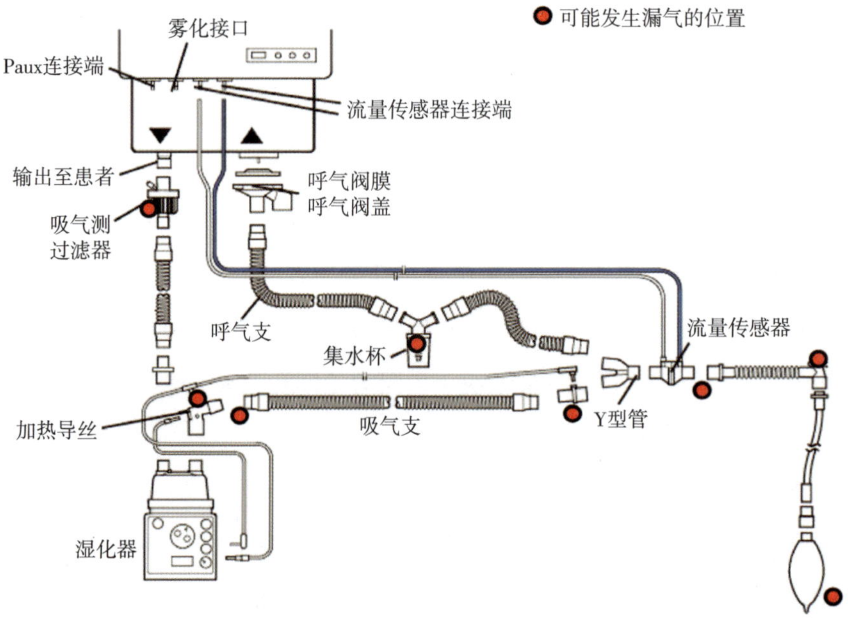

图 13.6　呼吸管路、气道和肺部可能漏气的位置

气体泄漏与气动系统

气体泄漏会干扰呼吸机系统的气动系统。其扰动程度主要取决于下列因素：

- 泄漏流量：泄漏量的大小通常以泄漏流量或一次呼吸的泄漏量来表示。事实上，呼吸机系统并非绝对气密。大多数 IPPV 呼吸机可以很好地容忍微小漏气。然而，明显的漏气会影响呼吸机的功能，因为呼吸机不能建立所需的压力梯度。最大的漏气是管路断开，在这种情况下，呼吸机系统根本无法工作。
- 机械呼吸的类型：定压呼吸或适应性呼吸可耐受轻度的气体泄漏，而定容呼吸则不能耐受任何漏气。
- 触发机制：患者触发，即流量触发和压力触发，对漏气敏感。误触发是其常见后果。而时间触发不受气体泄漏的影响。
- 流量切换：大量漏气会造成流量切换失败，导致无休止的吸气。

◆ 压力基线：大量漏气会导致基线低于设定的 PEEP/CPAP。这直接影响压力触发。

如何识别气体泄漏？

明显的漏气（如气道断开）很容易识别。而识别较小漏气可能比较困难，但它仍然可能干扰呼吸机的性能。以下现象通常与气体泄漏有关，甚至完全由气体泄漏引起。

1. 误触发

误触发：误触发是指呼吸机由气动伪影而非患病的吸气努力触发的现象。呼吸机本身无法区分两者，并在任何一种情况下提供一次机械呼吸。

通常情况下，误触发表现为一串快速有节奏的机械呼吸，T_e 比预期短得多。

误触发通常与气体泄漏有关。但当管路中积聚了冷凝水或患者触发设置过于敏感时，也会出现这种现象。

图 13.7 ~图 13.9 显示了与误触发和漏气相关的波形。

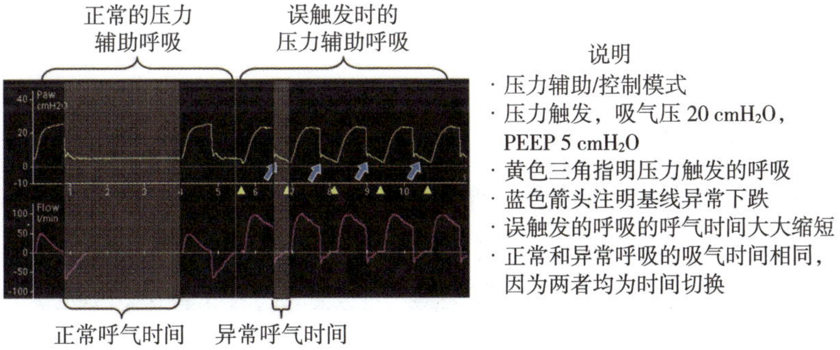

图 13.7 压力触发下的误触发

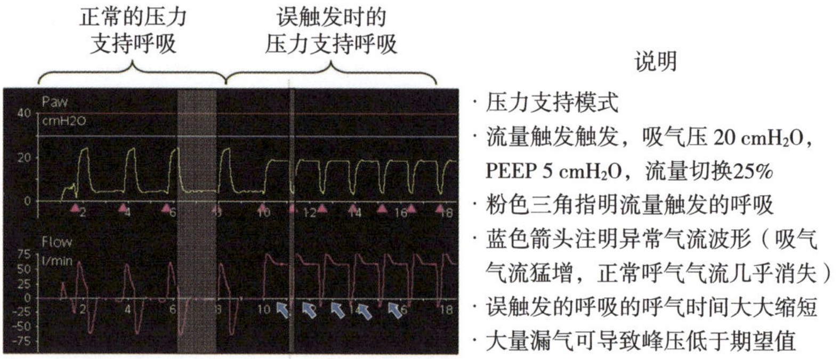

图 13.8　流量触发下的误触发

2. 异常的流量波形

在流量—时间图中，机械通气有吸气流量区和呼气流量区。吸气流量区域在吸气流量波形和零线之间，代表一次呼吸的吸气 V_T。呼气流量区域是介于呼气流量波形和零线之间的区域，代表这次呼吸的呼气 V_T。在正常情况下，两个区域的面积（和 V_T）大致相等。

气道或肺部的漏气会使吸气流量区域大于呼气流量区域。量越大，面积相差越大。管路断开是最大泄漏，呼气区域完全消失（见图 13.9）

异常的流量波形总是指向漏气。

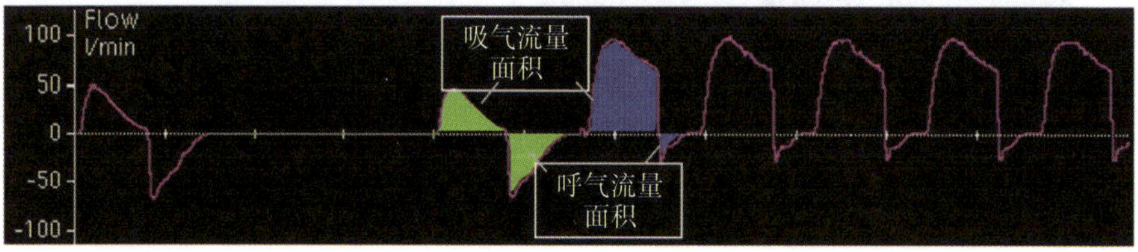

图 13.9　通过比较吸气区和呼气区可以很容易识别气体泄漏。正常情况下，这两个区域的面积大致相等（绿色区域）。气体泄漏会导致吸气区比呼气区大得多（蓝色区域）

3. 异常的容量波形

对于正常的定容或定压呼吸，容量波形由零上升至峰值，代表吸气 V_T。然后从峰值回到零，代表呼气 V_T。

气道或肺部的漏气导致呼气时容量波形保持高位，然后以直线下降到零结束。该下降代表容量监测的重新定位。图 13.10 ~图 13.12 展示存在漏气时的定压和定容呼吸的波形。

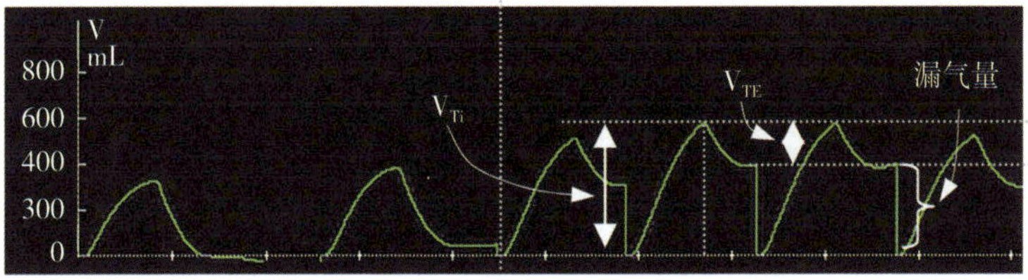

图 13.10 压控呼吸的正常和异常容量波形

异常情况包括：（a）容量波形未能回零；（b）容量峰值增加（定容呼吸并非如此）；（c）监测到的 VTE 比 VTI 小得多

轻度漏气 重度漏气

压力辅助呼吸
（模式=压力辅助/控制呼吸，吸气压=20 cmH₂O，频率=15次/分钟，流量触发= 5L/min，PEEP= 5 cmH₂O）

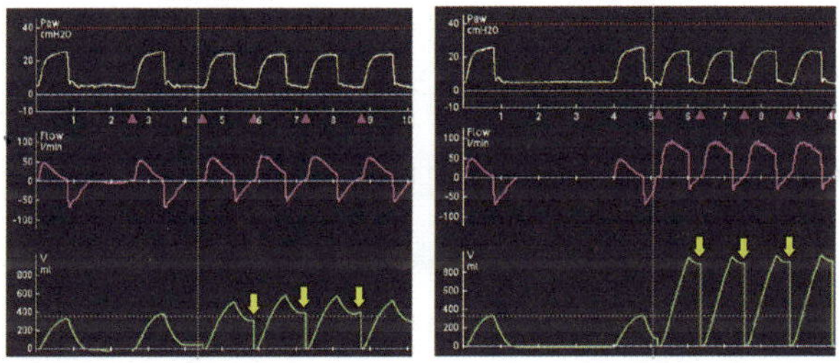

图 13.11 存在漏气时压控呼吸的波形。两张图都有 3 个波形：从上到下分别是压力（白色）、流量（粉红色）和容量（绿色）。每张图左边的呼吸是正常的（无漏气），右边的呼吸是由于中度或重度漏气而不正常。黄色箭头指示容量监测的重新定位

异常情况包括：（a）误触发；（b）流量面积大小不一；（c）容量波形的峰值高于正常值；（d）呼气结束时容量急剧下降

轻度漏气 重度漏气

容量辅助呼吸
（模式=容量辅助/控制呼吸，潮气量=500mL，频率=15次/分钟，流量触发= 5L/min，PEEP= 5 cmH₂O）

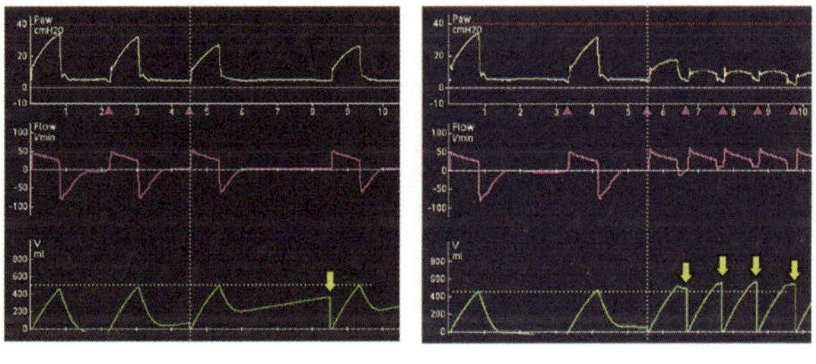

图 13.12 有漏气时定容呼吸的波形

异常情况包括：（a）误触发；（b）吸气流量面基本不变和呼气流量面积减小或消失；（c）峰压低于正常；（d）呼气结束时容量急剧下降

因此，在呼气阶段，容量波形的高度有两部分。第一部分是监测到的呼气 V_T。第二部分是急剧下降的高度，它是漏气量的良好指标。

定压呼吸具有一定的漏气补偿能力：呼吸机会增加吸气流量，造成更大的吸气 V_T。这就解释了为什么漏气会使容积波形的峰值高于正常值，而定容呼吸不会出现这种现象。

4. 监测的呼气潮气量减少

呼吸机根据一段时间内的流量测量结果来计算监测容积。如上所述，气体泄漏会导致呼气流量面积减少，导致呼气 V_T 明显下降。

这种呼气 V_T 的减少不一定意味着呼吸机监测的失灵。它意味着大部分呼出气通过异常开口逸出了呼吸机系统（即流量传感器没能“看到”）。

呼气 V_T 代表患者实际接受的最小 V_T。换句话说，患者接到的 V_T 可能多于，但不会少于显示的呼气 V_T。这解释了为什么当呼气 V_T 低得难以置信时，患者仍然可以存活的原因。

当显示的呼气 V_T 异常低时，临床工作者需要考虑漏气的可能性。

5. 流量切换失败

在压力支持和适应性支持模式下，较大的漏气会导致流量切换机制的失败。

正如我们在内容 7 中看到的，流量切换是基于吸气流量测量的下降。当吸气流量下降到预设阈值时，呼吸机从吸气切换到呼气。过度的漏气可能会导致吸气流量一直高于切换阈值，从而使吸气无法结束。这种无休止的吸气在临床上是不可接受的。

为了防止这种可能的异常，一些呼吸机添加了备用的时间切换机制。例如，Hamilton Medical 呼吸机有一个 Timax 控制装置。当实际 T_i 达到设定的 Timax 时，无论吸气流速如何，呼吸机都会终止吸气并开始呼气（见图 13.13）。

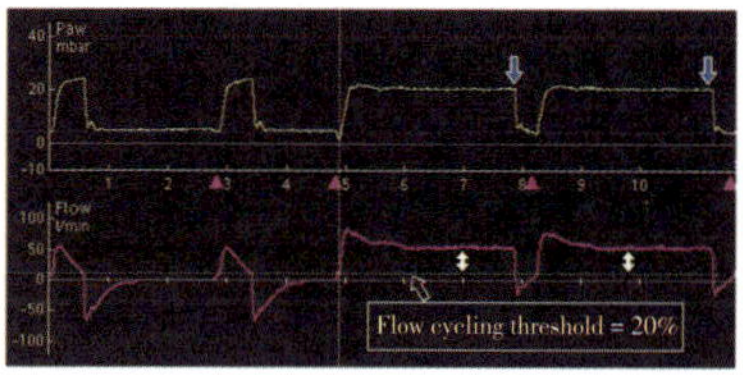

说明

- 重度漏气
- 流量切换设为20%，由水平虚线标出
- 存在误触发
- 异常呼吸的吸气时间显著长于T_i
- 异常呼吸的吸气由后备时间切换（3s）强制终结

图 13.13　正常和异常的压力支持通气

在右边的两次呼吸中，由于气体泄漏量大，流量切换失败。呼吸机没有按照预期从吸气切换到呼气，导致吸气时间比预期长很多。最后，吸气被后备时间切换机制终止。

6. 异常低的峰压

在定容模式下，显著的漏气会导致峰值压力降低（见图 13.14）。定容呼吸的 V_T 和吸气流量是预设的。若有漏气，呼吸机不会向呼吸管路输出更多的气体来补偿。其结果是峰值压力下降。

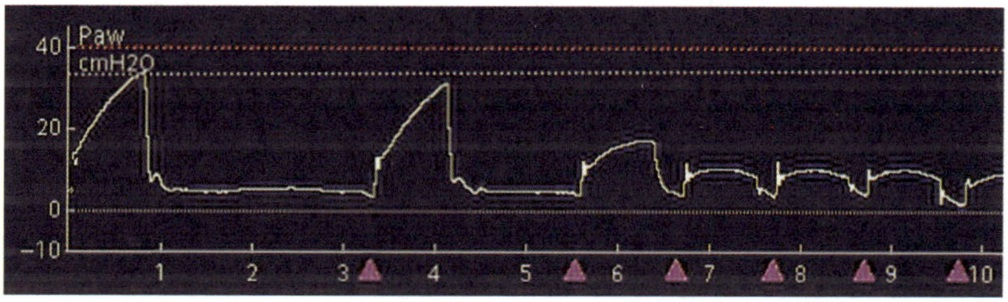

图 13.14　在定容模式下，大量漏气导致峰值压力异常低，表明正压通气失败

除非漏气量非常大，否则压力呼吸受到的影响要小得多。

与气体泄漏相关的常见报警

如果呼吸机报警设置合适，中度或严重漏气通常会激活以下报警：

- V_T 过低。
- 分钟通气量过低。
- 呼吸频率过高，如果存在误触发。
- P_{ao} 过低，特别是在定容模式下。
- PEEP 过低或 PEEP 缺失，如果漏气严重。

注意：这些警报并不仅仅针对漏气。其他原因也可以激活呼吸机警报。

漏气的处理措施

处理漏气的关键是辨认漏气和找出原因。一旦漏气原因被清除，处理就简单了：

- 重新连接。
- 更换破损或裂开的部件。
- 关闭开放的端口。
- 再次充盈气管插管的气囊。
- 使用最合适的面罩进行无创通气。

在成功消除漏气根本原因后，呼吸机系统应恢复正常工作。与漏气相关的警报应一并消失。

漏气补偿

漏气补偿是呼吸机制造商广泛使用一个术语。它可能会误导，让人以为只要补偿足够强大，就能抵消任何程度的漏气。

在内容 7.2.3 中，介绍了压力控制的机制。所谓漏气补偿是从该机制衍生出来的一种技术特征。简言之，气体泄漏会降低呼吸机的内压。呼吸机反过来增加吸气流量，在 T_i 输出更多的气体。如果漏气较小，这种漏气补偿机制可以使呼吸机保持预设的峰压和 PEEP，如图 13.11 所示。

漏气补偿有几个缺陷。第一，漏气补偿是有限的，如果漏气量严重，它就不起作用；第二，它不能防止漏气所致的误触发或流量切换问题，必须适当调整相应的设置（触发灵敏度和流量切换）；第三，漏气补偿会导致（更）多的气体消耗。为了解决第二个问题，Philips Respironics 推出了一种名为 Auto-Trak 的软件算法，使呼吸机能够根据监测到的泄漏流量自动调整流量触发灵敏度和流量切换的设置。但 Auto-Trak 不能与压力触发一起工作。

最好的解决方案始终是识别和终止漏气，而不是依靠所谓的“漏气补偿”。

13.4.4 管路阻塞

如前所述，只有在以下情况下，呼吸机系统才能正常工作：（a）不漏气；

（b）管路无阻塞，气体可以随压力梯度自由移动。阻塞是对通过的气流阻力意外增加，影响系统的性能。

由于多种原因，呼吸机系统的不同位置都可能发生阻塞情况。其临床后果取决于阻塞的程度。大多数阻塞是部分或不完全的，这使阻塞不易察觉。完全性阻塞现象比较少见，这是一种紧急状态，因为患者根本无法呼吸，需要立即解决。

堵塞的常见原因

管路的阻塞根据其特点可分为以下几种：

- 程度：轻微的、明显的、完全的。
- 位置：气道、吸气支、呼气支。
- 类型：管内阻塞、管外压迫。

阻塞的可能位置如图 13.15 所示。常见的阻塞原因见表 13.6。

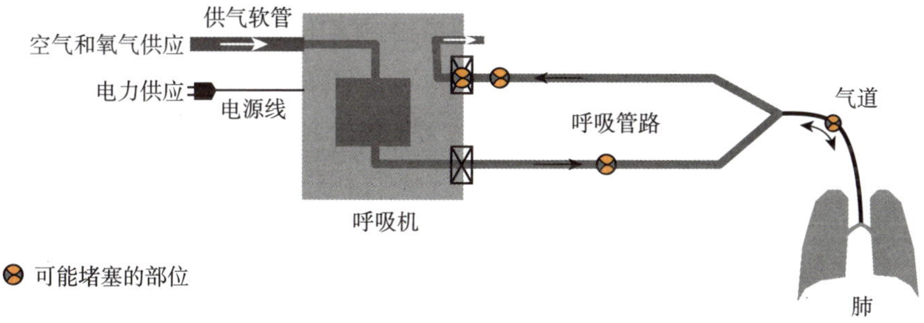

图 13.15　气体通道阻塞可以发生在气道或呼吸管路的吸气支或呼气支

表 13.6　阻塞的常见原因

气道阻塞	吸气支阻塞	呼气支阻塞
◆气插管扭折 ◆气插管或气切导管过细 ◆气管分泌物过多 ◆湿热交换器（人工鼻）阻塞	◆成年人患者使用新生儿管路 ◆管路弯曲或扭折 ◆管外压迫 ◆接头内径太小 ◆管内的加热丝过长	◆成年人患者使用新生儿管路 ◆管路弯曲或扭折 ◆管外压迫 ◆接头内径太小 ◆呼气过滤器阻塞 ◆呼气阀阻塞

因此，如果压力梯度不变，阻力上升导致气流下降。在定压模式，明显的阻塞导致所产生的V_T剧烈下降。而在定容模式，因为V_T是预设的和控制的，显著的阻塞导致峰值压力剧烈上升。

阻塞的后果

理论上，通气患者无法：

- 吸气，一旦吸气支完全阻塞。
- 呼气，一旦呼气支完全阻塞。
- 呼吸，一旦气道完全阻塞。

显然，在临床上这些都是完全不可接受的。管路阻塞的临床后果取决于阻塞的程度和临床工作者的反应。

所有类型的阻塞都不可避免地导致通气不足。能自主呼吸的患者会“疯狂地”为活命挣扎。呼吸机会发出多种报警。如果阻塞接近完全，则会出现突发性严重 SSRD 的临床症状，需要立即纠正。

如何识别阻塞

呼吸机系统阻塞可能发生在任何时间和任何通气患者。一般而言，部分阻塞比漏气相更难识别，即使是有经验的临床工作者。因此，在紧急情况下，适用紧急处理的一般规则可参见内容 13.3。

大多数阻塞的表现是非特异性的。呼吸机报警确实能有所帮助，不过前提是它们的设置适当。如果纠正通气不足和人机不同步的措施没有获得预期的反应，负责的临床工作者应考虑阻塞的可能性，并按表 13.7 ~表 13.9 的解释进行排查。

当临床工作者应用上述信息时，请注意以下几点：

- 其基本假设是患病没有无自主呼吸，而且使用近端流量传感器于 Y 型管上。
- 波形和监测参数的典型变化仅出现在严重但不完全阻塞时。
- 只有在报警限值设置正确时，所述报警才会被激活。
- 如果有的话，对这些参数进行趋势分析，可能有助于识别微小和渐进性变化。

除了气插管的扭折，在气道处断开患者与呼吸机的连接可以解除所有 3 种类型的阻塞。如果怀疑气插管扭折，将一根吸引管通过气管插管进行验证。如果管路阻塞，则吸引管无法通过。

表 13.7　如何识别吸气支的部分阻塞

通气类型	定容呼吸	定压呼吸
	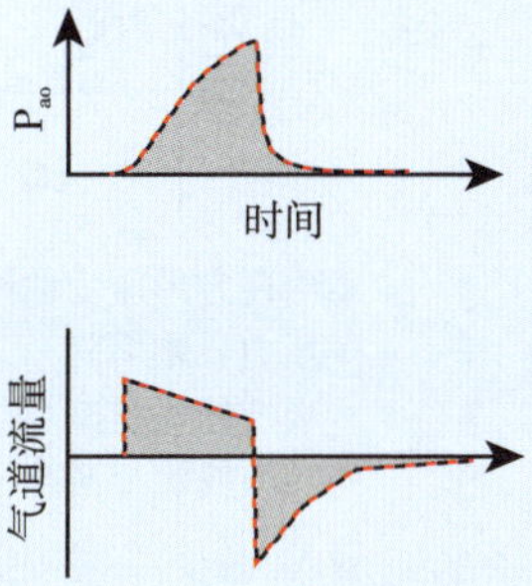	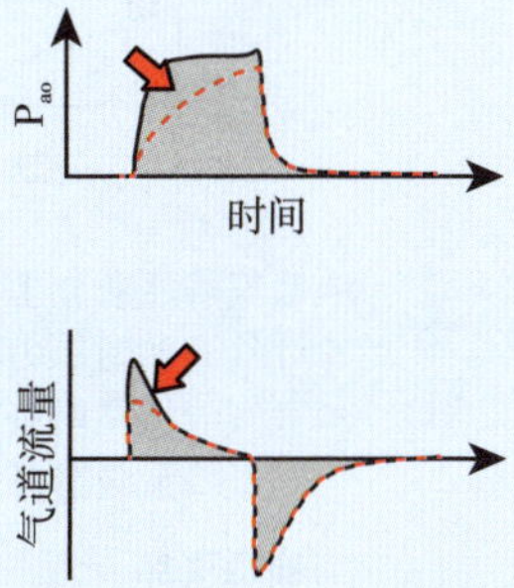
波形	部分阻塞不会引起压力和流量波形的明显变化	吸气支阻塞可减缓压力上升速度，并降低吸气峰流量。呼气波形不受影响
监测	无明显变化	吸气峰流量下降，而呼气峰流量无变化
报警	很可能没有激活报警	很可能没有激活报警

表 13.8　如何识别呼气支的部分阻塞

通气类型	定容呼吸	定压呼吸
	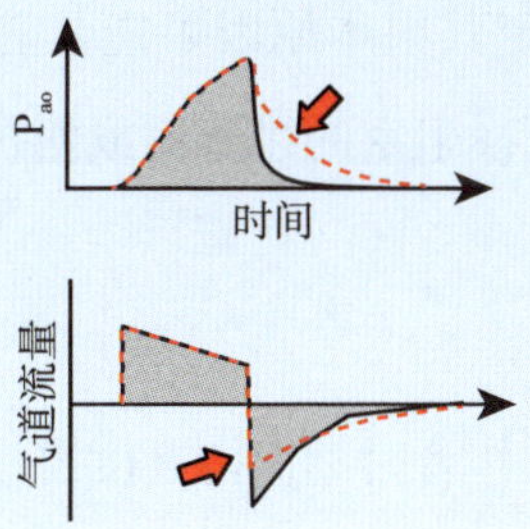	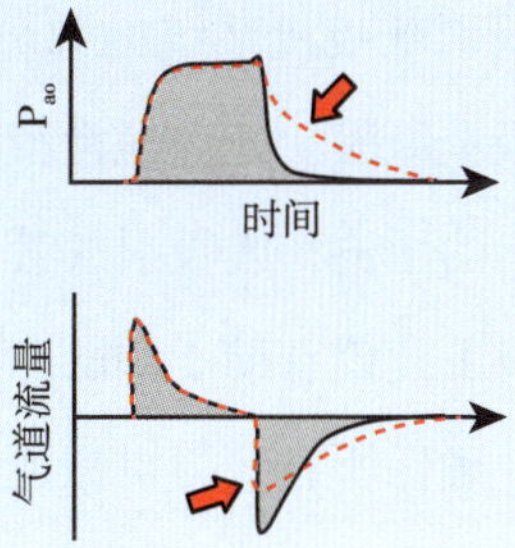
波形	呼气阻塞使呼气时的压力下降减慢，呼气峰流量降低	和容量呼吸一样，因为压力呼吸和容量呼吸的呼气过程相同
监测	呼气峰流速下降，而吸气峰流速不变	与容量呼吸相同
报警	如果阻塞几乎完全，则发出“呼气阻塞”报警	与容量呼吸相同

表 13.9　如何识别气道部分阻塞

通气类型	定容呼吸	定压呼吸
	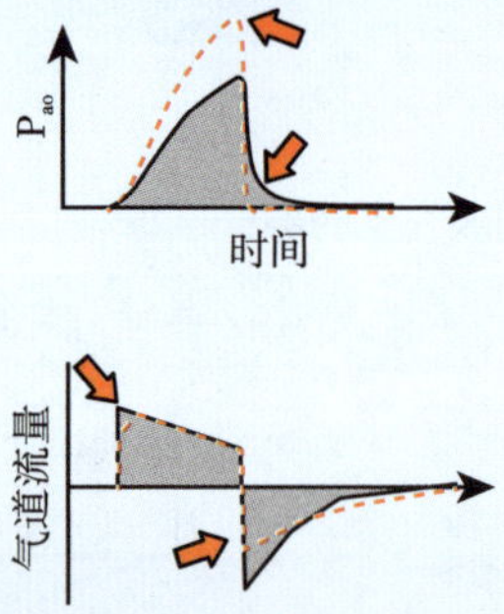	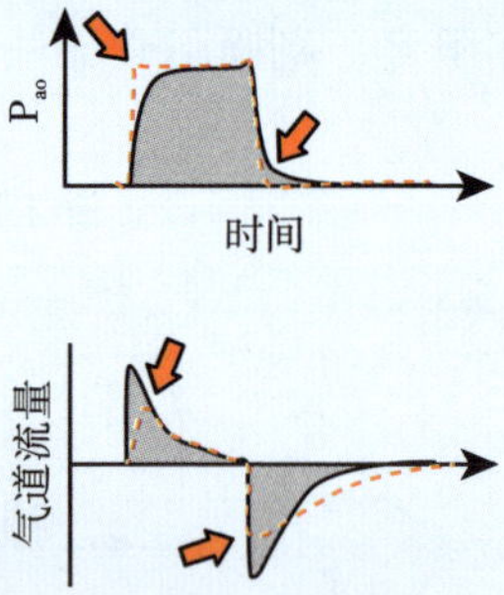
波形	◆吸气峰压急剧上升 ◆呼气开始时压力急剧下降 ◆吸气峰流量略有下降 ◆呼气峰流量降低	◆出现方形压力曲线，即压力急剧上升，压力急剧下降 ◆吸气峰流量减少 ◆呼气峰流量减少
监测	◆峰压增加 ◆吸气峰流量降低 ◆呼气峰流量降低 ◆吸气阻力增加 ◆呼气阻力增加	◆ V_T 减少 ◆吸气峰流量降低 ◆呼气峰流量降低 ◆吸气阻力增加 ◆呼气阻力增加
报警	◆峰压过高	◆ V_T 过低 ◆分钟通气量过低

如何解决阻塞

识别呼吸机系统的部分阻塞并确定其根本原因可能具有挑战性。一旦确定了根本原因，处理通常很简单，如更换阻塞的过滤器或扭折的气插管，去除管路上的压迫，或吸引气管内分泌物。

以下建议有助于预防阻塞的发生：

◆ 确保所有参与机械通气的临床工作者时刻保持高度警惕。

◆ 如果患者出现严重 SSRD 的症状，而临床工作者又不能迅速找到病因，应立即断开患者与呼吸机管路的连接。

◆ 定期清除气管分泌物，根据需要缩短清除时间间隔。

◆ 定期检查呼吸机的运行情况。立即更换磨损或老化的部件，如管路、流量传感器或过滤器等。

- 定期检查 HME 和呼气支过滤器。如果怀疑有阻塞现象，应立即将其更换。
- 雾化时记得取下 HME。
- 每次联管雾化治疗后，更换呼气过滤器或呼气阀。
- 请勿重复使用一次性物品。
- 如果通气患者有较多气管分泌物，请勿使用 HME。

13.4.5 管路积水

请参考内容6.2.3，该部分详细介绍了管路积水的原因、表现、诊断和补救措施。

13.4.6 呼吸机无法工作

呼吸机会持续监测其内部功能状态及整个呼吸机系统的状态。如果状态严重恶化，呼吸机将报警并自动进入特殊的“环境”状态；请参见内容12.6。典型的伴随报警信息可能是“呼吸机无法工作”或“技术故障 / 失效（TF）”。

如果出现这种情况，建议依次采取以下措施：（a）停止临床使用该呼吸机；（b）使用备用呼吸机或呼吸皮囊继续机械通气；（c）对受影响的呼吸机进行维修。请勿在患者仍处于呼吸机连接状态时尝试解决问题。

13.5 报告错误

在机械通气治疗过程中，会随时发生不良事件。正如我们在本部分内容前面所了解到的，它们可以被分类为设备问题、操作问题或患者问题。这些有许多可能的组合。

无论何时发生此类事件，应优先关注患者的安全。之后，必须具体客观地记录事件。负责的临床工作者还有另一项任务：报告错误，这常被有意或无意忽略。

此类报告的目的不是，也绝不应该是识别或惩罚参与或负责事件的个人。

相反，这可能是公众从他人的错误中学习的最佳方式。

错误报告为各级权威机构采取必要的行动和修改政策或法规提供了良好的起点。例如，如果事件是由某种呼吸机的技术缺陷造成的，则该型号的所有呼吸机可能具有相同的问题。知情机构可以要求呼吸机制造商采取必要的纠正措施，以防止同一事件影响其他患者。

错误报告必须客观、完整、具体和有序。

下面是一个报告不佳的例子：

3 天前，×× 呼吸机被用于给患者通气。呼吸机不断发出多次报警，患者情况非常糟糕。我们尝试改变设置，但未成功。我们对这台呼吸机的性能非常不满。

这样的报告所包含的有用信息很少，无法向其他人提供清晰的问题。

关于如何撰写不良事件报告的指南，参见表 13.10。

表 13.10　错误报告指南

	提供的必要事实	备注
报告者	全名 职称，如医生、ICU 护士或呼吸治疗师 电话号码和电子邮件地址	这是事件报告者的联系信息
医疗机构	◆部门 / 科室的全称 ◆机构全称 ◆机构的详细地址，包括街道号码、街道、邮政编码、城市、国家 ◆机构的电话号码 ◆机构的网址	一个大医院可以有好几个 ICU。请确定你的 ICU 或科室。不要忘记写清城市和国家
日期和时间	◆事件开始的确切时间和日期 ◆事件结束的确切时间和日期	现代呼吸机可以按时间顺序记录选定的事件（事件日志） 这些信息可能有助于确定该时间段内的所有事件
患者	◆患者 ID ◆年龄 ◆性别 ◆体重（新生儿妊娠周数） ◆主要诊断 ◆插管和机械通气的原因	

续表

	提供的必要事实	备注
涉事的呼吸机	◆呼吸机品牌和型号 ◆呼吸机的序列号或单位 ID 号 ◆硬件和软件版本 ◆维修服务的记录 ◆以往任何类似事件的详情 ◆事件发生时呼吸机系统的组成，即管路类型、加湿器 /HME、近端流量传感器、CO_2 传感器等	向技术人员求助 用数码相机或手机拍照展示： 整个系统的构成 模式和参数设置 报警设置，以及波形 在报告书中附上这些照片
事件	◆按时间顺序描述该事件 ◆列出直接参与人员的姓名 ◆描述患者因该事件而发生的情况，即受损（完全没事、轻微、严重）或死亡 ◆说明呼吸机是否完全停止工作 ◆说明在事件发生前和事件发生期间是否有任何声音和 / 或视觉警报，并提供任何相关的警报信息 ◆说明在事件发生前和事件发生期间是否存在与供电和供气有关的问题 ◆说明为处理该事件所采取的措施	
以往的调查	如果已对事件进行了调查，请附上调查报告	
署名格式	×× ××年××月××日	

重要术语汇编

绝对湿度（absolute humidity）：单位体积空气中的水汽含量，通常以 kg/m³ 或 mg/L 表示。气温改变不会造成绝对湿度的波动。

辅助 / 控制（A/C 或 Assist/control）：一种标准的通气模式。

准确性（accuracy）：真值与监测结果之间的偏差。如果偏差足够小，该监测结果则被认为是准确的。

主动呼气阀（active exhalation valve）：调节呼气阀的一种机制，即使在吸气期间患者也可以通过此机制呼气。主动呼气阀是双水平正压通气模式的基础。

主动加湿器（active humidifier）：一种医疗设备，为插管和机械通气患者的吸入气体加热和增湿。主动加湿器须融入呼吸机系统的呼吸管路中。

急性呼吸窘迫综合征（acute respiratory distress syndrome，ARDS）：一种发展迅速且威胁生命的临床综合征，其中肺部受损至无法将足够的氧气输送到肺部和血液中。

自适应辅助 / 控制模式（adaptive assist/control mode）：一种自适应通气模式，具有两种机械呼吸类型，即自适应控制呼吸和自适应辅助呼吸。此模式适用于被动和部分主动呼吸的患者。

自适应控制呼吸（adaptive control breath）：一种机械呼吸类型，其特点为时间触发、自适应压力控制和时间切换。

自适应控制（adaptive control）：一种压力控制机制，通过此机制呼吸机自动调节吸气压力以达到预设的目标潮气量。

自适应压力通气模式（adaptive pressure ventilation，APV）：这是自适应 A/C 模式的另一个名称。

适应性支持通气（adaptive support ventilation，ASV）：给予适当初始设置后能自动检测和调节的智能型定压通气模式。

自适应通气模式（adaptive ventilation mode）：泛指所有具有自适应呼吸的通气模式，如自适应 A/C 模式、自适应 SIMV 模式和容量支持模式。

气溶胶（aerosol）：极细的液滴或固体颗粒，能悬浮在空气中形成雾或烟。

气道（airway）：空气进出肺的通道，始于鼻子和嘴，终于肺泡，也称为肺气道或呼吸道。

气道压力释放通气（airway pressure release ventilation，APRV）：是一种双水平正压通气模式，具有高低两个水平的 PEEP，不断交替。通常，高 PEEP 期较长，低 PEEP 期非常短，以释放压力。自主呼吸发生在高 PEEP。

气道阻力（airway resistance）：倾向于对抗气体通过气道的力量。气道阻力是呼吸力学的关键属性之一。

报警（alarm）：一种通过声音或视觉的方式示警的机制。

警报优先级（alarm priority）：是对警报状态严重程度的估计。

警报设定（alarm setting）：设置的报警的上限和下限，用于定义非报警区域。

警报信号（alarm signal）：在监测到一个或多个已定义的警报条件时，呼吸机发出声音和 / 或视觉信号。

警报静音（alarm silence）：是呼吸机的一种功能。它允许临床工作者暂停声音报警，即使警报条件仍然存在时。

急性肺损伤（acute lung injury，ALI）：严重感染、创伤和休克等打击后出现的肺泡毛细血管损伤，导致的肺水肿和肺不张的病理改变。

肺泡无效腔（alveolar dead space）：有些肺泡有通气而无血液灌注，故气体交换不能发生。肺泡无效腔指这类肺泡的总容积。

每分钟肺泡通气量 / 肺泡通气（alveolar minute volume/ alveolar ventilation）： 指一分钟内所有呼吸的肺泡 V_T（吸气或呼气）的总和。

肺泡压（alveolar pressure 或 P_{alv}）： 肺泡内压，或者指呼吸机系统肺侧的压力。

肺泡潮气量（alveolar tidal volume）： 参与肺泡气体交换的 V_T 部分。

肺泡（alveolus）： 肺的微小的气囊，是气体交换的场所。

环境状态（ambient state）： 呼吸机的一种自动安全机制。当呼吸机系统无法继续正常运行时，会自动转入环境状态，患者可以自主呼吸，但无机器辅助。

解剖无效腔（anatomical dead space）： 每次呼吸吸入或呼出的气量是 V_T，包括参与气体交换的肺泡 V_T 和不参与气体交换的无效腔。无效腔的主要部分是填充呼吸道的气体的体积 。

窒息（Apnea）： 是机械通气过程中的一种异常状态，即呼吸机在设定的窒息时间内未能检测到患者的呼吸活动。

窒息警报（apnea alarm）： 有关发生窒息的警示。

窒息时间（apnea time）： 一种呼吸机设置，定义可接受的呼吸周期的最大时限。

窒息通气 / 窒息后备通气（apnea ventilation/apnea backup ventilation）： 指某些呼吸机的一种安全机制。当呼吸机检测到窒息发生时，会自动从支持模式切换到后备控制模式。

应用警报（application alarm）： 也称为临床警报，呼吸机报警的原因通常为呼吸机系统的功能异常或设置不当，而不是呼吸机的技术故障。

人工气道（artificial airway）： 连接 Y 接口和天然气道的设备，其形式各异，例如气管插管或面罩。

人工湿化（artificial humidification）： 对吸气气体人工加热和增湿的技术。

辅助呼吸 / 辅助通气（assist inspiration/assisted ventilation）： 由患者（压

力或流量）触发的和时间切换的任何机械呼吸。

自动管道补偿（automatic tube compensation，ATC）：也称为管道阻力补偿（tube resistance compensation，TRC），请参见“管道阻力补偿”。

自动呼气末正压（auto PEEP）：由于呼气不全导致呼气末肺泡压异常升高，也叫内源性 PEEP。

自动触发（auto-triggering）：由于气道压力下降而不是患者的吸气努力导致的异常呼吸机触发。自动触发与患者触发相关。

气压伤（barotrauma）：机械通气的并发症之一。指持续施加过高的正压造成的肺损伤。

基础气流/偏流（base flow/bias flow）：在呼气后期，呼吸机会释放恒定的基础气流，从吸气阀到呼气阀。这个基础气流是流量触发的前提。

基线压力（baseline pressure）：指基础气道压力，气道正压被间歇性施加于此基础上。基线压力也称为 PEEP。

双水平正压通气（bilevel positive airway pressure ventilation，BiPAP）：是双相正压通气的一种模式。它有两个预设的基线压力，气道压自动地间歇切换于这两个水平，在任一水平患者都可自主呼吸。

双相通气模式（biphasic ventilation mode）：这是一类通气模式的统称，其特点是气道压力自动切换于两个预设的基线水平。BiPAP 和 APRV 都是典型的双相通气模式。

呼吸周期时间（breath cycle time，BCT）：一次机械呼吸的时长，被定义为一次有效触发到下一次有效触发之间的时间。呼吸周期时间包含两部分，T_i 和 T_e。呼吸周期时间亦被称为总周期时间。

呼吸管路（breathing circuit）：指连接呼吸机和人工气道的软管。其基本结构通常包括一个吸气支、一个呼气支和一个 Y 接口。呼吸管路是呼吸机系统的一个必需组件，同时也是安装主动加湿器、联管雾化器和气体过滤器的部位。呼吸管路也被称为患者回路。

细支气管（bronchiole）：支气管树的末端部分，在肺泡之前。

支气管（bronchus）：从气管分为两个进入两肺的分支。

校准（calibration）：检查或调整测量仪器准确性的行为。

毛细血管（capillary）：组织中的微末血管，负责微循环。

二氧化碳测量（capnography）：对呼吸气体二氧化碳浓度的测量。

二氧化碳描记图（capnogram）：以图形描记的二氧化碳浓度的测量结果。

胸部（chest/ thorax）：颈部与腹部之间的人体躯干中部。

胸壁（chest wall）：指由骨骼和肌肉构成的胸廓。它在呼吸时运动保护着重要的器官，如心脏和肺，并参与自然的肺通气。

（呼吸）管路顺应性（circuit compliance）：当气体通过呼吸管路时，气体压缩和软管弹性会导致气体容积变化。在定容模式下，管路顺应性会造成呼吸机递送的 V_T 和患者接收到的 V_T 之间的差异。

管路顺应性补偿（circuit compliance compensation）：能自动补偿由于回路顺应性造成的气体容积损失的机制。

管路冷凝水（circuit condensate）：指在呼吸管路中积累的冷凝水。它会严重影响呼吸机系统的正常气动学。

闭环控制（closed–loop control）：指一种控制机制，它使系统根据预设目标和监测反馈自动调整性能或操作。

二氧化碳产生（CO_2 production）：CO_2 是代谢过程中所产生的主要废料。

通信接口（communication interface）：指一种功能，让呼吸机将监测数据和报警传输到外部设备，如患者监护器或患者数据管理系统。

顺应性（compliance）：指一个参数，表示在一个类似气球的弹性结构中压力和容积的关系。

冷凝（condensation）：指 H_2O 从气态转变为液态（液滴）的过程。凝结是空气或气体过饱和的结果。

配置（configuration）：指一种调整默认设置的功能，这样呼吸机会总以所需的方式启动。

持续指令通气（continuous mandatory ventilation，CMV）：一种经典通

气模式，呼吸机完全根据设置递送强制呼吸，无视患者的呼吸努力。

连续气道正压通气（continuous positive airway pressure，CPAP）：一种呼吸治疗，持续吸气流产生较高基线压力，患者在该基线压力上自主呼吸。

控制呼吸（control breath）：是一类机械呼吸，其特点是时间触发和时间切换。

控制或控制变量（controlling or control variable）：指呼吸机控制或调节（吸入气）气体递送的机制。这是机械呼吸的基本属性之一。

传统通气模式（conventional ventilation mode）：指成熟或标准 IPPV 模式，其典型特点是压力基线恒定和控制参数由临床工作者设置。

切换 / 切换变量（cycling/cycle variable）：指呼吸机终止吸气的机制。这是机械呼吸的基本属性之一。

无效腔（dead space）：无效腔是 V_T 的组成部分，不参与气体交换。无效腔分为三类：（a）解剖学无效腔；（b）肺泡无效腔；（c）设备无效腔（仅与机械通气相关）。

无效腔通气（dead space ventilation）：无效肺通气，因为总无效腔容积等于或超过 V_T。

排气（deflation）：指肺的总容量从充盈状态下降至静止状态的过程。

露点（dew point）：（有一定含水量的）空气达到相对湿度 100% 所需的温度。

横隔（diaphragm）：将胸部与腹部分隔的软组织，允许胸腔和腹腔内的压力相互传递。

直径指数安全系统（Diameter indexed safety system，DISS）：指一种防止气瓶或气体管路接口错误连接的安全标准。

双支管路（double-limb circuit）：指由吸气支、呼气支和 Y 接口构成的经典呼吸管路。

动态环（dynamic loop）：一种监测数据的图形展现方式。将一个监测参数为纵轴，另一个监测参数为横轴，在二维图上形成一个闭合环。随着监测数据的不断获取，该闭合环以实时动态显示。

弹性回缩力（elastic recoil force）：将伸张的肺和胸壁恢复到原始或静息形状或位置的弹性力。这种恢复不消耗能量。

气管插管（endotracheal tube，ETT）：指（如经鼻或口）插入气管的管子，能保持气道通畅，向肺部提供 O_2 或麻醉剂。

蒸发（evaporation）：指水从液体转为气态的过程。

事件日志（event log）：指呼吸机的一种功能，用于按时间顺序记录所有呼吸机发生的"事件"，诸如激活报警或变更设置。

呼气（expiration）：肺的排气过程，即肺容积从充气位置下降到静止位置。

呼气通道（expiratory channel）：指呼吸机内的呼气通道。

呼气流量（expiratory flow）：患者呼出的流量。

分钟呼气量（expiratory minute volume）：指一分钟内（所有呼吸）呼出的气体总量。

呼气阻塞（expiratory occlusion）：由呼气阻力过高引起的异常。典型原因是呼气过滤器或呼气阀堵塞。

呼气正压（expiratory positive airway pressure，EPAP）：BiPAP 常被用于无创通气。它有两个设置的正压水平，EPAP 指其中较低的水平。

呼气潮气量（expiratory tidal volume，VTE）：一次机械呼吸所监测到的呼出气体容量。

呼气时间（expiratory time，T_e）：患者用于呼气的时间。

呼气触发灵敏度（expiratory trigger sensitivity，ETS）：指流量切换。它是哈美顿呼吸机的一个设置参数。

呼气阀（expiratory valve）：指控制呼吸机系统排气的阀门。

体外膜氧合（extracorporeal membrane oxygenation，ECMO）：一种支持心脏和呼吸的技术，以维持生命，用于心脏和肺无法提供足够气体交换的患者。

出厂默认设置（factory default）：出厂时设置的呼吸机参数。

假阴性报警（false negative alarm）：指有报警条件，呼吸机却未发出警报的异常现象。中文语境中有时称其为“漏报警”。

假阳性报警（false positive alarm）：指没有报警条件，呼吸机却发出警报的异常现象。中文语境中有时称其为“误报警”。

过滤（filter）：从呼吸气体中去除微颗粒。

直角接管（flex tube）：指一种置于人工气道的特殊接管。它使患者能够轻松移动头部，并有助于吸引气管内分泌物。

气流（flow）：单位时间内移动的气体体积。

流量切换（flow cycling）：“切换”指从吸气转为呼气的机制。流量切换指该切换基于吸入流量的变化，仅用于支持通气模式。

流量方式（flow pattern）：在定容通气模式，呼吸机需以某种方式递送吸气气流，诸如递减气流，递增气流，恒定气流。恒定气流（方波）是最常见的流量方式。

流量传感器（flow sensor）：一种监测装置，用于测量经过气体的流量和压力。

流量触发（flow trigger）：“触发”指呼吸机启动吸气的机制。流量触发机制根据气道流量的变化启动吸气。这是自主呼吸患者主导的触发机制之一。

屏幕冻结功能（freeze function）：是呼吸机的一种功能，它允许临床工作者在不影响机械通气的情况下，暂停（暂时“冻结”）显示屏上波形或环路的运行，便于仔细观察。

功能残气量（functional residual capacity，FRC）：正常而平静呼气后依然留在肺内的气体总量。它在肺泡气体交换中起着关键作用。

气体扩散（gas diffusion）：气体分子从高浓度区向低浓度区移动的自然过程。

输气管（gas hose）：传送气体的软管，通常指连接呼吸机和气源的管子。

进气口（gas inlet）：指呼吸机的一个部件，来自气源的气体经其进入呼吸机。

气体通道（gas passageway）：呼吸机系统内的气体通道，在局部压差的作用下，气体会沿着该通道移动。

血红蛋白（haemoglobin，Hb）：一种球蛋白，它是血液中氧气运输的主要载体。

热湿交换器（heat and moisture exchanger，HME）：一种用于插管并机械通气患者的一次性医疗设备，其作用是为吸入气加热增湿。

（导线）加热的呼吸管路 [heated（wire）circuit]：指在使用中，被部分加热以减少冷凝的呼吸管路，通常是吸气支被加热，在某些情况下，也可能加热呼气支。

加热导线（heating wire）：指一种特殊的绝缘金属导线，在电流通过时，该导线会发热。

氦氧混合气（heliox）：是氦氧混合气体，有时被用作机械通气的空气供应。

高频机械通气（high—frequency ventilation，HFV）：机械通气的基本方式之一，其特点是呼吸频率远高于生理呼吸频率。它通常用于新生儿患者机械通气及不适用 PPV 的场合。

湿度（humidity）：指单位体积气体含水量的测量。

混合调控（hybrid control）：一种控制机制，即在同一次机械呼吸中，先后应用容量控制和压力控制。

高碳酸型呼吸衰竭（hypercapnic respiratory failure）：见二型呼吸衰竭。

缺氧型呼吸衰竭（hypoxia respiratory failure）：见一型呼吸衰竭。

吸:呼比（I∶E ratio）：机械呼吸中吸气时间与呼气时间之间的比例。作为控制手段，吸:呼比也是用于定义吸气时间的方法之一。

联管雾化（in–line nebulization）：指雾化治疗在机械通气的应用，即向呼吸机系统的气体通道输入雾化药物。由于呼吸机系统是密闭的，该应用可引起传统开放式雾化治疗没有的问题。

充气（inflation）：指肺扩张或肺容积增加的过程。

吸气（inspiration）：将空气吸入肺部的动作。

吸气通道（inspiratory channel）：指呼吸机内的吸气通道。

吸气流速（inspiratory flow）：患者吸入气体的流速。

吸气阀（inspiratory valve）：指呼吸机控制气体进入呼吸管路的阀门。

吸气正压（inspiratory positive airway pressure, IPAP）：BiPAP 常被用于无创通气。它有两个设置的正压水平，吸气正压指其中较高的水平。

吸气压（inspiratory pressure）：呼吸机在吸气时施加于 PEEP 之上的气道压力。

吸气时间（inspiratory time, T_i）：一次呼吸中吸气所占时间。

设备无效腔（instrumental dead space）：从 Y 接口到自然气道开口之间的所有装置造成的额外无效腔。

间歇负压通气（intermittent negative pressure ventilation, INPV）：机械通气的工作原理之一，应用于负压呼吸机，如铁肺等。

间歇正压通气（intermittent positive pressure ventilation, IPPV）：机械通气的另一个工作原理，应用于大多数现代呼吸机。

插管（intubation）：将呼吸管置入气管，亦称作气管插管。

铁肺（iron lung）：指一种负压呼吸机，20 世纪中期被广泛用于治疗脊髓灰质炎患者。除头部外，患者全部躯体被置入一个密封的硬壁容器内，容器内间歇性地施加负压，促成患者吸气和呼气。

喷射式雾化器（jet nebulizer）：一种生成药物气溶胶的设备，供患者吸入药物或气体。

漏气补偿（leak compensation）：呼吸机的一种功能，如果呼吸机系统的漏气不太严重，该功能有可能维持 PEEP 和吸气压。漏气补偿只在定压模式或自适应模式下有效。

限制 / 限制变量（limiting/limited variable）：指定义机械呼吸大小的机制。限制也被称为目标（targeting）。它是机械呼吸的基本属性之一。

下呼吸道（lower airway）：指从气管到终末支气管的呼吸道部分。

肺（lung）：进行气体交换，实现体内摄取氧气和排出二氧化碳，并具有一定代谢和免疫功能的器官。

肺顺应性（lung compliance）：肺泡扩张性的指标，是肺力学的关键属性之一。

肺通气（lung ventilation）：指进出肺的气体移动。它是呼吸的一个关键部分，负责肺泡与外界环境之间的气体交换。它定期以大气中的新鲜气体替换肺内的陈旧气体。

强制呼吸（mandatory breath）：指机械呼吸的一个类别，包括控制呼吸和辅助呼吸。

强制频率（mandatory rate）：辅助/控制模式和SIMV通气模式中设定的频率。它的作用是最低频率或后备频率。有自主呼吸的通气患者，实际的呼吸频率可能高于强制通气频率。

手动触发（manual triggering）：指一种机制，临床工作者可以启动一次额外的机械呼吸。

机械呼吸（mechanical breath）：指通过呼吸机系统实现的呼吸。

分钟通气量/每分通气量（minute ventilation/ minute volume）：一分钟内所有机械呼吸的 V_T 之总和。

监测（monitoring）：指呼吸机的一种功能，用于监测呼吸机系统内气动或非气动信号。

自然呼吸（general breathing）：正常或生理呼吸，与机械呼吸相对。

神经调节辅助通气（neurally adjusted ventilatory assist，VANA）：完全模拟自主呼吸，选择膈肌电活动作为调节呼吸机通气的信号，以膈肌电活动的开始上升点、开始下降点分别作为吸气触发和吸呼气转换的标准，以膈肌电活动的发放频率为呼吸机的送气频率，按照膈肌电活动的大小的一定比例给予通气辅助的通气模式。

雾化容积（nebulization volume）：在使用气动雾化器时，不可避免地产生的额外气体容积。这个额外的容积对新生儿患者可能有害。

雾化器（nebulizer）：一种医用设备，能产生药物气溶胶供患者吸入。

不可互换螺纹（Non-interchangeable screw thread，NIST）：气瓶接口的一种标准。

非侵入性界面（non-invasive interface）：指呼吸回管路与患者气道之间的非侵入性的连接方法。可以是面罩、鼻导管、咬口件或特殊头盔。

鼻子的空气温湿调节（nose air conditioning）：指鼻子的一种生理功能，即对吸入的空气进行湿热调节和过滤。

数值参数（numerical parameter）：以数值表示的监测数据。

操作问题（operation problem）：也称为"使用错误"，指由呼吸机系统的不当组成或不当操作导致的问题。通常呼吸机并无技术问题，如不当插管、机械通气和拔管，不当的呼吸机设置和调整等。

制氧机（oxygen concentrator）：一种生产富氧气流的设备，一般是通过从外界环境的空气中浓缩氧气。

（临时）富氧（oxygen enrichment）：指呼吸机的一种功能，允许临床工作者暂时增加吸入气体的氧浓度。

氧传感器/氧电池（oxygen sensor/oxygen cell）：指一种电子设备，用于测量吸入气体的氧浓度。

气道开放压力（Airway opening pressure，P_{ao}）：也称为气道压力或Paw。

患者触发（patient triggering）：流量触发和压力触发的通用术语。注意，患者触发可能导致自动触发。

患者-呼吸机不同步（patient-ventilator asynchrony，PVA）：指患者呼吸努力与呼吸机运行在时间、相位和强度上的不匹配，也称为患者—呼吸机缺乏同步性（patient-ventilator dyssynchrony）。

呼气峰值流量（peak expiratory flow，PEF）：被呼吸机监测到的一次机械呼吸中的最大呼气流量。

峰值流速（peak flow）：指被呼吸机监测到的一次机械呼吸中的最大吸气或呼气的流量。它也可能指在定容模式中的一个控制参数，用于设置吸气流量。

吸气峰值流量（peak inspiratory flow）：被呼吸机监测到的一次机械呼吸中的最大吸气流量。

吸气峰压（peak inspiratory pressure，PIP）：在一次机械呼吸中监测到的气道开口压的最高值。

高 PEEP 水平（PEEP-high）：在双相模式中设置高 PEEP 水平的控制参数。

低 PEEP 水平（PEEP-low）：在双相模式中设置低 PEEP 水平的控制参数。

膈神经（phrenic nerve）：膈神经起源于颈神经（C3 - C5），穿行于心肺之间，向下至膈肌。该神经对呼吸很重要，因为它将运动信息传递到膈肌膜并接收其感觉信息。膈神经共有两条，左右各一条。

压电式雾化器（piezoelectric nebulizer）：是超声雾化器的一种，应用振动网格技术产生气溶胶。

平台压（plateau pressure，Pplat）：如果可用，指监测到的吸气末的稳定压力，即流量为零。它代表肺泡压力。

气动雾化器（pneumatic nebulizer）：一种以气动原理产生药物气溶胶的设备，供患者吸入。

呼气末正压（positive end expiratory pressure，PEEP）：指基线正压，在其上间歇地施加吸气正压。

正压呼吸机（positive pressure ventilator）：呼吸机的一种，基于间歇正压通气（IPPV）原理。

精确度（precision）：监测质量的一种指标。通常与可重复性同义。

压力（pressure）：用于对抗阻力的力，或均匀施加在单位表面上的力。

压力辅助 / 控制模式［pressure assist/control（A/C）mode］：指一类机

械通气模式。它拥有两种类型的机械呼吸，即压力控制呼吸和压力辅助呼吸。适用于被动通气和部分主动呼吸的患者。

压力辅助呼吸（pressure assist breath）：一种机械呼吸类型，特征为患者触发、压力控制和时间切换。

压力控制（pressure control）：指定压模式的一个控制参数，用于定义吸气压。

压力控制呼吸（pressure control breath）：一种机械呼吸类型，特点为时间触发、压力控制、时间切换。

压力切换（pressure cycling）：指一种吸气时间的控制机制，当监测的气道压力达到预设水平时呼吸机结束吸气转为呼气。

压差（pressure gradient）：指两个相连区域之间的压力差别。

压力调节容量控制（pressure regulated volume control，PRVC）：这是自适应辅助/控制模式的另一种称谓。

压力 SIMV 模式（pressure SIMV mode）：一种机械通气模式，它拥有三种呼吸类型：压力控制呼吸、压力辅助呼吸和压力支持呼吸。如果强制频率设置得当，这种模式适用于所有通气患者。

压力支持（pressure support）：一个控制参数，用于定义吸气压力。

压力支持呼吸（pressure support breath）：一种机械呼吸类型，特点是患者触发、压力控制、流量切换。

压力支持通气（pressure support ventilation，PSV）模式：机械通气模式之一，它只有一种呼吸类型，即压力支持呼吸，只适用于自主呼吸的通气患者。

压力触发（pressure triggering）：一种患者触发机制，当监测到的压力低于 PEEP 下的设定水平时，呼吸机启动吸气。

呼吸窘迫综合征（respiratory distress syndrome，RDS）：在人胚发育过程中，由于Ⅱ型肺泡细胞分化不良，不能分泌表面活性物质，致使肺泡表面张力增大，不能随呼吸运动而扩张，导致呼吸极度困难的症状。光镜下，可见肺泡萎缩塌陷，间质水肿，肺泡上皮覆盖一层从血管渗出的血浆蛋白膜。

相对湿度（relative humidity，RH）：空气能容纳一定量的气态水。气温越高，气容水量越大。相对湿度表示在某一特定温度下，空气的实际容水量与最大容水量的比值，以百分比表示。

可重复性（reproducibility）：对同一对象多次测量时结果的可变性。

阻力（resistance）：趋于抵抗或减缓气体运动的力。

分辨率（resolution）：测量结果的区分能力。具有较高分辨率的测量仪器有较多的等级来报告其测量结果。

呼吸中枢（respiratory centre）：位于延髓和脑桥中的神经细胞群根据感知的血液和脑脊液中的氧气、二氧化碳和 pH 值调节呼吸活动，包括频率、位置和流量。

呼吸顺应性（respiratory compliance）：指描述人体呼吸系统压力－容积关系的参数，它在本质上是静态的，是肺顺应性和胸壁顺应性之和。

呼吸衰竭（respiratory failure）：是一种由于各种临床原因，呼吸系统无法将 PaO_2 或 $PaCO_2$ 保持在正常范围内的综合征。

呼吸肌（respiratory muscle）：在呼吸过程中使胸腔容量发生变化的肌肉。

呼吸神经（respiratory nerves）：支配或供应呼吸肌的神经，特别是膈神经。

呼吸频率（respiratory rate）：每分钟的呼吸次数。

呼吸系统（respiratory system）：完成气体交换过程所必需的功能部分，包括呼吸道和肺。

上升时间（rise time）：一个控制参数，用于定义定压模式下呼吸管路或气道压力上升的速度。

危险（risk）：尚未发生但有可能随时发生的潜在问题或灾难。

根本原因（root cause）：因果链的初始原因，导致不良或灾难性后果。

安全机制（safety mechanism）：一种自动激活的功能，以尽量减少对患者的潜在伤害。

安全阀（safety valve）：指呼吸机的一个阀门。它在正常情况下总是关闭的。当呼吸机进入环境状态时，安全阀打开，这样患者可以吸入室内空气，它也叫环境阀。

传感器（sensor）：是一种设备，用于监测目标信号并将其转换成可测量的形式。

叹息（sigh）：一种自然的深呼吸，也指呼吸机的一个特性——呼吸机间歇地发出较大的机械呼吸。

单支管路（single-limb circuit）：指一种只有吸气支的特殊呼吸管路。在单支管路中，呼气阀直接位于人工气道的起始处。

软肺（soft lung）：肺顺应性异常高的状态。

自主呼吸（spontaneous breathing）：指正常健康人的自然呼吸；抑或指机械通气时，患者自发的规则呼吸活动。患者能控制或影响机械呼吸的时限和大小，即患者触发、流量切换及完全、部分或没有压力支持。

待机（standby）：呼吸机的一个功能，让临床工作者有意暂停机械通气。

硬肺（stiff lung）：肺顺应性异常低的状态。

突发严重呼吸窘迫综合征（sudden and severe respiratory distress syndrome，SSRD）：一种严重的呼吸系统症候群，表现为非特异性症状，如呼吸急促、鼻翼扇动、多汗和使用辅助呼吸肌，导致胸骨上窝、锁骨上窝和肋间隙的回缩。

支持呼吸（support breath）：一种机械呼吸，特征为患者（压力或流量）触发和流量切换。

同步间歇指令通气（synchronized intermittent mandatory ventilation，SIMV）：一种传统的通气模式。它拥有三种机械呼吸，即控制呼吸、辅助呼吸和压力支持呼吸，前两种被称为强制呼吸。呼吸机根据设定的频率提供强制呼吸，并与患者触发同步。如果可能，在两个连续的强制呼吸之间，可以插入自主呼吸。

目标（变量）[targeting（variable）]：指一种机制，据此呼吸机以容量或压力方式定义机械呼吸的大小。目标亦被称为限制，它是机械呼吸的一个基本属性。

目标潮气量（target tidal volume）：自适应呼吸或模式中所设置的 V_T。

技术报警（technical alarm）：与呼吸机、供电或供气（空气和氧气）的技术异常有关的报警。

技术公差（technical tolerance）：被认为准确的监测的数值范围。

测试肺 / 模拟肺（test lung）：一种装置，用于在呼吸机系统里模拟人肺，也称为演示肺。

胸腔（thorax）：位于颈部与腹部之间的人体躯干部分。胸壁由骨骼和肌肉组成。骨骼主要是肋骨、胸骨和椎骨，形成一个笼形框架，以保护内部结构，包括心脏、大血管、肺、气管、食管等。

潮气量（tidal volume）：一次呼吸过程中进入或排出肺部的空气量。

时间常数（time constant）：完成肺充气或排气过程所需要的时间，时间常数是对此时间的估计。它是阻力与顺应性的乘积，也称为 RC。

时间切换（time cycling）：呼吸机根据设定的 T_i 结束吸气的机制。

高位时长（Time high）：双相模式中高水平 PEEP 的持续时间。

低位时长（Time low）：双相模式中低水平 PEEP 的持续时间。

时间触发（time triggering）：触发机制之一。呼吸机根据设置的频率启动吸气。

总呼吸频率（total breath rate，fTotal）：呼吸频率可以是设置参数或监测结果，总呼吸频率是后者。它指一分钟内所有机械呼吸的总次数，包括自主呼吸和强制呼吸。

气管（trachea）：指咽喉和主支气管之间的气道。

气管切开管（tracheotomy tube，TT）：一种通过颈部手术置入气管的特殊管子，用以维持呼吸。

趋势曲线（trending curve）：一种图像，用以展示在过去几个小时内监测数值的变化。

触发（变量）[trigger（variable）]：呼吸机开始吸气的机制。它是机械呼吸的基本属性之一。

触发灵敏度（trigger sensitivity）：患者触发包括压力触发和流量触发。要启动呼吸机的吸气，患者需一定的吸气努力。触发灵敏度是一个设置参数，用来定义患者努力程度。

管道阻力（tube resistance）：管道（特指气管插管）对通过气体的流动施加的阻力。

管道阻力补偿（tube resistance compensation，TRC）：呼吸机的一种功能，旨在自动补偿气管插管或气管切开管的阻力，也叫自动管道补偿（ATC）。

I 型呼吸衰竭（type 1 respiratory failure）：一类呼吸衰竭，其特征为异常低的血氧分压和接近正常的二氧化碳分压，也被称为低氧血症型呼吸衰竭或肺衰竭。

II 型呼吸衰竭（type 2 respiratory failure）：一类呼吸衰竭，其特征为异常高的二氧化碳分压和异常低的血氧分压，也称为高碳酸血症型呼吸衰竭或泵衰竭。

超声雾化器（ultrasonic nebulizer）：一类雾化器，利用超声波原理将试液雾化为药物气溶胶并引入原子化器的装置。

上呼吸道（upper airway）：喉环状软骨下缘、声门及以上的气体通道。由鼻、鼻窦、咽、喉组成。

用户界面（user interface）：一种让人类与机器互动的设备，如触摸屏。

变量（variable）：一个可变的因素、特性或功能。在机械通气的术语中，变量指机械呼吸的基本特性。机械呼吸可以通过多种机制实现。

通气（ventilation）：肺与环境空气之间的气体交换过程。

通气模式（ventilation mode）：指一套呼吸机的操作，具有一种或多种预定义的机械呼吸并按预定顺序运行。

呼吸机（ventilator）：指一种（医用）设备，是呼吸机系统的必要组成部分，用于机械通气治疗。

呼吸机系统（ventilator system）：是一套特殊医疗设备组合，用于机械通气治疗。

容量（volume）：在给定压力下，一定的气体量所占据空间的度量。

容量辅助 / 控制模式（volume A/C mode）：机械通气的传统模式之一，它具有两种呼吸类型：容量控制呼吸和容量辅助呼吸。该模式适用于被动或部分主动呼吸的患者。

容量辅助呼吸（volume assist breath）：一类机械呼吸，其特点为患者触发、容量控制和时间切换。

容量控制呼吸（volume control breath）：一类机械呼吸，其特点为时间触发、容量控制和时间切换。

容量控制（volume controlling）：指一种吸气控制机制，呼吸机根据设置的 T_i、V_T 和吸气峰流量来调节吸气。

容量 SIMV 模式（volume SIMV mode）：一种传统通气模式，它具有三种呼吸类型：容量控制呼吸、容量辅助呼吸和压力支持呼吸。如果强制频率设置得当，此模式适用于所有患者。

容量支持（volume support，VS）模式：一种自适应通气模式，具有一种呼吸类型：自适应支持呼吸。该模式仅适用于自主呼吸的通气患者。

容积伤（volutrauma）：机械通气的一种并发症。由于过大的 V_T 所导致的肺损伤。

集水杯（water trap）：一种排出呼吸管路内的冷凝水的设备。

波形（waveform）：实时展示监测数值变化的动态图形。压力波形为典型示例。

呼吸做功（work of breathing）：指呼吸肌克服通气阻力所需的工作。通气阻力包括弹性阻力和气流阻力。

Y 接口（Wye/Y-piece）：呼吸管路的一个部分，连接吸气支、呼气支和人工气道，也叫 Y 型接头。